腎臓を守る 食事シリーズ ❷

腎臓病
透析患者さんのための献立集 改訂版

たんぱく質50g

自治医科大学
附属病院／附属さいたま医療センター

監修 ● 宮本佳代子
栄養指導・献立 ● 佐藤敏子
献立 ● 茂木さつき／荒川由起子
　　　　手塚洋子／野城詩乃
病態解説 ● 田部井薫／大河原晋
調理 ● 今井久美子

はじめに

この本には、透析を受けているかたに少しでも「楽しい」あるいは「おいしい」食事と出会っていただきたい、という私たちの思いを詰め込みました。この本を手にしたかたは、透析療法が本物の腎臓とまったく同じ働きをしてくれてはいないために、食事や生活には多少の制約があることはご存じでしょう。

食事にどんな制約が必要かは、「検査値」が語ってくれます。医師の解説は、あなたが検査の値をみて今の体の状況をつかめるようにする手助けとなります。検査値で今の体調を知ることは、最初は負担に感じても、慣れてくれば自分が気をつけるべきことがわかり、安心して食事ができるようになります。

ときには羽目をはずしてしまい、検査結果がよくないことがあっても、「なにに気をつければよいかがわかった」と考えるようにしてみませんか。大切なのは結果を確認し、自分で意識して対策を考える習慣を身につけることです。かかりつけの医療スタッフのサポートを得ながら、「あせらず、あきらめず、自信をもって」とり組みましょう。"I can change"の精神です。

さて、本書のメニューは、家庭で実践しやすいように身近な材料で整えました。また、できるだけ多くの情報を紹介したいと欲ばりました。

この本を有効に活用していただくためには、まず「この本を使う前に」をお読みください。1日ごとのメニューの最初のページに記したコメントは、献立を考えるヒントにつながります。利用されるつどお読みいただくと、献立じょうずになれるでしょう。

各メニューで紹介した「エネルギー＋たんぱく質アップ対策」では、分量のかえ方も紹介しました。全体を通して読まれると、エネルギー・たんぱく質アップのくふうの参考になり、他の本の献立にも応用できるでしょう。

今回の改訂にあたり、今話題となっている「サルコペニア・フレイル」に関する情報を加えました。これらの予防や治療は、自立した生活を営むうえで大切なことです。ご参考にしていただければと思います。

このようにして本書を120％活用していただけたら、著者一同、このうえない喜びです。皆様が適切な食事で、よりよい透析ライフを過ごされることを願っております。

宮本佳代子

目次 CONTENTS

はじめに……2
この本を使う前に……4
料理ページの見方……5
料理を作る前に……6

PART 1
デイリーメニュー

メニュー ❶ 8
メニュー ❷ 12
メニュー ❸ 16
メニュー ❹ 20
メニュー ❺ 24
メニュー ❻ 28
メニュー ❼ 32
メニュー ❽ 36
メニュー ❾ 40
メニュー ❿ 44
メニュー ⓫ 48
メニュー ⓬ 52
メニュー ⓭ 56
メニュー ⓮ 60

● 外食・中食ガイド……………………64

PART 2
特別な日のメニュー

外食する日のメニュー ❶ （牛丼など） 66
外食する日のメニュー ❷ （スパゲティなど） 70
中食をとる日のメニュー （ざるそばなど） 74
1泊旅行のメニュー 78
お正月のメニュー 84
お祝いの日のメニュー 90

PART 3
透析ライフの食事アドバイス

**食事療法の意義と
血液検査の読み方**……96

透析をしていてもたんぱく質制限は必要か……96
透析をしていても食塩制限は必要か……97
透析をしていてもカリウム制限は必要か……100
透析療法中の血液検査の読み方……101

高齢期の透析アドバイス……106

食事療法のポイント……110
透析療法中の食事、4つの柱……110
食事療法の指標——どの栄養素を
どれくらいとるのがよいか……111
食品はなにをどれくらいとったらよいか……116
災害時への備えと対応……121

外食・中食とのおつきあい……122

透析ライフの食事Q＆A……129

CAPD患者さんに向けて……139

● 食事療法の助けとなる
 特殊食品ガイド……143
● たんぱく質を多く含む食品のたんぱく質・
 エネルギー・カリウム・リン量……146
● 植物性食品に含まれるカリウム量……148
● 加工食品に含まれる食塩量／
 調味料に含まれる食塩量／
 リンの多い食品例とそのリン量……149

この本に載っている献立の栄養成分値一覧……150
おもな使用材料別料理索引……152
食事療法に役立つ本……154
透析の記録……155
食事の記録……156

この本を使う前に

本書は、慢性腎不全により血液透析をしているかたに活用していただくものです。
献立は、1日の摂取目安量を次のように設定してあります。

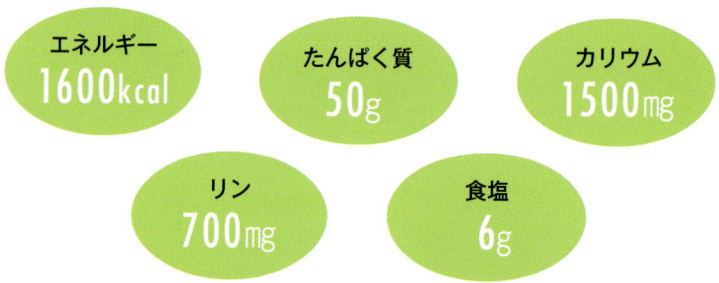

さらに、各献立には「エネルギー200kcal＋たんぱく質10gを増やす場合」の対策も載っています。

食事療法は、かならず主治医と管理栄養士の指導のもとで行います。医師は皆さんの病状や体格、年齢、活動量などを考えて摂取栄養量を指示し、それをもとに管理栄養士は皆さんに合った具体的な食事のとり方を指導します。まずそれをよく聞いて、上記の栄養設定量にほぼ合う場合に、管理栄養士に相談のうえで本書をご利用ください。

献立は、日常的なメニュー14日分のほか、外食や中食を利用する日、1泊旅行に行く場合、お正月やお祝いの日と、さまざまな状況でのメニューも紹介しています。実践してみると、食べてよい食品の分量やバランス、調味などの目安がつかめてくるでしょう。それを体得して、日々の食事療法にお役立てください。

● 血液透析をしているかたの食事のポイント

POINT 1
食塩制限が肝心要（かなめ）。食塩をとりすぎると水分を多く欲することになり、透析間の体重増加の元になって体に負担をかけてしまいます。

POINT 2
カリウムオーバーに注意を。血中カリウム濃度が高くなると心停止を招く危険も増してきます。くだものや野菜、ナッツなどのとり方に気をつけましょう。

POINT 3
たんぱく質のとりすぎ、エネルギー不足は禁物。たんぱく質制限は透析前より少しゆるくはなっても、とりすぎれば尿毒症状を招きます。指示されたたんぱく質とエネルギー量を守りましょう。

POINT 4
リンの多い食品にご用心。高リン血症を起こすと、心血管系疾患などを引き起こす要因となります。小魚、肉や魚の加工品、乳製品などに注意を。

※くわしい解説は「PART3　透析ライフの食事アドバイス」（95ページ～）をお読みください。
※CAPD（持続的携行式腹膜透析）をしているかたは、「CAPD患者さんに向けて」（139ページ）の注意をかならずお読みください。

料理ページの見方

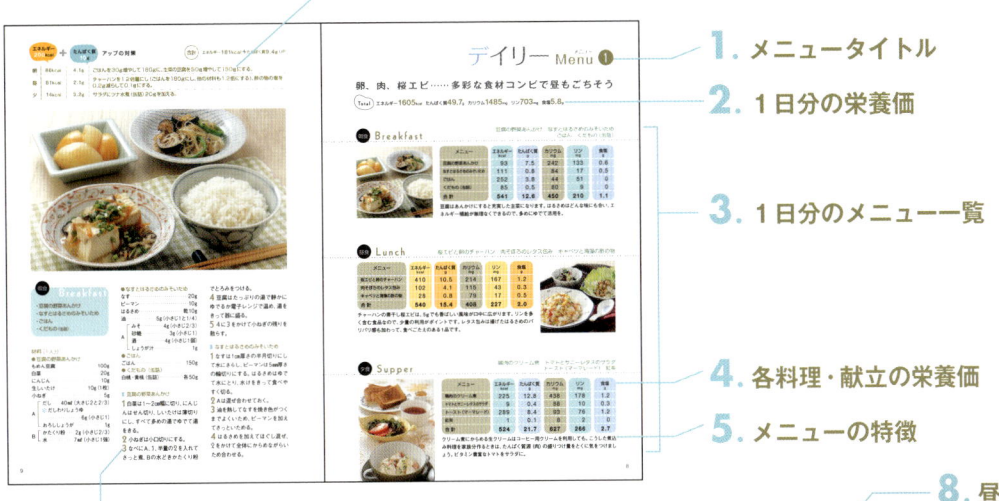

6. エネルギー200kcal＋たんぱく質10gを増やす場合の対策
1. メニュータイトル
2. 1日分の栄養価
3. 1日分のメニュー一覧
4. 各料理・献立の栄養価
5. メニューの特徴

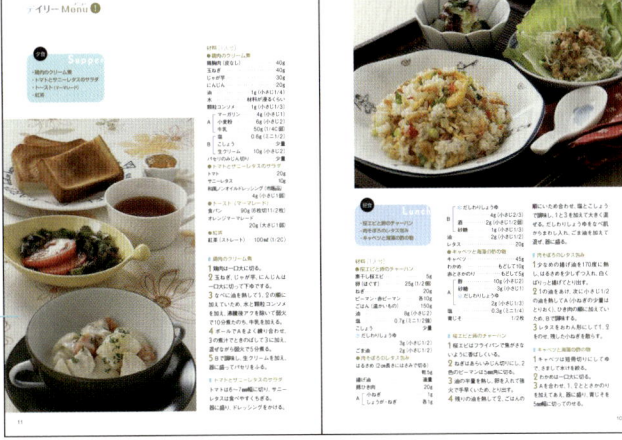

7. 朝食
8. 昼食
9. 夕食

1. メニュータイトル………………	1日分のメニューを2見開き（4ページ）で紹介しています。
2. 1日分の栄養価…………………	このメニューをとった場合の、1日1人分のエネルギー・たんぱく質・カリウム・リン・食塩量です。
3. 1日分のメニュー一覧…………	1ページめに朝食・昼食・夕食のメニュー一覧を載せました。1日分のメニューの組み合わせ方を覚えましょう。
4. 各料理・献立の栄養価…………	1人分の栄養価です。
5. メニューの特徴…………………	各メニューのくふう点や注意点です。
6. エネルギー200kcal＋たんぱく質10gを増やす場合の対策	「1日のエネルギー量1800kcal・たんぱく質量60g」と指示された場合に参考にしてください。
7. 朝食 8. 昼食 9. 夕食…………	2ページめに朝食、3ページめに昼食、4ページめに夕食のメニューを展開（一部特例あり）。各料理の材料と作り方を掲載しています。

料理を作る前に
かならずお読みください

■ ※マーク…材料表に※マークおよび「低たんぱく」と表示した食品は、通常の食品に比べてたんぱく質を少なくしたり、エネルギーを多くしたりした特殊食品です。ただし、特別用途食品（病者用食品）として消費者庁で許可を得た「低たんぱく質食品」とは限りません。特殊食品はメーカーによって栄養素の含有量が異なるので、参考として製品名を記しましたが、その製品を特に推せんしているわけではありません。各製品の栄養価（143ページ）を参考にして、入手しやすい製品をご利用ください。

　なお、本書では、「だしわりしょうゆ」、「減塩しょうゆ」はキッコーマン（株）の特殊食品を使用しました。

■ 材料に記してある食品の重さは、ことわりのないかぎり、食べられない部分を除いた調理前の正味重量です。

■ 材料も調味料もきちんと計量して使いましょう。裏表紙の計量のしかたをご参照ください。

■ だしは、削りガツオでとったものを基本とします。こんぶやいりこでとったものはカリウムやリンが多いのでやめましょう。だしのもとを使ってもかまいませんが、やはりこんぶやいりこ使用のものはやめ、できるだけ食塩無添加表示のある製品を選びます。一般品の場合、食塩を30～40％含んでいます。袋に記載されているナトリウム量あるいは食塩相当量を確認して使いましょう。ナトリウム量から食塩相当量への換算式は、126ページのコラムをご参照ください。

■ 作り方に「下ゆでをし…」とある野菜は、忘れずに下ゆでしてカリウムを減らしましょう。本書ではゆでた野菜で栄養価を計算しています。

PART 1
デイリーメニュー

Daily menu

日常の献立
2週間分

掲載メニュー1日あたり栄養量
- エネルギー1600kcal
- たんぱく質50g
- カリウム1500mg
- リン700mg
- 食塩6g

※エネルギー200kcal＋
たんぱく質10gアップ対策も紹介！

透析中の健康管理でいちばん大切なのは、ふだんの食事。

あたりまえの材料で簡単に作れる

朝食・昼食・夕食メニューをご紹介します。

摂取量の制約はあっても、くふうしだいで

おいしくて豊かなメニューをいろいろ楽しめます。

まずは食材の分量と味つけをきちんと守って、

透析食のコツをつかんでください。

デイリー Menu ①

卵、肉、桜エビ……多彩な食材コンビで昼もごちそう

Total エネルギー **1633** kcal　たんぱく質 **49.7** g　カリウム **1401** mg　リン **650** mg　食塩 **5.6** g

朝食 Breakfast

豆腐の野菜あんかけ　なすとはるさめのみそいため　ごはん　くだもの（缶詰）

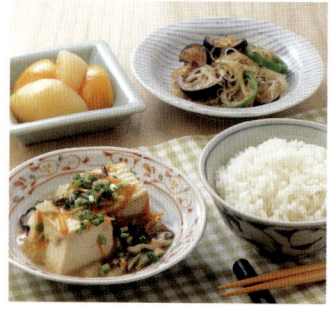

メニュー	エネルギー kcal	たんぱく質 g	カリウム mg	リン mg	食塩 g
豆腐の野菜あんかけ	94	7.5	252	134	0.5
なすとはるさめのみそいため	112	0.8	82	16	0.5
ごはん	252	3.8	44	51	0
くだもの（缶詰）	85	0.5	80	9	0
合計	543	12.6	458	210	1.0

豆腐はあんかけにすると充実した主菜になります。はるさめはどんな味にも合い、エネルギー補給が無理なくできるので、おおいに活用を。

昼食 Lunch

桜エビと卵のチャーハン　肉そぼろのレタス包み　キャベツと海藻の酢の物

メニュー	エネルギー kcal	たんぱく質 g	カリウム mg	リン mg	食塩 g
桜エビと卵のチャーハン	412	10.6	218	167	1.1
肉そぼろのレタス包み	125	3.9	111	33	0.3
キャベツと海藻の酢の物	26	0.7	68	15	0.5
合計	563	15.2	397	215	1.9

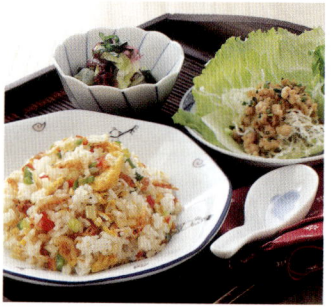

チャーハンの素干し桜エビは、5gでも香ばしい風味が口中に広がります。リンを多く含む食品なので、少量の利用がポイントです。レタス包みは揚げたはるさめのパリパリ感も加わって、食べごたえのある1品です。

夕食 Supper

鶏肉のクリーム煮　トマトとサニーレタスのサラダ　トースト（マーマレード）　紅茶

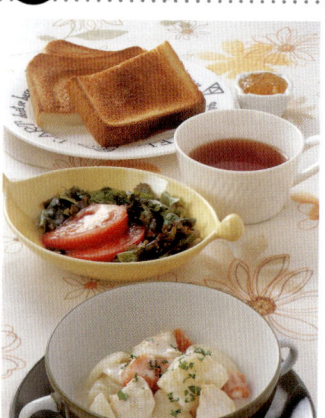

メニュー	エネルギー kcal	たんぱく質 g	カリウム mg	リン mg	食塩 g
鶏肉のクリーム煮	228	13.0	357	137	1.2
トマトとサニーレタスのサラダ	9	0.4	88	10	0.3
トースト（マーマレード）	289	8.4	93	76	1.2
紅茶	1	0.1	8	2	0
合計	527	21.9	546	225	2.7

煮込み料理を家族分作るときは、たんぱく質源（肉）の盛りつけ量をとくに気をつけましょう。ビタミン豊富なトマトをサラダに。

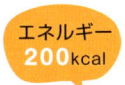 **アップの対策**　合計 エネルギー**188**kcal ＋たんぱく質**9.7**g UP

朝	90kcal	4.3g	ごはんを30g増やして180gに、主菜の豆腐を50g増やして150gにする。
昼	84kcal	2.2g	チャーハンを1.2倍量にし（ごはんを180gにし、他の材料も1.2倍にする）、酢の物の塩を0.2g減らして0.1gにする。
夕	14kcal	3.2g	サラダにツナ水煮（缶詰）20gを加える。

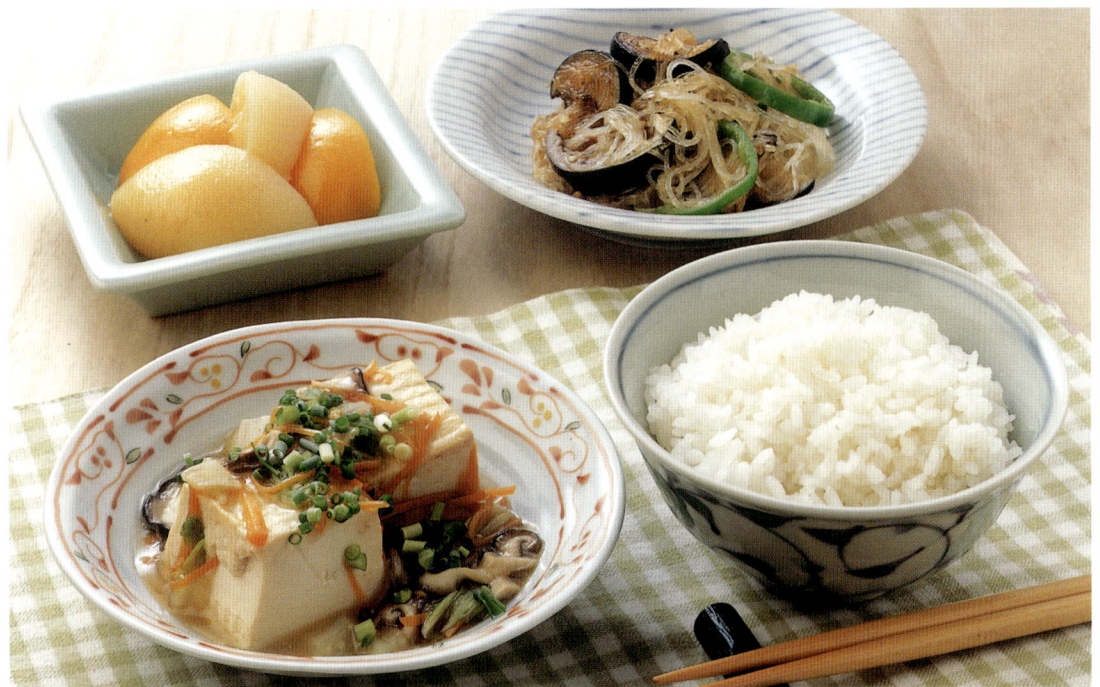

朝食 Breakfast

- 豆腐の野菜あんかけ
- なすとはるさめのみそいため
- ごはん
- くだもの（缶詰）

材料[1人分]

●豆腐の野菜あんかけ
- もめん豆腐 ………………… 100g
- 白菜 …………………………… 20g
- にんじん ……………………… 10g
- 生しいたけ ………… 10g（1枚）
- 小ねぎ ………………………… 5g
- A
  - だし ……… 40mℓ（大さじ2と2/3）
  - ※だしわりしょうゆ …… 6g（小さじ1）
  - おろししょうが ……………… 1g
- B
  - かたくり粉 …… 2g（小さじ2/3）
  - 水 ………………… 7mℓ（小さじ1強）

●なすとはるさめのみそいため
- なす …………………………… 20g
- ピーマン ……………………… 10g
- はるさめ …………………… 乾10g
- 油 ……………… 5g（小さじ1と1/4）
- A
  - みそ …………… 4g（小さじ2/3）
  - 砂糖 ……………… 3g（小さじ1）
  - 酒 ……………… 4g（小さじ1弱）
  - しょうが汁 ……………………… 1g

●ごはん
- ごはん ……………………… 150g

●くだもの（缶詰）
- 白桃・黄桃（缶詰） ……… 各50g

■ 豆腐の野菜あんかけ

1 白菜は1〜2cm幅に切り、にんじんはせん切り、しいたけは薄切りにし、すべて多めの湯でゆでて湯をきる。

2 小ねぎは小口切りにする。

3 なべにA、1、半量の2を入れてさっと煮、Bの水どきかたくり粉でとろみをつける。

4 豆腐はたっぷりの湯で静かにゆでるか電子レンジで温め、湯をきって器に盛る。

5 4に3をかけて小ねぎの残りを散らす。

■ なすとはるさめのみそいため

1 なすは1cm厚さの半月切りにして水にさらし、ピーマンは5mm厚さの輪切りにする。はるさめはゆでて水にとり、水けをきって食べやすく切る。

2 Aは混ぜ合わせておく。

3 油を熱してなすを焼き色がつくまでよくいため、ピーマンを加えてさっといためる。

4 はるさめを加えてほぐし混ぜ、2をかけて全体にからめながらいため合わせる。

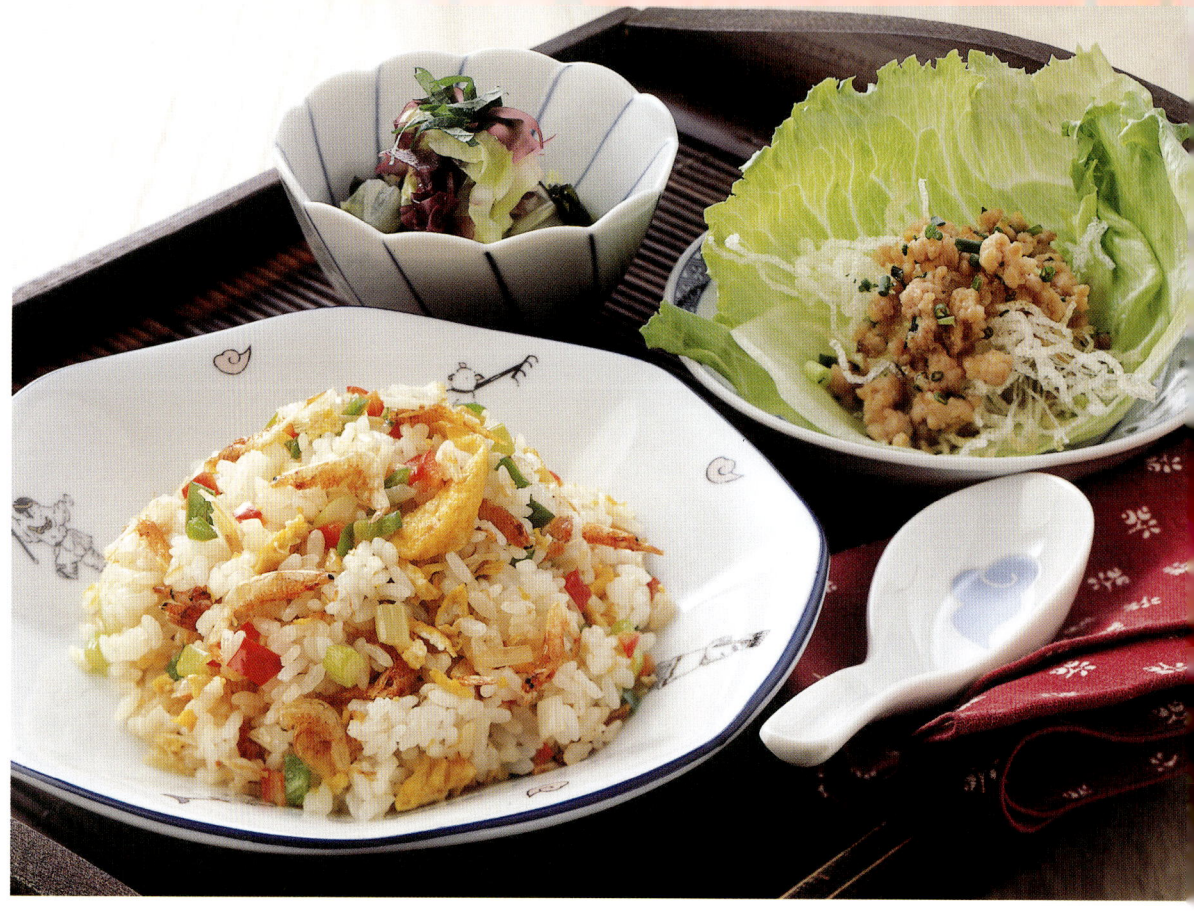

昼食 Lunch

- 桜エビと卵のチャーハン
- 肉そぼろのレタス包み
- キャベツと海藻の酢の物

材料[1人分]

●桜エビと卵のチャーハン
- 素干し桜エビ……………………5g
- 卵(ほぐす)…………25g(1/2個)
- ねぎ………………………………20g
- ピーマン・赤ピーマン……各10g
- ごはん(温かいもの)…………150g
- 油………………………8g(小さじ2)
- A
  - 塩…………0.7g(ミニ1/2強)
  - こしょう………………………少量
- ※だしわりしょうゆ
  ……………………3g(小さじ1/2)
- ごま油………………2g(小さじ1/2)

●肉そぼろのレタス包み
- はるさめ(2cm長さにはさみで切る)
  …………………………………乾5g
- 揚げ油……………………………適量
- 豚ひき肉…………………………20g
- A
  - 小ねぎ…………………………1g
  - しょうが・にんにく………各1g
- B
  - ※だしわりしょうゆ
    …………………4g(小さじ2/3)
  - 酒……………2g(小さじ1/2弱)
  - 砂糖……………1g(小さじ1/3)
- 油………………………2g(小さじ1/2)
- レタス…………………………20g

●キャベツと海藻の酢の物
- キャベツ………………………45g
- わかめ………………もどして10g
- 赤とさかのり………もどして5g
- A
  - 酢………………10g(小さじ2)
  - 砂糖………………3g(小さじ1)
  - ※だしわりしょうゆ
    ……………………2g(小さじ1/3)
  - 塩………………0.3g(ミニ1/4)
- 青じそ…………………………1/2枚

■ 桜エビと卵のチャーハン

1 桜エビはフライパンで焦がさないように香ばしくいる。

2 ねぎはあらいみじん切りにし、2色のピーマンは5mm角に切る。

3 油の半量を熱し、卵を入れて強火で手早くいため、とり出す。

4 残りの油を熱して2、ごはんの順にいため合わせ、Aで調味し、1と3を加えて混ぜる。だしわりしょうゆをなべ肌からまわし入れ、ごま油を加えて混ぜ、器に盛る。

■ 肉そぼろのレタス包み

1 少なめの揚げ油を170度に熱し、はるさめを少しずつ入れ、白くぱりっとなるまで揚げてとり出す。

2 Aは刻む。1の油をあけ、次に小さじ1/2の油を熱してA(小ねぎの少量はとりおく)、ひき肉の順に加えていため、Bで調味する。

3 レタスをおわん形にして1、2をのせ、残した小ねぎを散らす。レタスに包んで食べる。

■ キャベツと海藻の酢の物

1 キャベツは短冊切りにしてゆで、さまして水けを絞る。

2 わかめは一口大に切る。

3 Aを合わせ、1、2ととさかのりを加えてあえ、器に盛り、青じそを5mm幅に切ってのせる。

デイリー Menu ① <small>メニュー</small>

夕食 Supper

- 鶏肉のクリーム煮
- トマトとサニーレタスのサラダ
- トースト（マーマレード）
- 紅茶

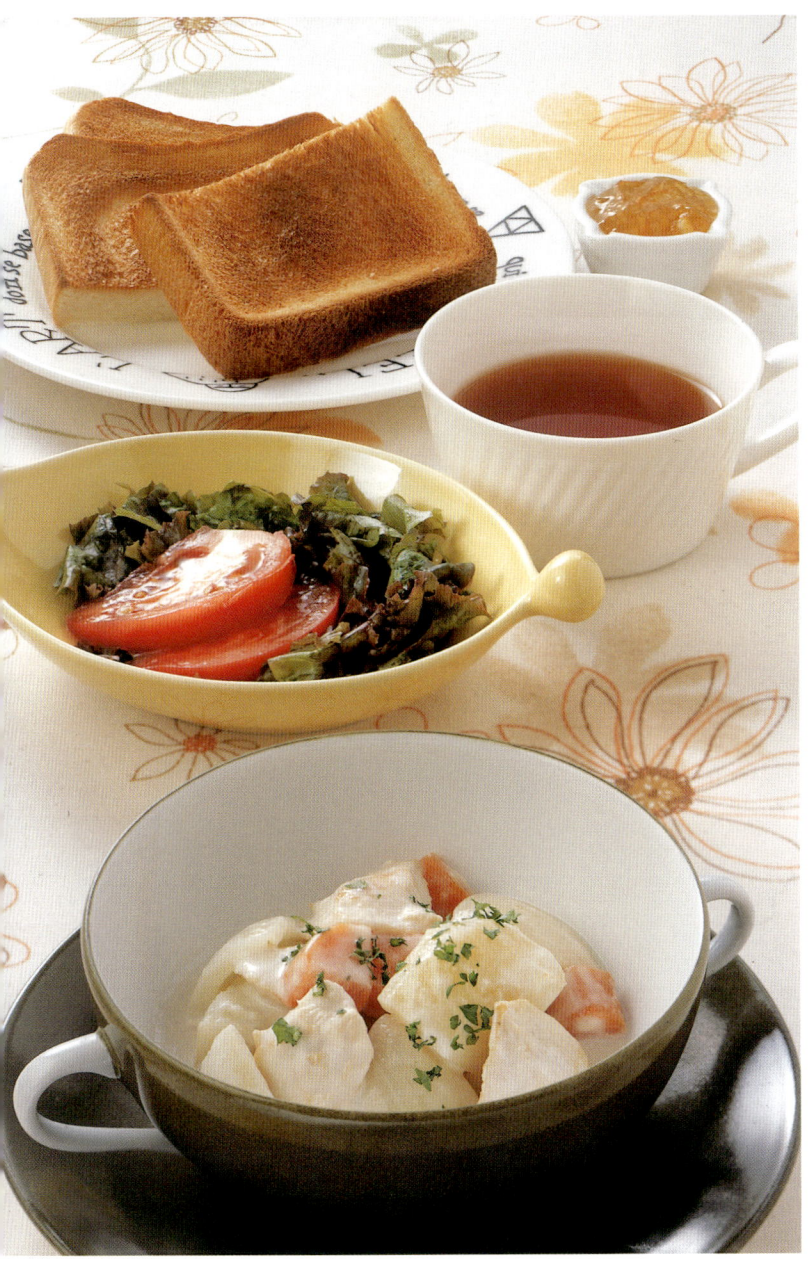

材料［1人分］

●鶏肉のクリーム煮
- 鶏胸肉（皮なし）……………40g
- 玉ねぎ………………………40g
- じゃが芋……………………30g
- にんじん……………………20g
- 油………………1g（小さじ1/4）
- 水……………材料が浸るくらい
- 顆粒コンソメ……1g（小さじ1/3）
- 牛乳…………50g（1/4カップ弱）
- A ┌ マーガリン……4g（小さじ1）
　　└ 小麦粉………6g（小さじ2）
- B ┌ 塩………0.6g（ミニ1/2）
　　└ こしょう………………少量
- 生クリーム………10g（小さじ2）
- パセリのみじん切り…………少量

●トマトとサニーレタスのサラダ
- トマト………………………20g
- サニーレタス………………10g
- 和風ノンオイルドレッシング（市販品）
  …………………4g（小さじ1弱）

●トースト（マーマレード）
- 食パン……90g（6枚切1と1/2枚）
- オレンジマーマレード
  ………………20g（大さじ1弱）

●紅茶
- 紅茶（ストレート）………100mℓ

■ 鶏肉のクリーム煮

1 鶏肉は一口大に切る。
2 玉ねぎ、じゃが芋、にんじんは一口大に切って下ゆでする。
3 なべに油を熱して1、2の順に加えていため、水と顆粒コンソメを加え、沸騰後アクを除いて弱火で10分煮たのち、牛乳を加える。
4 ボールでAをよく練り合わせ、3の煮汁でときのばして3に加え、混ぜながら弱火で5分煮る。
5 Bで調味し、生クリームを加え、器に盛ってパセリをふる。

■ トマトとサニーレタスのサラダ

トマトは6〜7mm幅に切り、サニーレタスは食べやすくちぎる。器に盛り、ドレッシングをかける。

デイリー Menu ② (メニュー)

肉の野菜巻きは、歯ごたえも彩りも栄養バランスも二重丸

Total エネルギー**1619**kcal　たんぱく質**51.7**g　カリウム**1520**mg　リン**740**mg　食塩**5.1**g

朝食 Breakfast

ツナポテトサラダ　トースト（ジャム）　キウイのせブラマンジェ

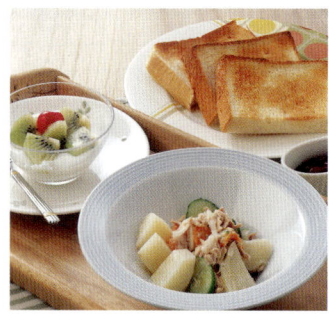

メニュー	エネルギー kcal	たんぱく質 g	カリウム mg	リン mg	食塩 g
ツナポテトサラダ	118	4.1	220	52	0.5
トースト（ジャム）	289	8.5	101	77	1.2
キウイのせブラマンジェ	111	1.9	144	55	0.1
合計	**518**	**14.5**	**465**	**184**	**1.8**

パンはたんぱく質を多く含む（食パン90g中に8.4g）ので、おかずはたんぱく質をとりすぎないようにくふうしましょう。ブラマンジェは前日に作りおきを。

昼食 Lunch

エビと玉ねぎのかき揚げ丼　キャベツときゅうりのごま酢あえ　ヨーグルト

メニュー	エネルギー kcal	たんぱく質 g	カリウム mg	リン mg	食塩 g
エビと玉ねぎのかき揚げ丼	567	12.8	262	195	1.5
キャベツときゅうりのごま酢あえ	34	1.0	90	26	0
ヨーグルト	54	3.4	120	80	0.2
合計	**655**	**17.2**	**472**	**301**	**1.7**

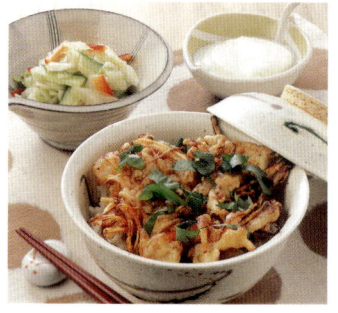

丼物は食塩を多くとってしまいがちですが、このかき揚げ丼のつゆならおいしく減塩できて安心です。配合をぜひマスターしましょう。デザートのヨーグルトは腸の働きを整える作用があります。

夕食 Supper

豚肉の野菜ロール　もやしとほうれん草のナムル
しめじのすまし汁　ごはん

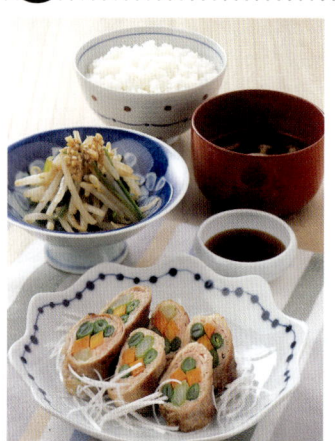

メニュー	エネルギー kcal	たんぱく質 g	カリウム mg	リン mg	食塩 g
豚肉の野菜ロール	164	14.1	362	154	0.9
もやしとほうれん草のナムル	24	1.4	72	25	0.2
しめじのすまし汁	6	0.7	105	25	0.5
ごはん	252	3.8	44	51	0
合計	**446**	**20.0**	**583**	**255**	**1.6**

60gの薄切り肉も野菜を巻くとボリューム充分です。ねぎやごま油のきいたナムルは低塩でもコクのある1品。このようにいろいろな野菜を主菜にも副菜にも少しずつ組み合わせると、味わいも栄養も豊かになります。

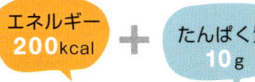

エネルギー200kcal ＋ たんぱく質10g アップの対策

合計 エネルギー192kcal＋たんぱく質9.4g UP

朝	44kcal	3.5g	ツナサラダにゆで卵1/2個（25g）を加え、ブラマンジェの牛乳を10g増やして60gにする。
昼	50kcal	0.8g	ごはんを30g増やして180gにする。
夕	98kcal	5.1g	主菜の肉を1枚（20g）増やして80gにし、焼く油を2g増やして8g（小さじ2）にする。さらにごはんを30g増やして180gにする。

朝食 Breakfast

・ツナポテトサラダ
・トースト（ジャム）
・キウイのせブラマンジェ

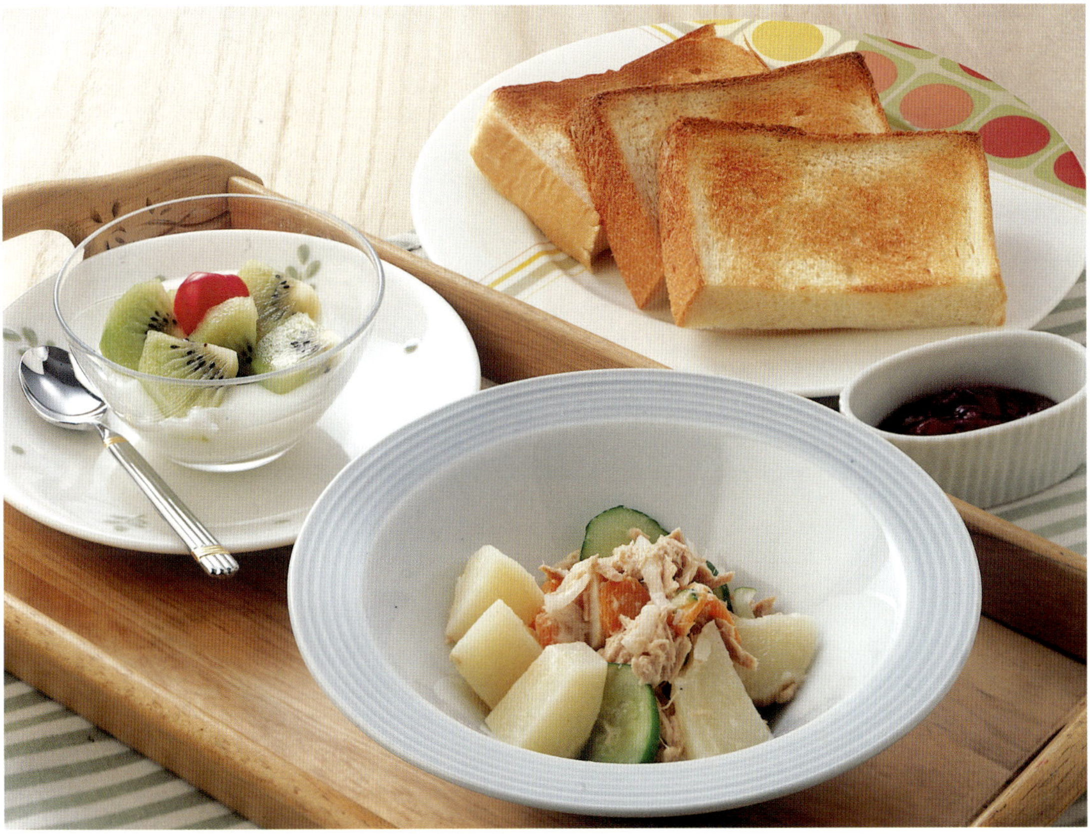

材料［1人分］

●ツナポテトサラダ

じゃが芋……40g
塩……0.2g（ミニ1/6）
酢・こしょう……各少量
にんじん……5g
きゅうり……10g
玉ねぎ……5g
ツナ（水煮缶詰）……20g
マヨネーズ……10g（小さじ2と1/2）

●トースト（ジャム）

食パン……90g（6枚切1と1/2枚）
いちごジャム……20g（大さじ1弱）

●キウイのせブラマンジェ

A
- 牛乳……50g（1/4カップ弱）
- コーンスターチ……6g（大さじ1）
- 砂糖……10g（大さじ1強）

キウイフルーツ……20g
さくらんぼ（缶詰）……10g（1個）

■ツナポテトサラダ

1 じゃが芋は一口大に切って水からゆで、湯をきって熱いうちに塩と酢とこしょうで下味をつける。
2 にんじんは薄いいちょう切りにしてゆで、湯をきる。
3 きゅうりは薄い輪切りにする。玉ねぎは薄切りにして水にさらし、水けを絞る。
4 1、2、3を合わせ、ツナを汁けをきって加え、マヨネーズであえて器に盛る。

■キウイのせブラマンジェ

1 小なべにAを入れて木じゃくしでよく混ぜ、底から絶えず混ぜながら弱火で加熱する。
2 とろみがついてもったりとしたら火からおろし、器に流し入れてさまし、冷蔵庫で冷やす。
3 キウイは一口大に切り、さくらんぼとともに2にのせる。

昼食 Lunch

- エビと玉ねぎのかき揚げ丼
- キャベツときゅうりのごま酢あえ
- ヨーグルト

材料［1人分］

●エビと玉ねぎのかき揚げ丼

むきエビ	20g
玉ねぎ	20g
にんじん	10g
A 小麦粉	17g（大さじ2弱）
卵	10g（1/5個）
水	20mℓ（大さじ1と1/3）
揚げ油	適量
B（つゆ）だし	65mℓ
※減塩しょうゆ	25g（大さじ1と1/3強）
みりん	13g（大さじ2/3強）
ごはん	150g
三つ葉（あらく刻む）	5g

●キャベツときゅうりのごま酢あえ

キャベツ	50g
きゅうり・赤ピーマン	各10g
A すり白ごま	2g
塩	0.2g（ミニ1/6）
酢	4g（小さじ1弱）
砂糖	2g（小さじ2/3）

●ヨーグルト

加糖ヨーグルト	80g

■ エビと玉ねぎのかき揚げ丼

1 玉ねぎは薄切りにする。にんじんはせん切りにしてゆでる。

2 Aをとき混ぜて衣を作り、水けをふいた**1**とエビを加えて混ぜ、170度に熱した揚げ油でからりと揚げる。

3 なべにBを合わせて煮立て、**2**を加えてさっと煮る。

4 器にごはんを盛り、**3**をのせて煮汁をかけ、三つ葉を散らす。

■ キャベツときゅうりのごま酢あえ

1 キャベツときゅうりは短冊切りにし、赤ピーマンは2cm長さに薄く切る。キャベツと赤ピーマンはゆで、湯をきってさます。

2 Aを合わせ、**1**をあえる。

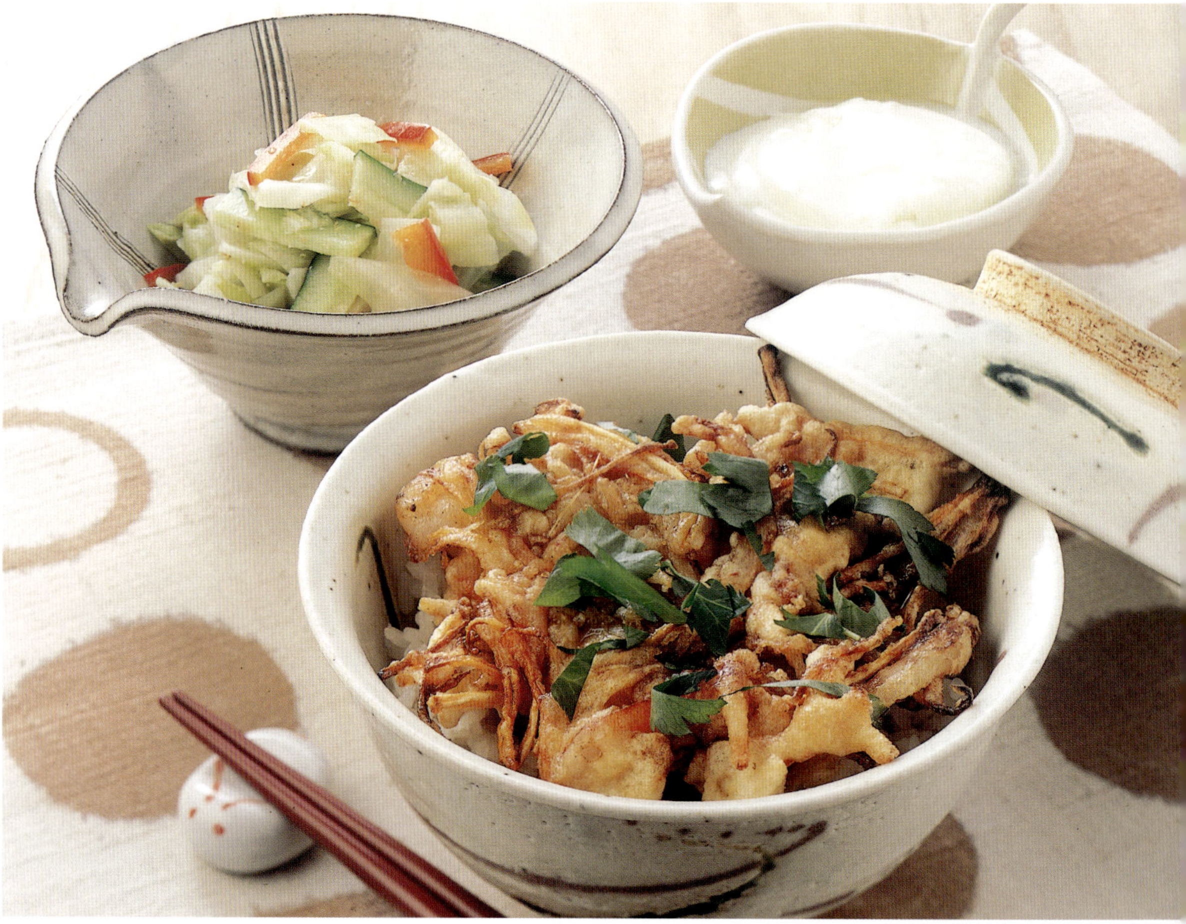

デイリーMenu ❷

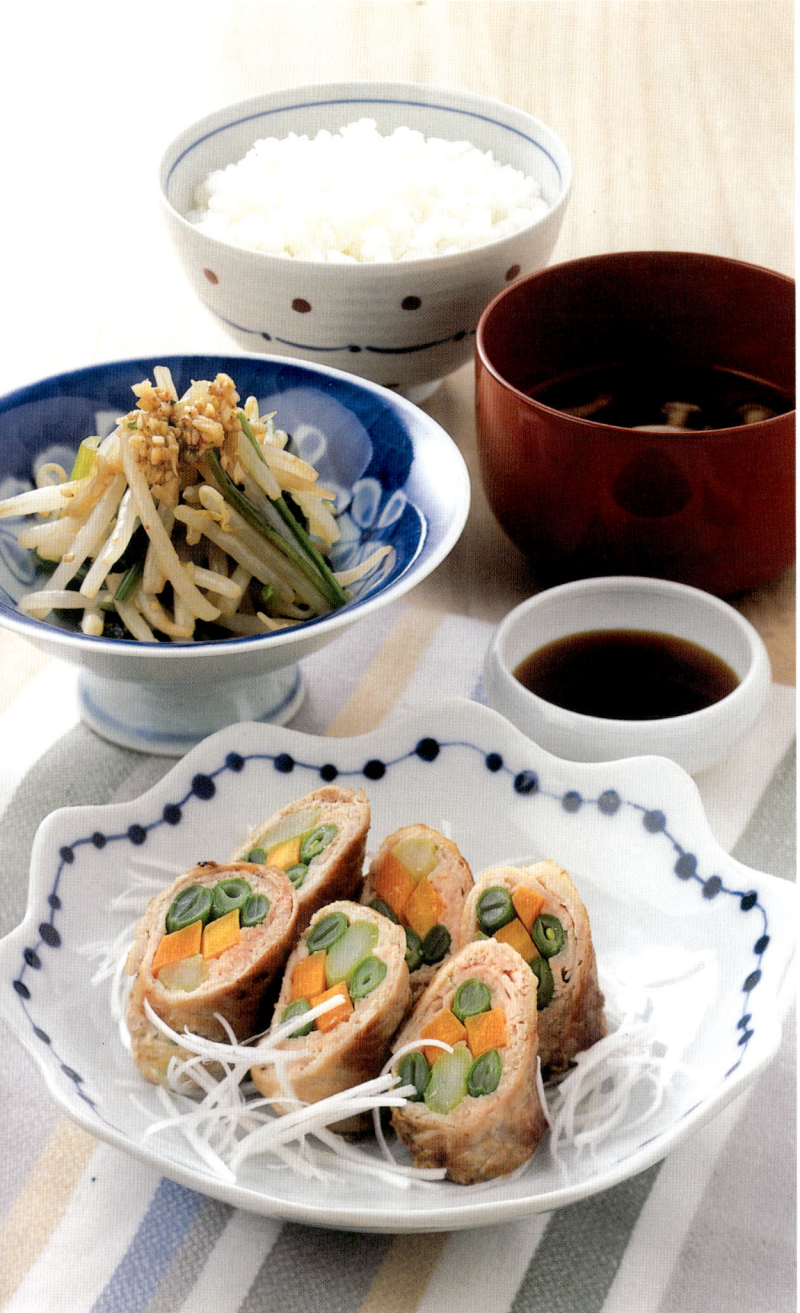

●もやしとほうれん草のナムル
もやし……………………45g
ほうれん草………………15g
ねぎ………………………2g
A ┌ いり白ごま……1g(小さじ1/3)
　│ ※減塩しょうゆ
　│　　……………3g(小さじ1/2)
　│ 油………………0.6g(ミニ1弱)
　│ ごま油………………………少量
　└ 粉とうがらし…………………少量
●しめじのすまし汁
しめじ……………………15g
A ┌ だし……………………70mℓ
　│ うす口しょうゆ
　│　　………………1g(ミニ1弱)
　│ 塩………………0.3g(ミニ1/4)
　└ 酒…………………1g(ミニ1)
●ごはん
ごはん…………………150g

豚肉の野菜ロール

1 さやいんげんとアスパラガスは5cm長さに切り、にんじんは5cm長さで5mm角の拍子木切りにする。いずれもゆでる。
2 ねぎはせん切りにして水にさらし、水けをきり、器に敷く。
3 豚肉を縦長に広げ、**1**を等分にのせてくるくると巻く。
4 フライパンに油を熱して**3**を巻き終わりを下にして並べ、ころがしながら火が通るまで焼く。
5 **4**を一口大に切って**2**の上に盛り、ぽん酢しょうゆを添える。

もやしとほうれん草のナムル

1 もやしはゆでてざるに上げる。ほうれん草はゆでて水にさらし、水けを絞って3cm長さに切る。
2 ねぎはあらく刻む。
3 Aと**2**を混ぜ、**1**をあえる。

しめじのすまし汁

1 なべでAを温め、ほぐしたしめじを加えてさっと煮る。

夕食 Supper
・豚肉の野菜ロール
・もやしとほうれん草のナムル
・しめじのすまし汁
・ごはん

材料 [1人分]
●豚肉の野菜ロール
豚もも薄切り肉(脂身なし)
　　………………………60g
さやいんげん……………15g
グリーンアスパラガス……10g
にんじん…………………10g
油………………6g(大さじ1/2)
ねぎ(白い部分)…………10g
ぽん酢しょうゆ……15g(大さじ1弱)

デイリー Menu ③

具だくさんのビーフンは食べごたえも満点

Total エネルギー**1626**kcal　たんぱく質**51.2**g　カリウム**1446**mg　リン**677**mg　食塩**5.3**g

朝食 Breakfast

温泉卵　生揚げとれんこんの煮物　さつま芋のレーズン煮　ごはん

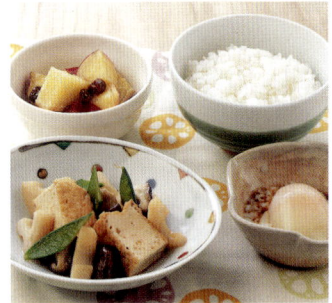

メニュー	エネルギー kcal	たんぱく質 g	カリウム mg	リン mg	食塩 g
温泉卵	81	6.3	66	92	0.5
生揚げとれんこんの煮物	113	5.5	161	98	0.7
さつま芋のレーズン煮	112	0.5	215	27	0.1
ごはん	252	3.8	44	51	0
合計	558	16.1	486	268	1.3

さつま芋のレーズン煮は食塩を使わずにできます。こうした1品があると、他の料理に重点的に塩味をつけることができます。

昼食 Lunch

焼きビーフン　わかめとねぎのスープ　フルーツポンチ

メニュー	エネルギー kcal	たんぱく質 g	カリウム mg	リン mg	食塩 g
焼きビーフン	452	14.8	271	150	1.7
わかめとねぎのスープ	7	0.3	36	6	0.5
フルーツポンチ	53	0.2	60	4	0
合計	512	15.3	367	160	2.2

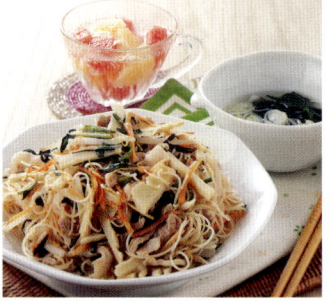

うるち米から作る台湾のめん・ビーフンは、めん類の中ではたんぱく質が少ないのが特徴です（乾燥品60gで4.2g）。具をいろいろ加えてそのうまみもめんに吸わせましょう。汁物は1日1杯（70㎖）までを基本にします。

夕食 Supper

サケのムニエルと野菜のカレーソテー　マカロニサラダ
ごはん（ふりかけ）　くだもの

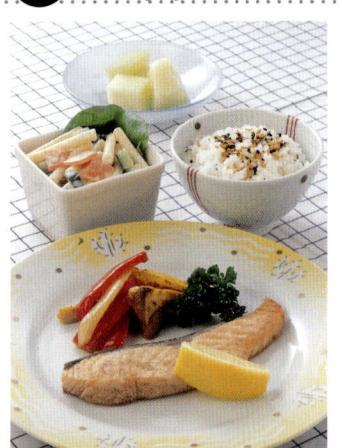

メニュー	エネルギー kcal	たんぱく質 g	カリウム mg	リン mg	食塩 g
サケのムニエルと野菜のソテー	141	12.1	275	140	0.9
マカロニサラダ	129	2.7	93	35	0.7
ごはん（ふりかけ）	265	4.4	55	63	0.2
くだもの	21	0.6	170	11	0
合計	556	19.8	593	249	1.8

シンプルなソテーはカレー粉などの香辛料を効かせると、うす味でも味が締まります。カリウムの多いくだものをとりたいときは、この献立のように副菜の野菜は控えめにし、マカロニなどで量をカバーしましょう。

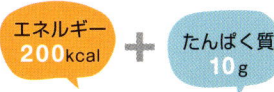

アップの対策　　　合計　エネルギー**184**kcal＋たんぱく質**8.3**g UP

朝	50kcal	0.8g	ごはんを30g増やして180gにする。
昼	44kcal	3.8g	焼きビーフンにゆでたエビ20gを加え、フルーツポンチを1.5倍にする。
夕	90kcal	3.7g	マカロニサラダにツナ油漬（缶詰）20gを加え、ごはんを30g増やして180gにする。食塩調整のためふりかけは省く。

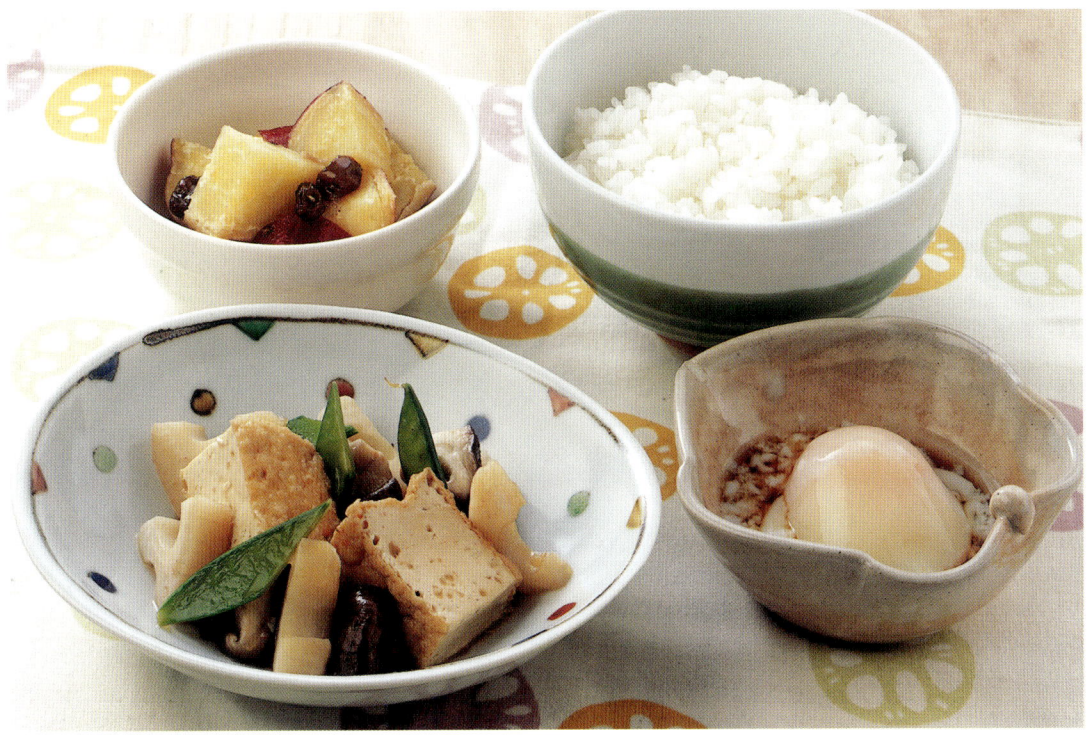

朝食　Breakfast

・温泉卵
・生揚げとれんこんの煮物
・さつま芋のレーズン煮
・ごはん

材料［1人分］

●温泉卵
卵‥‥‥‥‥‥‥‥‥‥50g（1個）
※だしわりしょうゆ‥‥6g（小さじ1）

●生揚げとれんこんの煮物
生揚げ‥‥‥‥‥‥‥‥‥‥40g
れんこん‥‥‥‥‥‥‥‥‥25g
生しいたけ‥‥‥‥‥10g（1枚）
さやえんどう‥‥‥‥‥5g（2枚）
だし‥‥‥‥‥‥‥‥30〜40ml

A ┌ ※だしわりしょうゆ
　│　‥‥‥‥‥‥‥12g（小さじ2）
　│ みりん‥‥‥‥4g（小さじ2/3）
　│ 砂糖‥‥‥‥‥2g（小さじ2/3）
　└ 酒‥‥‥‥‥‥5g（小さじ1）

●さつま芋のレーズン煮
さつま芋（皮つき）‥‥‥‥‥50g
レーズン‥‥‥‥‥‥‥3g（4粒）
水‥‥‥‥‥‥‥‥‥‥‥‥適量

A ┌ マーガリン‥‥3g（小さじ3/4）
　│ 白ワイン‥‥3g（小さじ1/2強）
　└ 砂糖‥‥‥‥‥2g（小さじ2/3）

●ごはん
ごはん‥‥‥‥‥‥‥‥‥‥150g

■ 温泉卵

1 卵は室温にもどし、丼に入れて80〜90度の湯をたっぷり注ぎ、ふたをして約20分おく。
2 器に割り入れ、だしわりしょうゆをかける。

■ 生揚げとれんこんの煮物

1 生揚げは一口大に切る。
2 れんこんは一口大の乱切りにし、しいたけは4つ割りにし、いずれもゆでて湯をきる。
3 さやえんどうは斜め半分に切り、ゆでて水にとる。
4 なべに**1**、**2**とだしを入れて火にかけ、煮立ったらAを加え、落としぶたをして弱めの中火で煮汁が少なくなるまで煮る。水けをきった**3**を加えて火を消す。

■ さつま芋のレーズン煮

1 さつま芋は一口大の乱切りにして軽くゆで、湯をきる。
2 なべに**1**とレーズン、ひたひたの水とAを入れ、弱めの中火で汁けがなくなるまで煮る。

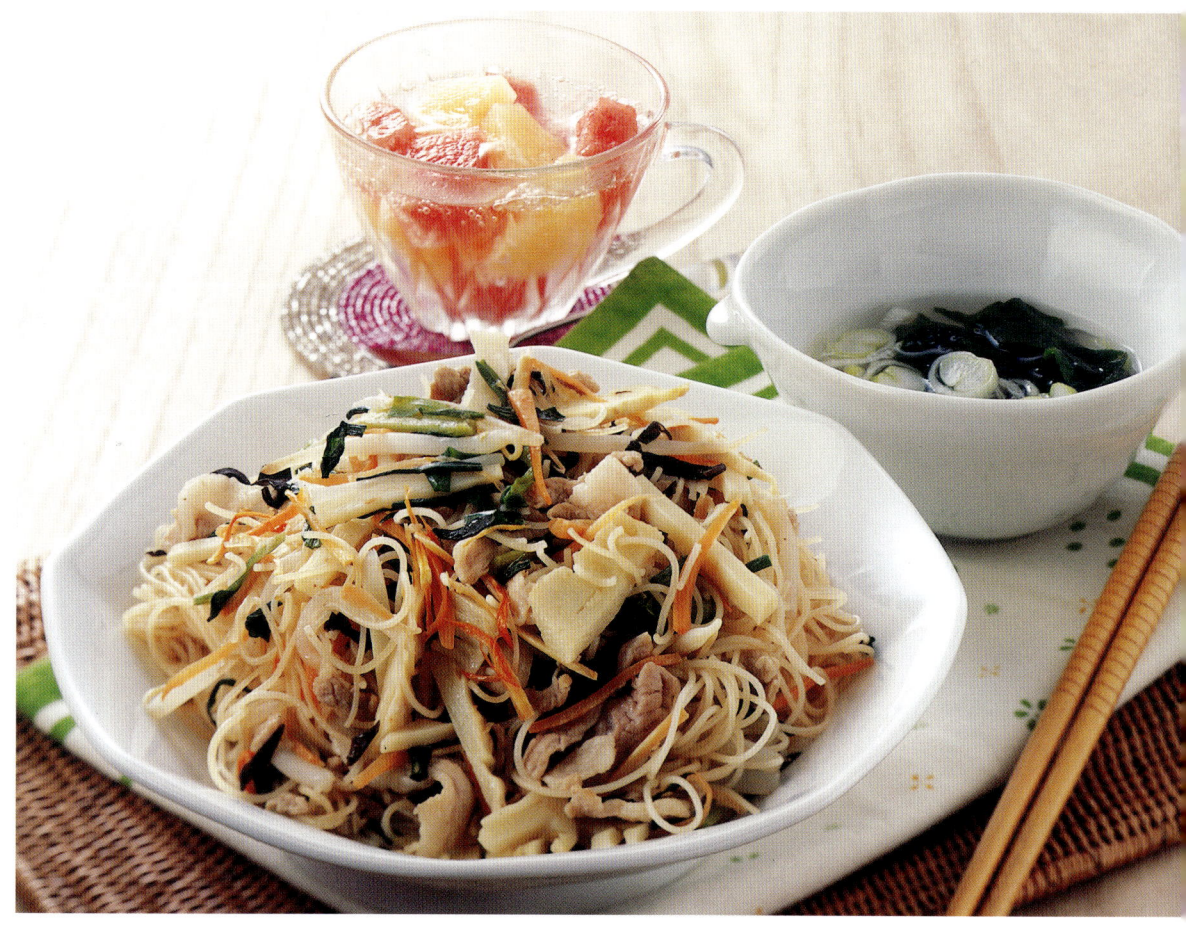

昼食 Lunch

- 焼きビーフン
- わかめとねぎのスープ
- フルーツポンチ

材料 [1人分]

●焼きビーフン
- ビーフン……………………乾60g
- 豚もも薄切り肉 (脂身つき)……40g
- もやし………………………30g
- ゆで竹の子…………………30g
- にんじん……………………10g
- にら…………………………10g
- きくらげ……………もどして5g
- 油……………10g (小さじ2と1/2)
- A
  - ※だしわりしょうゆ
    ………………15g (大さじ4/5)
  - 酒……………7.5g (大さじ1/2)
  - 顆粒和風だし 2g (小さじ2/3)
- こしょう……………………少量
- ごま油……………2g (小さじ1/2)

●わかめとねぎのスープ
- わかめ………………もどして5g
- ねぎ…………………………10g
- A
  - 水……………………………60mℓ
  - 顆粒コンソメ…1g (小さじ1/3)
- こしょう……………………少量

●フルーツポンチ
- パイナップル (缶詰)………30g
- すいか………………………20g
- サイダー……………………50g

■ 焼きビーフン

1 ビーフンは熱湯に浸してもどし、さっと洗って水けをきる。
2 豚肉は細く切る。
3 竹の子、きくらげは太めのせん切りにする。にんじんはせん切りにしてゆでる。
4 にらは3〜4cm長さに切る。
5 油を熱して肉をいため、火が通ったら3を加えていため、さらにビーフンを加えてほぐしいためる。
6 にらとAを加えていため合わせ、こしょうとごま油を加えてひと混ぜして火を消す。

■ わかめとねぎのスープ

1 わかめは一口大に切り、ねぎは小口切りにする。
2 Aを煮立てて1を加え、再び煮立ったらこしょうを加える。

■ フルーツポンチ

くだものは一口大に切り、器に入れてサイダーを注ぐ。

デイリーMenu ❸

夕食 Supper
- サケのムニエルと野菜のカレーソテー
- マカロニサラダ
- ごはん (ふりかけ)
- くだもの

材料 [1人分]

● サケのムニエルと野菜のカレーソテー
- 生ザケ ・・・・・・・・・・・・・・ 50g
- 塩 ・・・・・・・・・・・ 0.5g (ミニ1/2弱)
- こしょう ・・・・・・・・・・・・・・ 少量
- 小麦粉 ・・・・・・・・・・・・・・ 適量
- バター ・・・・・・・・・・・ 5g (小さじ1強)
- 玉ねぎ ・・・・・・・・・・・・・・ 10g
- 赤ピーマン ・・・・・・・・・・・・ 10g
- エリンギ ・・・・・・・・・・・・・・ 10g
- オリーブ油 ・・・・・・・・ 1g (小さじ1/4)
- A ┌ 塩 ・・・・・・・・・・・ 0.2g (ミニ1/6)
  └ カレー粉 ・・・・・・・・・・・・・ 少量
- レモン ・・・・・・・・・・・・・・ 1/8切れ
- パセリ ・・・・・・・・・・・・・・ 少量

● マカロニサラダ
- マカロニ ・・・・・・・・・・・・ 乾20g
- きゅうり ・・・・・・・・・・・・・ 10g
- 塩 ・・・・・・・・・・・・・・・・ 0.1g
- にんじん ・・・・・・・・・・・・・ 5g
- A ┌ マヨネーズ ・・・・ 7g (小さじ2弱)
  │ 酢 ・・・・・・・・・ 2g (小さじ1/2弱)
  └ 塩 ・・・・・・・・ 0.5g (ミニ1/2弱)
- サラダ菜 ・・・・・・・・・・・・・ 5g

● ごはん (ふりかけ)
- ごはん ・・・・・・・・・・・・・・ 150g
- ✻ふりかけ鉄之助 (たまご)
  ・・・・・・・・・・・・・・・・ 3g (1袋)

● くだもの
- メロン (アンデスなど) ・・・・・・・・ 50g

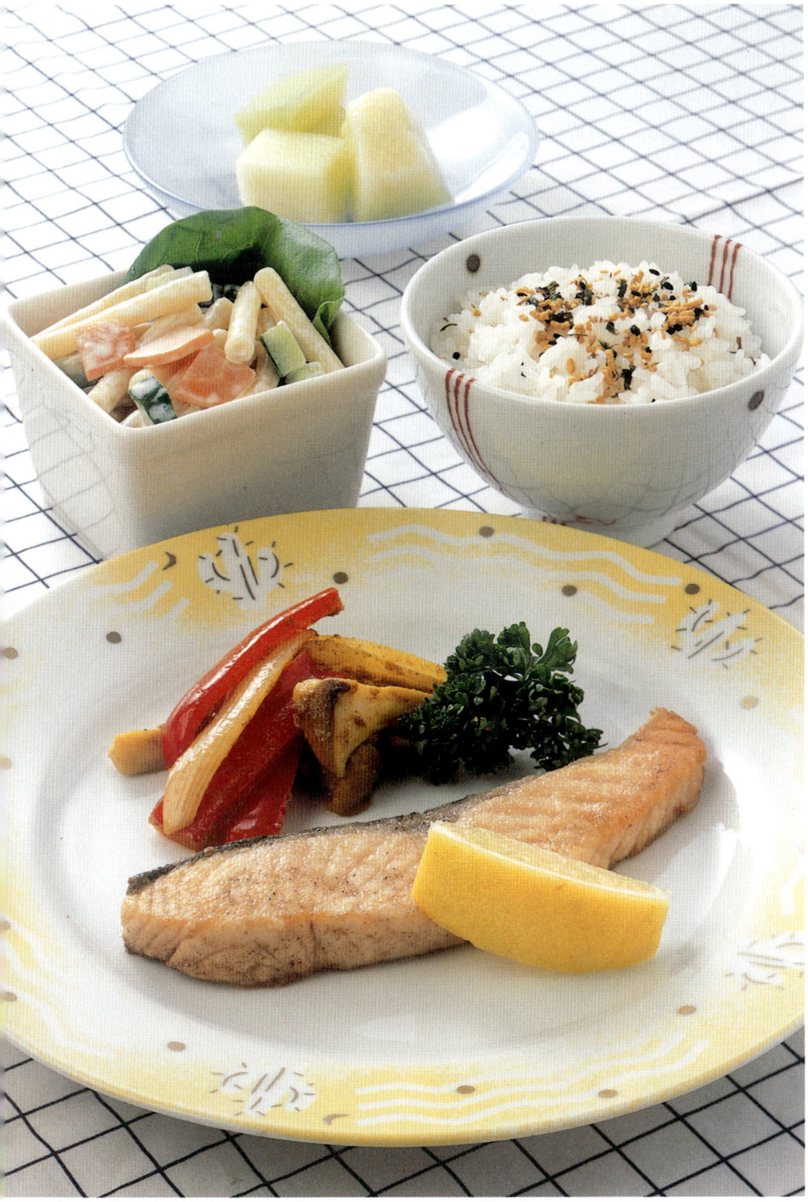

■ サケのムニエルと野菜のカレーソテー

1 サケは塩、こしょうをふり、小麦粉を薄くはたきつける。
2 玉ねぎと赤ピーマン、エリンギは縦に1cm幅に切る。玉ねぎはゆでて湯をきる。
3 フライパンにバターをとかして1のサケの両面を焼き、器に盛る。
4 フライパンを洗ってオリーブ油を熱し、2をいため、Aで調味し、3に添えて盛る。
5 レモンとパセリを添える。

■ マカロニサラダ

1 マカロニは沸騰湯 (塩なし) でゆでてざるに上げ、軽く洗う。
2 きゅうりは5mm角に切り、塩をまぶしておき、しんなりしたら水けを絞る。にんじんは薄いいちょう切りにしてゆでる。
3 水けをきった1、2をAであえ、サラダ菜を敷いた器に盛る。

デイリー Menu ④
メニュー

夜は焼きギョーザをメインに中国風にまとめて

Total エネルギー **1631** kcal　たんぱく質 **46.4** g　カリウム **1393** mg　リン **610** mg　食塩 **5.5** g

朝食 Breakfast

ホットケーキ（ジャム）　キャベツとトマトのサラダ
かぼちゃのポタージュ（特殊食品）

メニュー	エネルギー kcal	たんぱく質 g	カリウム mg	リン mg	食塩 g
ホットケーキ（ジャム）	325	7.1	168	134	0.6
キャベツとトマトのサラダ	16	0.7	115	20	0.3
かぼちゃのポタージュ（特殊食品）	150	0.8	81	13	0.4
合計	491	8.6	364	167	1.3

ホットケーキは市販のミックス粉利用で。パンより低塩なのでスープを添えられます。夕食でたんぱく質を多くとりたいため、朝のおかずは野菜中心でたんぱく質を少なめに。

昼食 Lunch

ムツの香味焼きとじゃが芋のせん切りソテー　大根の梅マヨネーズあえ
ごはん　くだもの（缶詰）

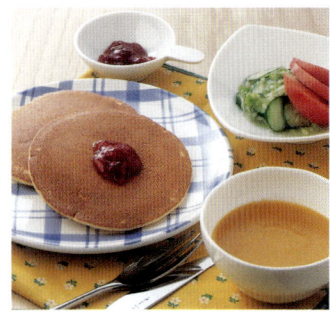

メニュー	エネルギー kcal	たんぱく質 g	カリウム mg	リン mg	食塩 g
ムツの香味焼きとじゃが芋のソテー	172	9.6	365	116	1.0
大根の梅マヨネーズあえ	39	0.4	127	9	1.0
ごはん	252	3.8	44	51	0
くだもの（缶詰）	26	0.1	17	2	0
合計	489	13.9	553	178	2.0

魚はにんにくやねぎの風味がきいていて、調味料を控えてもおいしく味わえます。香ばしくいためたじゃが芋と盛り合わせると、主菜として充実の一菜に。あえ物は梅肉で味を引き締めましょう。

夕食 Supper

焼きギョーザ　きゅうりとハムとはるさめの酢の物
玉ねぎ入りかき玉スープ　ごはん

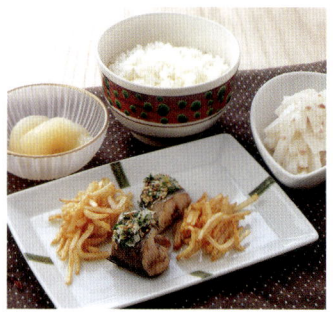

メニュー	エネルギー kcal	たんぱく質 g	カリウム mg	リン mg	食塩 g
焼きギョーザ	289	15.3	301	124	1.2
きゅうり・ハム・はるさめ酢の物	82	3.2	82	63	0.5
玉ねぎ入りかき玉スープ	28	1.6	49	27	0.5
ごはん	252	3.8	44	51	0
合計	651	23.9	476	265	2.2

手作りのギョーザは肉の量を調節できて安心です。副菜やスープにもたんぱく質源を加えて、ボリュームある中国風献立を楽しみましょう。ギョーザのつけだれは減塩しょうゆと酢で食塩のとりすぎをおさえます。

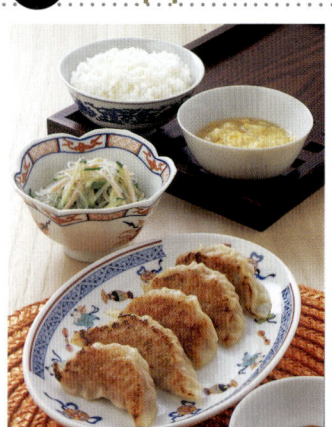

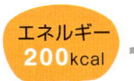 エネルギー **200**kcal + たんぱく質 **10**g　アップの対策　　合計　エネルギー**229**kcal + たんぱく質**11.4**g UP

朝	77kcal	6.1g	サラダに鶏ささ身20gを蒸したものを加え、デザートに缶詰のくだもの60gを添える。
昼	102kcal	4.5g	香味焼きのムツを20g増やして70gにし、調味料のしょうゆは1.5g、みりんは0.5g、砂糖は0.5gそれぞれ増やす（順に5g、2g、1.5gにする）。ごはんは30g増やして180gにする。
夕	50kcal	0.8g	ごはんを30g増やして180gにする。

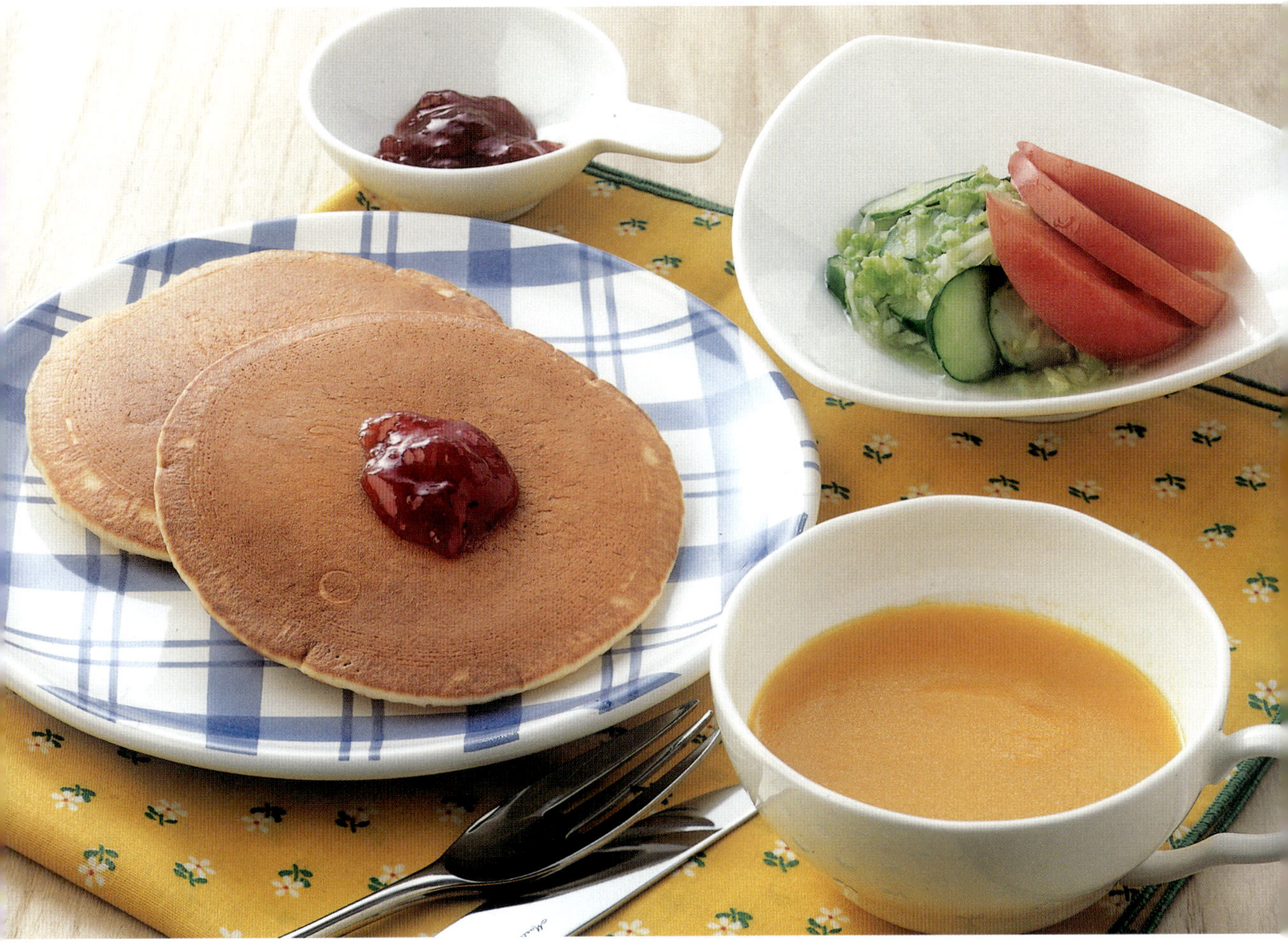

朝食　Breakfast

- ホットケーキ（ジャム）
- キャベツとトマトのサラダ
- かぼちゃのポタージュ（特殊食品）

材料［1人分］

●ホットケーキ（ジャム）
ホットケーキミックス･･････50g
卵･･････････････25g（1/2個）
水････････････････････70ml
油･･････････････3g（小さじ3/4）
いちごジャム
　････････････30g（大さじ1と1/2弱）

●キャベツとトマトのサラダ
キャベツ･･････････････40g
きゅうり･･････････････20g
トマト････････････････20g
ノンオイルドレッシング（市販品）
　･･････････････10g（大さじ2/3）

●かぼちゃのポタージュ（特殊食品）
※MCCたんぱく調整スープ・
　かぼちゃのポタージュ･･100g（1袋）

▪ ホットケーキ（ジャム）

1 ボールに卵と水を入れてときほぐし、ホットケーキミックスを入れてなめらかに混ぜる。

2 フライパンを熱して油を薄く引き、1の半量を丸く流し入れて弱火で焼き、周囲にぷつぷつ穴があいてきたら裏返し、火が通るまで焼く。

3 残りの生地も同様にして焼き、2枚重ねて器に盛り、ジャムを添える。

▪ キャベツとトマトのサラダ

1 キャベツはせん切りにし、さっとゆでて水にさらし、水けをきる。きゅうりは薄い輪切りにする。トマトはくし形に切る。

2 1を器に盛り、ドレッシングをかける。

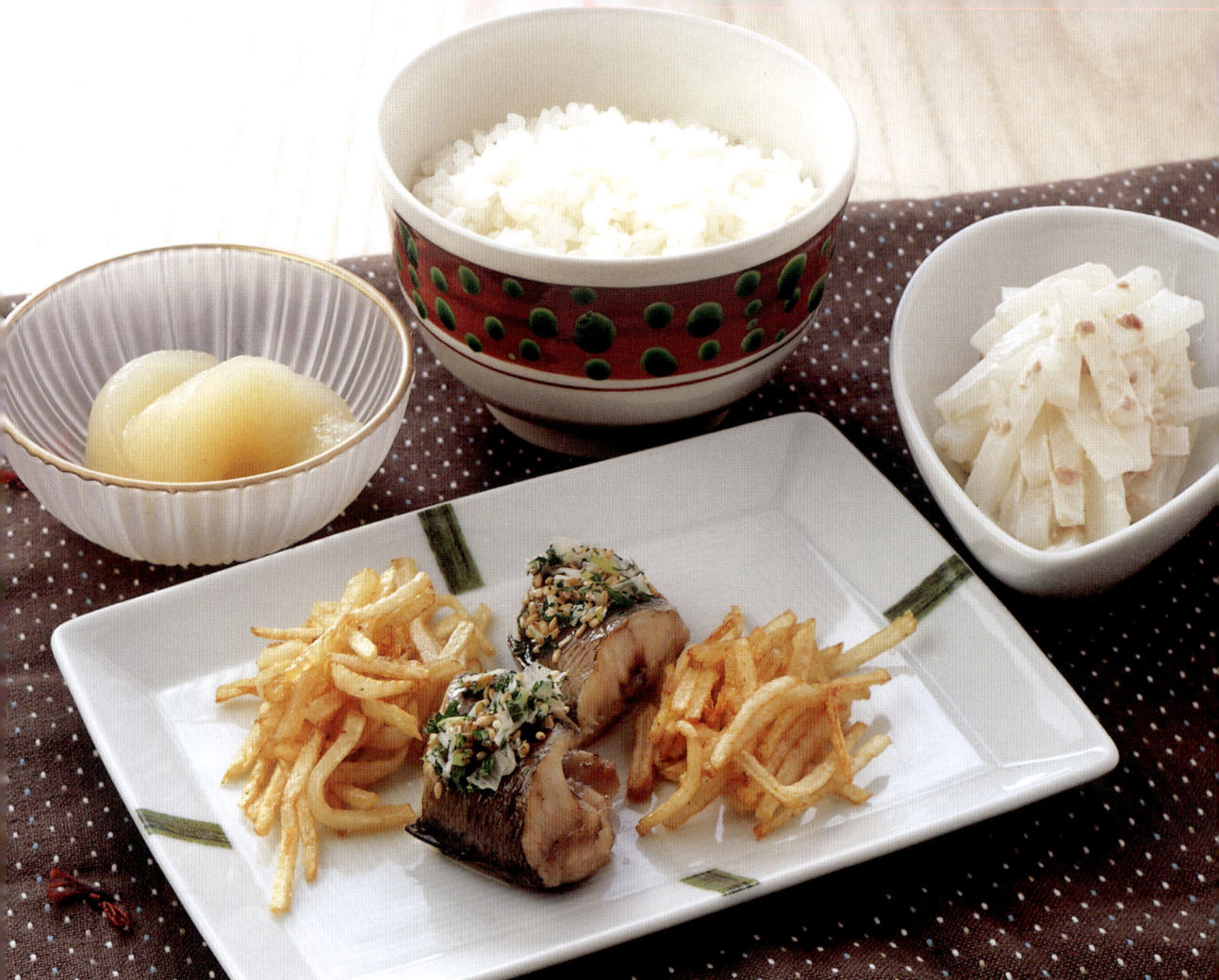

昼食 Lunch

- ムツの香味焼きとじゃが芋のせん切りソテー
- 大根の梅マヨネーズあえ
- ごはん
- くだもの（缶詰）

材料 [1人分]

●ムツの香味焼きとじゃが芋のせん切りソテー

ムツ		50g
A	しょうゆ	3.5g（小さじ1/2強）
	みりん	1.5g（小さじ1/4）
	砂糖	1g（小さじ1/3）
B	おろしにんにく	少量
	ねぎのみじん切り	2g
	いり白ごま	1.5g（小さじ1/2）
	パセリのみじん切り	少量
じゃが芋		40g
油		3g（小さじ3/4）
C	塩	0.4g（ミニ1/3）
	こしょう	少量

●大根の梅マヨネーズあえ

大根・・・・・・60g
梅干し（果肉）・・・・・・4g
マヨネーズ・・・・・・4g（小さじ1）

●ごはん

ごはん・・・・・・150g

●くだもの（缶詰）

洋梨（缶詰）・・・・・・30g

■ ムツの香味焼きとせん切りソテー

1 ムツは2切れに切り、Aを合わせたたれにしばらく漬ける。

2 魚焼きグリルにアルミ箔を敷いて1を汁けをきってのせ、弱めの中火で、漬け汁を何度か塗りながら焼く。火が通ったらBを混ぜたものを上にのせ、香りが出るまで焼く。

3 じゃが芋はせん切りにして水にさらし、沸騰湯でさっとゆでてざるに上げる。熱した油でさっといため、Cで調味する。

4 器に2と3を盛り合わせる。

■ 大根の梅マヨネーズあえ

1 大根は細めの拍子木切りにしてゆで、ざるに上げてさます。

2 梅肉とマヨネーズを混ぜ合わせ、1を加えてあえる。

デイリーMenu ❹

夕食

- 焼きギョーザ
- きゅうりとハムとはるさめの酢の物
- 玉ねぎ入りかき玉スープ
- ごはん

Supper

材料 [1人分]

●焼きギョーザ
- 豚赤身ひき肉 …………… 60g
- キャベツ …………………… 60g
- A
  - ねぎ ………………… 10g
  - しょうが ……………… 3g
  - にんにく ……………… 3g
- B
  - 塩 …………… 0.6g（ミニ1/2）
  - しょうゆ … 2g（小さじ1/3）
  - 砂糖 …………… 0.5g（ミニ1）
- ギョーザの皮 …… 35g（5枚）
- 油 ……………… 2g（小さじ1/2）
- C
  - ※減塩しょうゆ
     …………… 5g（小さじ1弱）
  - 酢 ……… 2g（小さじ1/2弱）

●きゅうりとハムとはるさめの酢の物
- きゅうり …………………… 20g
- ボンレスハム ……………… 15g
- はるさめ …………………… 乾10g
- A
  - 酢 …………… 6g（小さじ1強）
  - ※減塩しょうゆ
     ………… 2g（小さじ1/3）
  - ※粉飴 ………………… 6g

●玉ねぎ入りかき玉スープ
- 玉ねぎ ……………………… 20g
- 水 …………………………… 70ml
- A
  - 顆粒コンソメ 0.7g（小さじ1/4）
  - しょうゆ …… 1g（ミニ1弱）
  - こしょう ……………… 少量
- B
  - かたくり粉 … 1g（小さじ1/3）
  - 水 …………… 3ml（小さじ2/3）
- 卵 ………………… 10g（1/5個）

●ごはん
- ごはん …………………… 150g

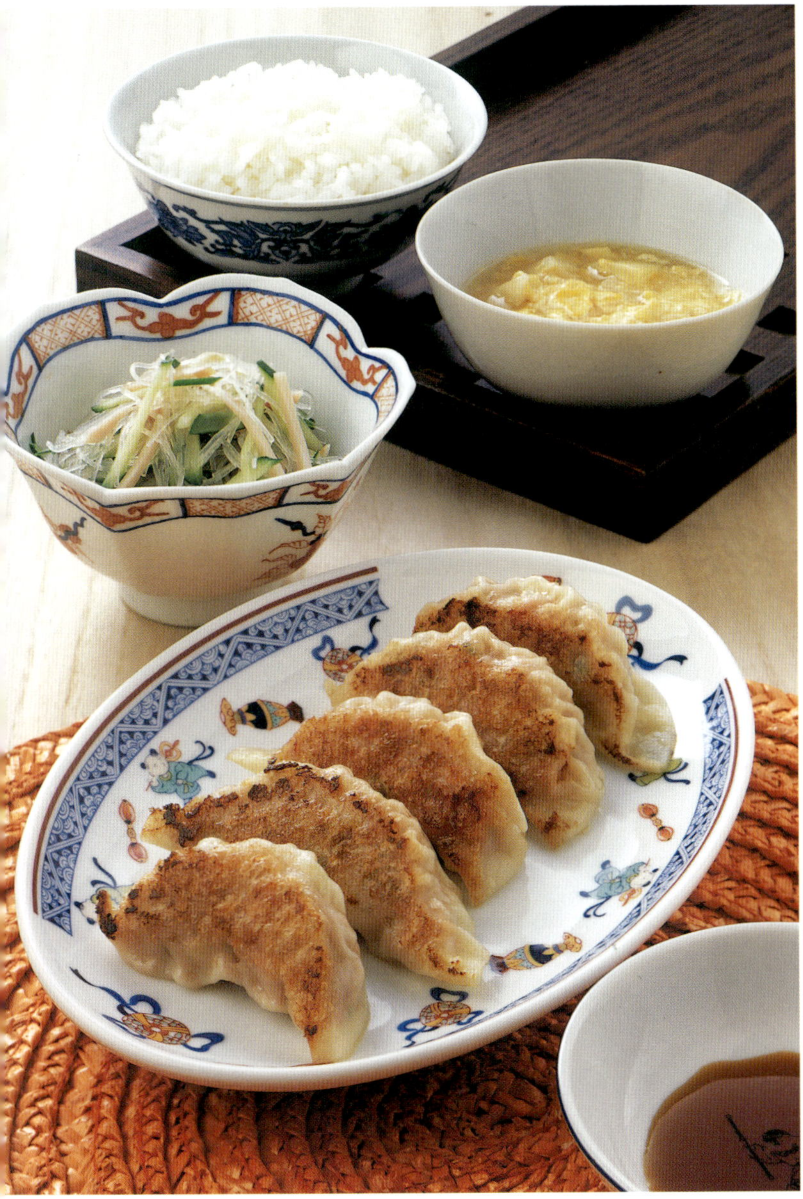

■焼きギョーザ
1 キャベツはゆでてさまし、水けを絞ってみじん切りにする。
2 Aもすべてみじん切りにする。
3 ひき肉にBを加えて練り、1と2も加えてよく混ぜ、ギョーザの皮に等分して包む。
4 フライパンに油を熱して3を並べ、底の面に焦げ目がついたら水を適量注ぎ、ふたをして中火で蒸し焼きにする。水けがほぼなくなったらふたをとって水けを飛ばし、器に盛る。
5 Cの酢じょうゆを添える。

■きゅうりとハムとはるさめの酢の物
1 きゅうりとハムはせん切りにする。はるさめは熱湯でゆでて水にとり、水けをよく絞って食べやすく切る。
2 Aを合わせて1をあえる。

■玉ねぎ入りかき玉スープ
玉ねぎは1cm角に切り、分量の水で煮、Aで調味する。Bでとろみをつけ、卵をといて流し入れ、卵が固まったら火を消す。

デイリー Menu ⑤

すき焼きも量を守ればOK。マイなべでゆっくり味わって

Total エネルギー**1623**kcal　たんぱく質**50.4**g　カリウム**1559**mg　リン**678**mg　食塩**5.0**g

朝食 Breakfast

納豆　大根とにんじんのいため煮　もやしのみそ汁
ごはん　ヨーグルト（ジャム）

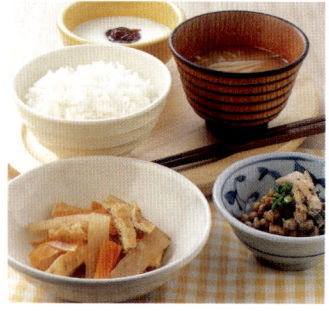

メニュー	エネルギー kcal	たんぱく質 g	カリウム mg	リン mg	食塩 g
納豆	69	5.6	208	64	0.4
大根とにんじんのいため煮	63	1.8	106	32	0.4
もやしのみそ汁	15	1.2	71	23	0.8
ごはん	252	3.8	44	51	0
ヨーグルト（ジャム）	57	1.8	92	51	0.1
合計	456	14.2	521	221	1.7

納豆はカリウムがやや多いので30gにして、他のおかずは大根、もやしなどカリウムのあまり多くない野菜をゆでて使うようにすると安心です。

昼食 Lunch

ひき肉となすのスパゲティ　きのこのサラダ　グレープクラッシュゼリー

メニュー	エネルギー kcal	たんぱく質 g	カリウム mg	リン mg	食塩 g
ひき肉となすのスパゲティ	456	15.3	380	162	1.6
きのこのサラダ	32	1.3	155	47	0.2
グレープクラッシュゼリー	53	0	3	1	0
合計	541	16.6	538	210	1.8

にんにくやとうがらし、トマトピュレの酸味も効いたパスタが食欲をそそります。クラッシュゼリーは市販の果汁の少ないゼリーでも代用できます。

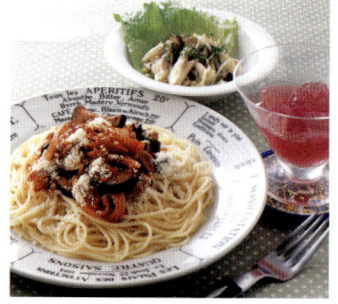

夕食 Supper

すき焼き　かぶの柚香漬け　ごはん　くだもの（缶詰）

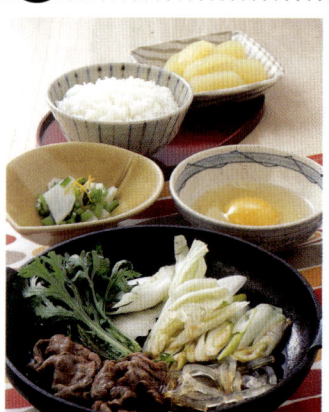

メニュー	エネルギー kcal	たんぱく質 g	カリウム mg	リン mg	食塩 g
すき焼き	286	15.3	370	185	1.3
かぶの柚香漬け	5	0.2	56	7	0.2
ごはん	252	3.8	44	51	0
くだもの（缶詰）	83	0.3	30	4	0
合計	626	19.6	500	247	1.5

すき焼きは家族と同じなべにするとつい多くとってしまいがち。1人用のなべにすれば量も味つけもセーブできて安心です。卵をやめて、肉を30g増やしてもかまいません。副菜やくだものは充足感をより高める役割も。

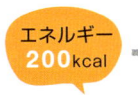 ＋ たんぱく質 10g　アップの対策　　合計　エネルギー**184**kcal ＋たんぱく質**8.1**g UP

| 朝 | 81kcal | 2.6g | ごはんを30g増やして180gにし、ヨーグルトを倍量の100gにする。 |
| 夕 | 103kcal | 5.5g | すき焼きに焼き豆腐60gを足し、ごはんを30g増やして180gにする。 |

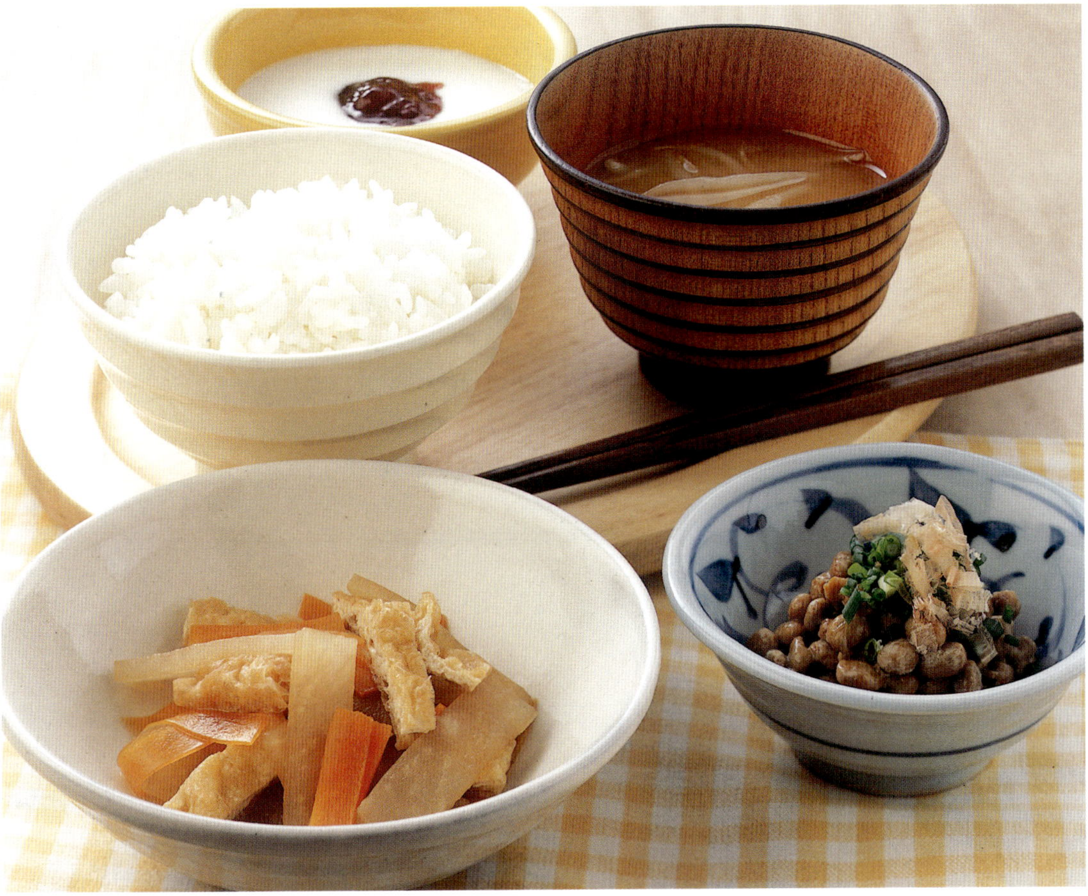

朝食 Breakfast

- 納豆
- 大根とにんじんのいため煮
- もやしのみそ汁
- ごはん
- ヨーグルト（ジャム）

材料 [1人分]

●納豆
納豆‥‥‥‥‥‥‥‥‥‥‥30g
A ┌ 練りがらし‥‥‥‥‥少量
　│ ❋だしわりしょうゆ
　└　‥‥‥‥‥‥6g（小さじ1）
小ねぎの小口切り‥‥‥‥‥1g
削りガツオ‥‥‥‥‥‥‥少量

●大根とにんじんのいため煮
大根‥‥‥‥‥‥‥‥‥‥35g
にんじん‥‥‥‥‥‥‥‥10g
油揚げ‥‥‥‥‥‥‥‥‥5g
油‥‥‥‥‥‥‥2g（小さじ1/2）
だし‥‥‥‥‥‥30mℓ（大さじ2）
❋だしわりしょうゆ‥6g（小さじ1）
砂糖‥‥‥‥‥‥3g（小さじ1）

●もやしのみそ汁
もやし‥‥‥‥‥‥‥‥‥20g
だし‥‥‥‥‥‥‥‥‥70mℓ
みそ‥‥‥‥‥‥6g（小さじ1）

●ごはん
ごはん‥‥‥‥‥‥‥‥150g

●ヨーグルト（ジャム）
プレーンヨーグルト‥‥‥‥50g
いちごジャム‥10g（大さじ1/2弱）

■ 納豆

納豆は粘りが出るまで練り、Aを加えて混ぜ、器に盛り、小ねぎと削りガツオをのせる。

■ 大根とにんじんのいため煮

1 大根、にんじん、油揚げは短冊切りにし、すべてゆでて湯をよくきる。
2 なべに油を熱して1を軽くいため、だしを加え、煮立ったら調味料を加えて、中火弱で煮汁がほぼなくなるまで煮る。

■ もやしのみそ汁

もやしはゆでて湯をきる。だしに入れて温め、みそをとき入れ、煮立ちかけたら火を消す。

昼食 Lunch

- ひき肉となすのスパゲティ
- きのこのサラダ
- グレープクラッシュゼリー

材料 [1人分]

●ひき肉となすのスパゲティ
- 豚ひき肉…………………30g
- なす………………………30g
- 玉ねぎ……………………30g
- A ┌ にんにくのみじん切り……2g
  └ 赤とうがらし……………少量
- オリーブ油………10g (大さじ1弱)
- B ┌ トマトケチャップ 15g (大さじ1)
  │ トマトピュレ 10g (大さじ2/3)
  │ 塩…………………1g (ミニ1弱)
  └ こしょう…………………少量
- スパゲティ………………乾60g
- 粉チーズ……………2g (小さじ1)

●きのこのサラダ
- しめじ……………………25g
- えのきたけ………………20g
- レタス……………………10g
- A ┌ 白ワイン……………5g (小さじ1)
  │ オリーブ油……2g (小さじ1/2)
  │ 塩………………0.2g (ミニ1/6)
  └ こしょう…………………少量
- パセリのみじん切り………少量

●グレープクラッシュゼリー
- 10%果汁ぶどうジュース
  …………………100g (1/2カップ)
- 粉かんてん………0.8g (小さじ1/3)

ひき肉となすのスパゲティ

1 なすは1cm厚さの半月切りにして水にさらし、水けをきる。玉ねぎは1cm幅に切る。
2 フライパンにオリーブ油を熱して A、ひき肉の順に加えていため、火が通ったらとり出す。
3 続いて1を入れていため、しんなりとしたら2をもどし、Bを加えて混ぜ、さっと煮る。
4 スパゲティは沸騰湯 (塩なし) でゆで、湯をきる。
5 スパゲティを器に盛り、3をかけて粉チーズをふる。

きのこのサラダ

1 しめじとえのきたけはほぐしてさっとゆで、湯をきってAをかけてあえる。
2 レタスは水にさらして水けをきり、器に敷く。1を盛ってパセリをふる。

グレープクラッシュゼリー

1 なべにぶどうジュースを入れて粉かんてんをふり入れ、木じゃくしで混ぜながら1〜2分弱火で煮立て、火からおろす。
2 あら熱をとってからグラスに流し、冷蔵庫で冷やし固める。
3 フォークでざっとかき混ぜる。

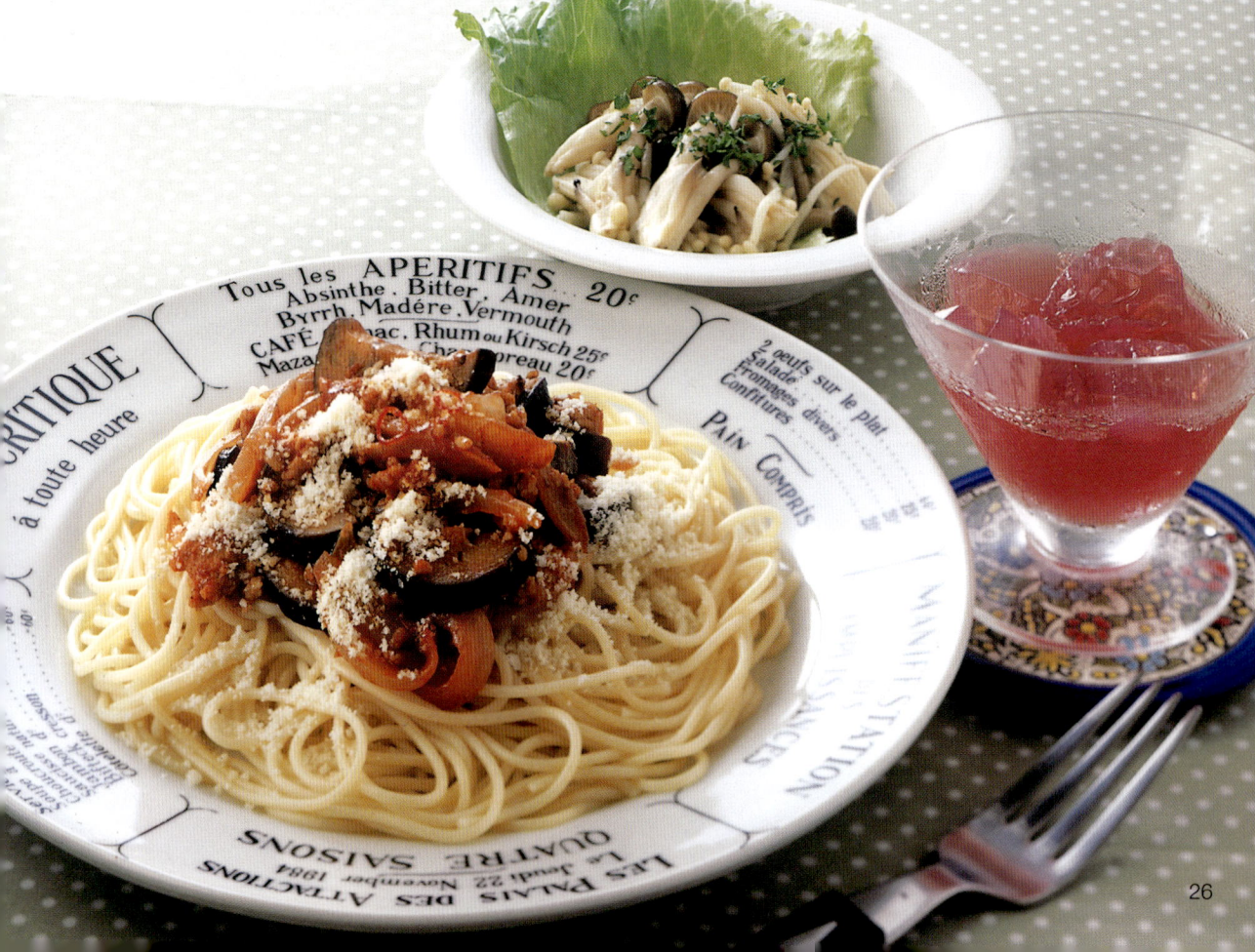

デイリーMenu ❺

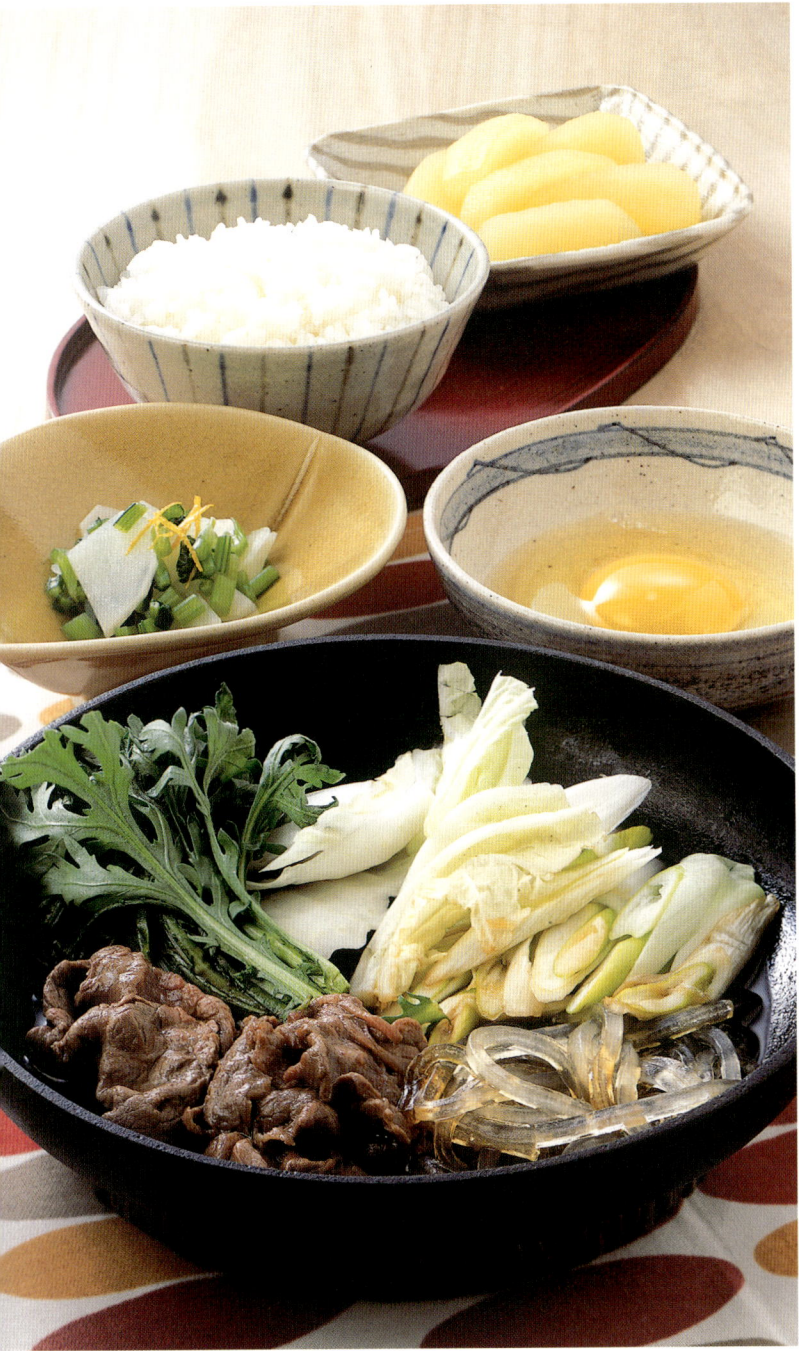

材料 [1人分]
●すき焼き
牛もも薄切り肉(脂身つき)……40g
白菜……………………………30g
ねぎ……………………………30g
春菊(葉先)……………………10g
くずきり……………………乾10g
油…………………… 2g(小さじ1/2)
A ┌ ※だしわりしょうゆ
　 │　　　　　…… 18g(大さじ1)
　 │ 砂糖…… 4g(小さじ1と1/3)
　 │ みりん… 2g(小さじ1/3)
　 └ 水………………… 約大さじ1
卵…………………… 50g(1個)
●かぶの柚香漬け
かぶ……………………………20g
かぶの葉………………………5g
A ┌ 塩……………… 0.2g(ミニ1/6)
　 └ ゆずの絞り汁…… 1g(ミニ1)
ゆずの皮のせん切り………少量
●ごはん
ごはん………………………150g
●くだもの(缶詰)
りんご(缶詰)………………100g

■ すき焼き
1 白菜は大きめの一口大に切り、ねぎは斜め切りにする。
2 くずきりは袋の表示通りにゆでて食べやすく切る。
3 牛肉と1、2と春菊を器に盛る。Aは合わせておく。
4 すき焼きなべに油を熱して肉を焼き、野菜とくずきりを加えてAをかけ、煮えたものから、といた卵につけて食べる。煮汁が煮詰まったら水を適宜足す。

※家族と同じなべで作るときは、1人分の材料を別にして、余分に食べすぎないように注意を。

■ かぶの柚香漬け
1 かぶは薄いいちょう切り、葉は小口切りにする。どちらもゆでて水にとり、水けをよく絞る。
2 1にAをかけてあえ、器に盛り、ゆずの皮をのせる。

夕食 Supper
・すき焼き
・かぶの柚香漬け
・ごはん
・くだもの(缶詰)

デイリー Menu ⑥
メニュー

彩り豊かなワンプレートメニューで外食気分

Total エネルギー**1626**kcal　たんぱく質**49.7**g　カリウム**1511**mg　リン**687**mg　食塩**5.7**g

朝食 Breakfast

ぎせい豆腐　肉じゃが　きゅうりの梅肉あえ　ごはん

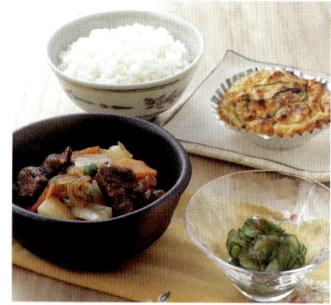

メニュー	エネルギー kcal	たんぱく質 g	カリウム mg	リン mg	食塩 g
ぎせい豆腐	88	6.1	142	98	0.6
肉じゃが	117	3.8	282	58	1.0
きゅうりの梅肉あえ	8	0.3	63	11	0.3
ごはん	252	3.8	44	51	0
合計	465	14.0	531	218	1.9

いため煮にした野菜を混ぜて焼くぎせい豆腐は、食べごたえがあります。煮物に肉を少量使うときは、脂身つきの肉のほうがうまみが加わります。

昼食 Lunch

シーフードあんかけ焼きそば　マンゴープリン風ゼリー

メニュー	エネルギー kcal	たんぱく質 g	カリウム mg	リン mg	食塩 g
シーフードあんかけ焼きそば	420	14.5	377	249	2.5
マンゴープリン風ゼリー	129	1.5	98	14	0
合計	549	16.0	475	263	2.5

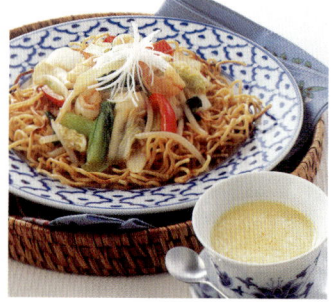

パリッと焼いためんに魚介と野菜たっぷりのあんをかけた、栄養も量感も満点の1品。あんかけはとろみの効果で塩味控えめでも味を濃く感じさせる料理です。マンゴープリンのさわやかな酸味が締めくくりにぴったり。

夕食 Supper

ミートローフ　野菜のソテーとグラッセ
ガーリックトースト　サフランライス

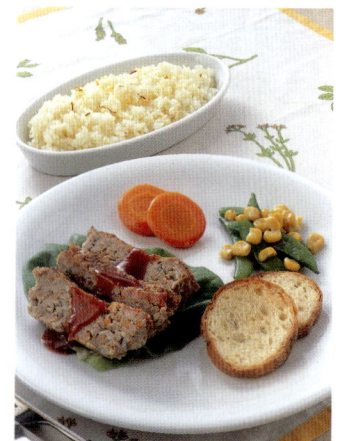

メニュー	エネルギー kcal	たんぱく質 g	カリウム mg	リン mg	食塩 g
ミートローフ	242	13.1	335	106	0.7
野菜のソテーとグラッセ	61	0.9	88	21	0.3
ガーリックトースト	58	1.4	19	12	0.3
サフランライス	251	4.3	63	67	0
合計	612	19.7	505	206	1.3

ミートローフに、カラフルな3種類の野菜とカリッとした薄切りトーストを盛り合わせます。こうしたつけ合わせのくふうで、たんぱく質を増やさずにエネルギーアップができ、見た目も変化がついて楽しめます。

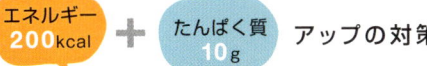 アップの対策 エネルギー**224**kcal ＋たんぱく質**9.2**g UP

| 朝 | 50kcal | 0.8g | ごはんを30g増やして180gにする。 |
| 夕 | 174kcal | 8.4g | ミートローフを1.5倍にし（ソースは同量のまま）、ガーリックトーストはフランスパン25g（10g増）のシンプルなトースト（バターもにんにくもつけない）にする。また、サフランライスの米を10g弱増やして約80gにする。 |

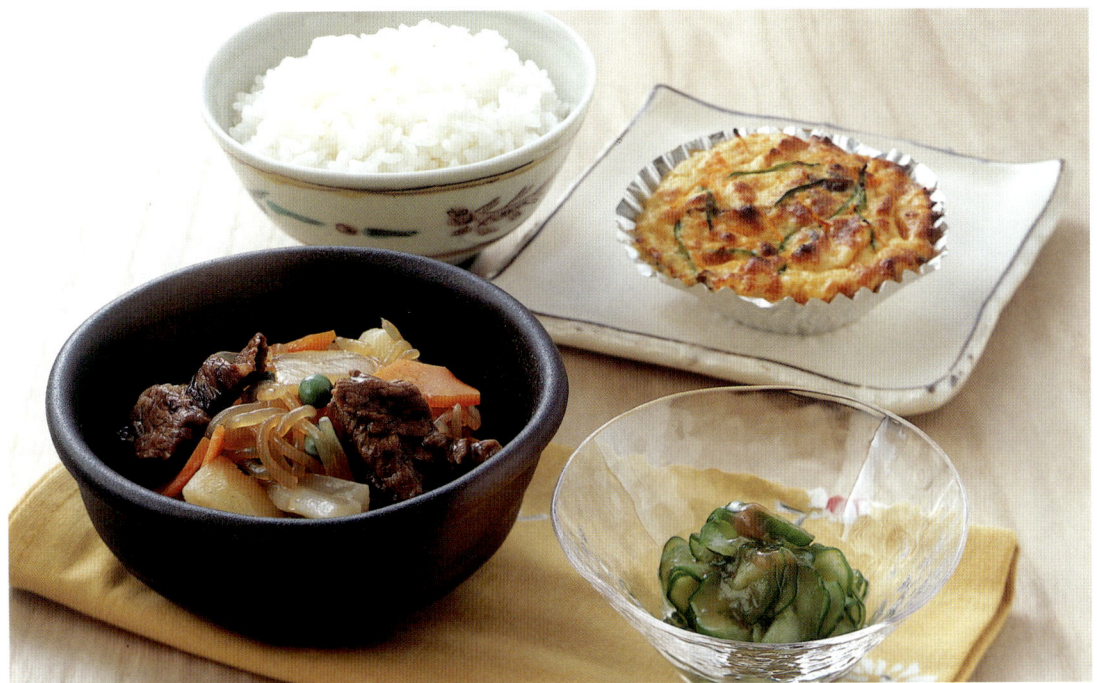

朝食　Breakfast

・ぎせい豆腐
・肉じゃが
・きゅうりの梅肉あえ
・ごはん

材料［1人分］

●ぎせい豆腐
卵 …………………… 20g（1/2個弱）
もめん豆腐 ……………………… 50g
A ┌ にんじん …………………… 10g
　│ 干ししいたけ（もどす）… 乾1g
　└ さやえんどう ……… 2g（小1枚）
油 ………………………… 1g（小さじ1/4）
B ┌ ※だしわりしょうゆ
　│ ………………… 2g（小さじ1/3）
　│ 塩 …………………… 0.3g（ミニ1/4）
　│ 砂糖 ……………… 1g（小さじ1/3）
　│ 酒 …………………… 1g（ミニ1）
　└ 水 ………………………… 少量
●肉じゃが
牛もも薄切り肉（脂身つき）…… 10g
じゃが芋 ……………………… 40g
にんじん ……………………… 15g
玉ねぎ ………………………… 35g
しらたき ……………………… 30g
グリーンピース（冷凍）……… 5g
油 ………………………… 1g（小さじ1/4）
だし ………… 適量（約1/4カップ）
A ┌ ※だしわりしょうゆ
　│ ………………… 16g（大さじ1弱）
　│ 砂糖 ……………… 3g（小さじ1）
　│ みりん …………… 2g（小さじ1/3）
　└ しょうが汁 ……… 1g（ミニ1）
●きゅうりの梅肉あえ
きゅうり ……………………… 30g
塩 ……………………………… 0.1g
A ┌ ※ジャネフねりうめ ……… 3g
　└ みりん …………… 1g（ミニ1弱）
●ごはん
ごはん ……………………… 150g

■ぎせい豆腐

1 豆腐はくずして水きりする。
2 Aはせん切りにしてゆでる。
3 油を熱して2をいため、Bを加えて汁けがなくなるまで煮る。
4 卵をほぐして1と3を混ぜ、2重にしたアルミケース（薄く油を塗る）に入れ、オーブントースターで7〜8分、中が固まるまで焼く。

■肉じゃが

1 じゃが芋、にんじん、玉ねぎは一口大に切り、しらたきは食べやすく切る。すべて下ゆでする。
2 油を熱して一口大に切った肉と1をいため、だしを加える。沸騰後Aを加えて紙ぶたをし、中火弱で煮汁が少なくなるまで煮る。グリーンピースを混ぜて一煮する。

■きゅうりの梅肉あえ

きゅうりは薄い輪切りにして塩をまぶし、しんなりしたら水けを絞り、Aであえる。

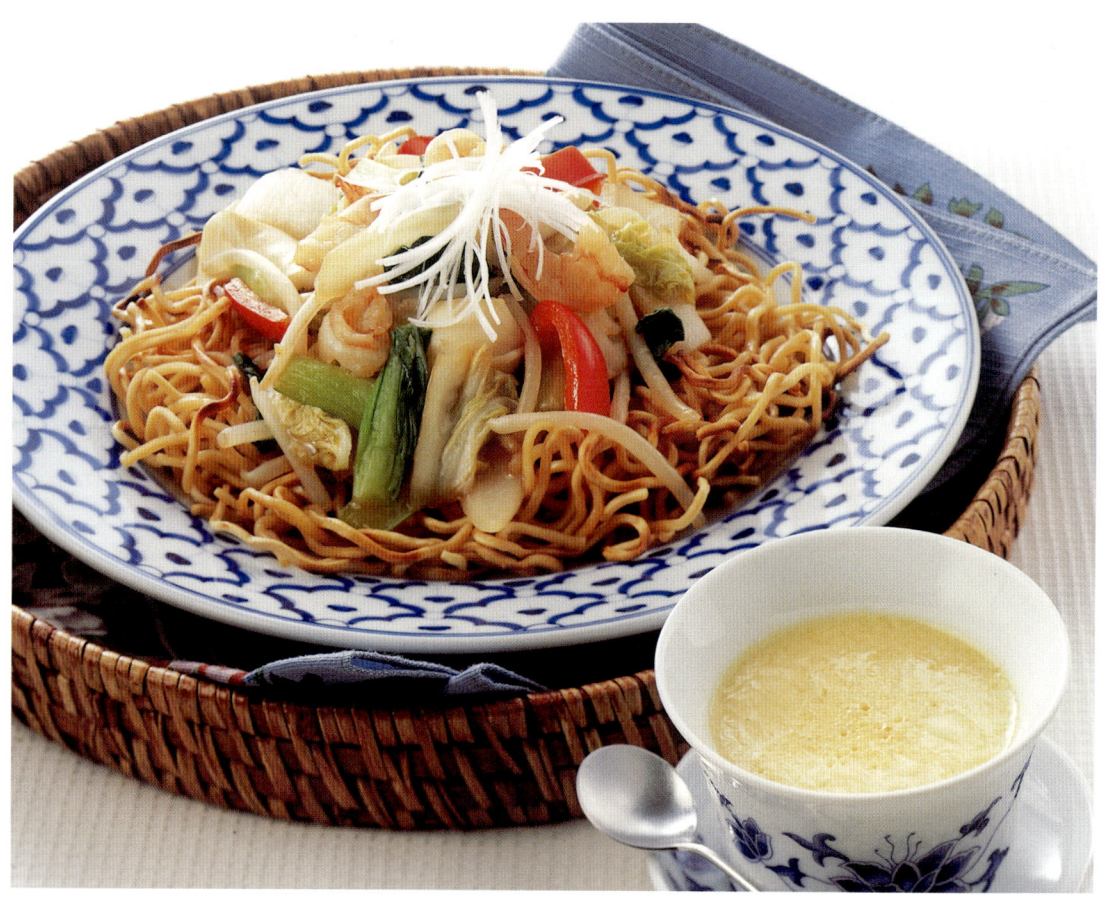

昼食 Lunch

- シーフードあんかけ焼きそば
- マンゴープリン風ゼリー

材料 [1人分]

●シーフードあんかけ焼きそば

むきエビ	20g
イカ	15g
青梗菜（チンゲンサイ）	30g
もやし	30g
白菜	20g
玉ねぎ	20g
赤ピーマン	20g
蒸し中華めん	120g
油	10g（大さじ1弱）

A
- 湯 100ml（1/2カップ）
- 顆粒中華だし 1g（小さじ1/2弱）
- ※だしわりしょうゆ 6g（小さじ1）
- カキ油 4g（小さじ2/3）
- 塩 0.5g（ミニ1/2弱）
- こしょう 少量

B
- かたくり粉 3g（小さじ1）
- 水 10ml（小さじ2）

- ごま油 2g（小さじ1/2）
- 白髪ねぎ 5g

●マンゴープリン風ゼリー

- マンゴー 50g
- 水 少量
- 粉ゼラチン 1g（小さじ1/3）
- 水 25ml（大さじ1と2/3）
- 砂糖 7.5g（小さじ2と1/2）
- 生クリーム 15g（大さじ1）
- レモン汁 1g（ミニ1）

■ シーフードあんかけ焼きそば

1 イカは一口大に切る。

2 青梗菜と白菜は一口大に切り、玉ねぎはくし形に切る。以上ともやしは全部ゆでて湯をきる。

3 赤ピーマンは5mm幅に切る。

4 フライパンに油の半量を熱して中華めんの両面を焼きつけ、よい焼き色がついたらほぐしいため、器に盛る。

5 次に残りの油を熱してエビとイカ、**3**、**2**の順に加えていため、Aを加える。煮立ったらBの水どきかたくり粉でとろみをつけ、最後にごま油を加える。

6 **4**の焼きそばに**5**のあんをかけ、白髪ねぎをのせる。

■ マンゴープリン風ゼリー

1 マンゴーは少量の水とともにミキサーにかけるか裏ごしをする。

2 なべに水25mlを入れ、粉ゼラチンをふり入れて混ぜる。ふやけたら火にかけて煮とかし（煮立てない）、砂糖を加えてとかす。

3 **1**に**2**を少しずつ加えてよく混ぜ合わせ、あら熱がとれたら生クリームを加えて混ぜ、最後にレモン汁を加える。

4 器に流し入れ、冷蔵庫で冷やし固める。

デイリー Menu 6

夕食 Supper

- ミートローフ
- 野菜のソテーとグラッセ
- ガーリックトースト
- サフランライス

材料 [1人分]

●ミートローフ ※[ ]は4倍量
- 牛・豚ひき肉･･････60g [240g]
- 玉ねぎ･･･････････20g [80g]
- にんじん･････････15g [60g]
- A
  - パン粉･･････10g [40g(1カップ)]
  - 卵･･･････････5g [20g]
  - こしょう････少量 [少量]
- 油･････････････1.5g [6g(大さじ1/2)]
- サラダ菜････････････････10g
- B
  - トマトケチャップ････10g (小さじ2)
  - 中濃ソース････3g (小さじ1/2)
  - 白ワイン･･････5g (小さじ1)

※ミートローフは4倍量で作る。

●野菜のソテーとグラッセ
- スナップえんどう･･････20g
- スイートコーン(粒状缶詰)････10g
- オリーブ油･･･････2g (小さじ1/2)
- A
  - 塩･･････････0.2g (ミニ1/6)
  - こしょう･･････････少量
- にんじん･･･････････････20g
- B
  - マーガリン 1.5g (小さじ1/2弱)
  - 砂糖･･････････2g (小さじ2/3)
  - 水･･････････････････適量

●ガーリックトースト
- フランスパン(薄切り)････15g
- A
  - バター･･････2g (小さじ1/2)
  - おろしにんにく･･････少量

●サフランライス
- 米(洗う)･････････････約70g
- 水･･････････････100mℓ前後
- サフラン(またはカレー粉)････少量

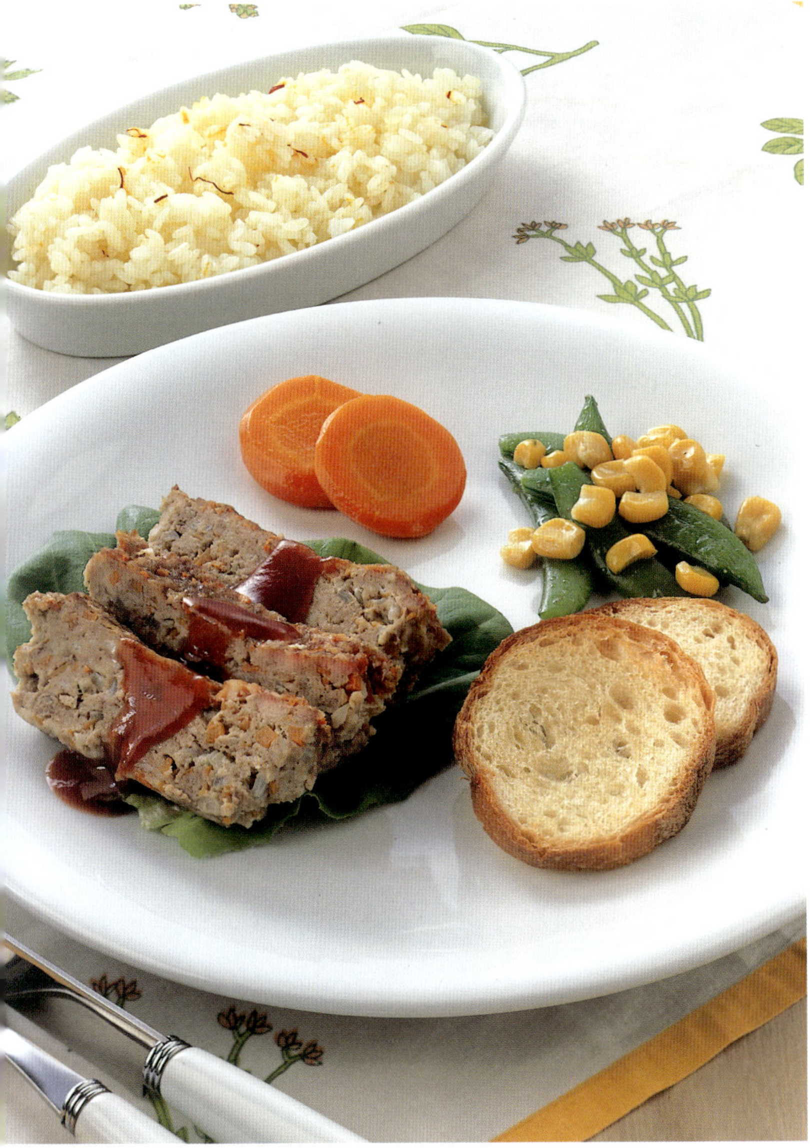

■ ミートローフ
[4倍量での作り方]

1. 玉ねぎとにんじんは薄切りにし、ゆでてからみじん切りにする。
2. ひき肉に1とAを加えてよく練り混ぜる。
3. 小型のパウンド型などに油を塗り、2を詰め、200度のオーブンで約15分、押すと弾力が感じられるまで焼く。表面が焦げそうならアルミ箔をかぶせる。
4. 少しさまして食べやすく切り、1人分をサラダ菜を敷いた器に盛り、Bを混ぜたソースをかける。

※残りは家族が食べてもよいが、余ったら1回分ずつ冷凍しておくと重宝する。

■ 野菜のソテーとグラッセ

1. スナップえんどうは下ゆでし、コーンとともにオリーブ油でいため、Aで調味する。
2. にんじんは3〜4mm幅の輪切りにして下ゆでし、Bを合わせた中で汁けがなくなるまで煮る。

■ ガーリックトースト

フランスパンはAを混ぜたものを塗り、軽くトーストする。

■ サフランライス

米はサフランを加えた水によく浸水させてそのまま炊く。

デイリー Menu ⑦

脂ののったサンマを、照りよくたれをからめてかば焼き重に

Total エネルギー**1603**kcal　たんぱく質**49.4**g　カリウム**1438**mg　リン**622**mg　食塩**5.6**g

朝食 Breakfast

ほうれん草とミニトマトの巣ごもり卵　マカロニスープ
イングリッシュマフィン（クリームチーズとジャム）　くだもの（生と缶詰）

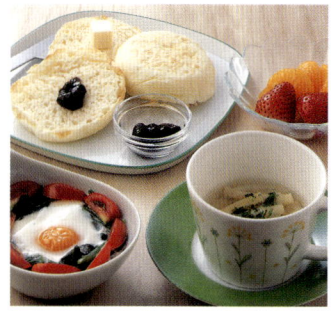

メニュー	エネルギー kcal	たんぱく質 g	カリウム mg	リン mg	食塩 g
巣ごもり卵	89	7.2	281	109	0.5
マカロニスープ	44	1.4	52	17	0.4
イングリッシュマフィン	282	8.7	103	103	1.2
くだもの（生と缶詰）	29	0.4	74	12	0
合計	444	17.7	510	241	2.1

主菜は卵と抗酸化成分豊富な緑黄色野菜のコンビで。マフィンに添えるクリームチーズは、プロセスチーズよりたんぱく質も食塩量も少なめです。

昼食 Lunch

ビーフカレーライス　キャベツとりんごのサラダ

メニュー	エネルギー kcal	たんぱく質 g	カリウム mg	リン mg	食塩 g
ビーフカレーライス	523	15.3	463	168	1.7
ピクルス	13	0.1	4	3	0.2
キャベツとりんごのサラダ	47	0.5	80	14	0.3
合計	583	15.9	547	185	2.2

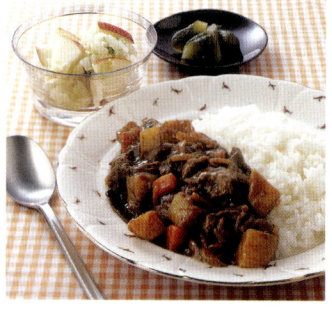

カレーライスは市販のルーを利用するので手軽。野菜は下ゆでします。多めに作ったときは、肉や野菜を多く盛りすぎないように気をつけましょう。りんごの歯ざわりを生かしたサラダは少量でも生の果物を楽しめます。

夕食 Supper

サンマのかば焼き重　さやいんげんのピーナッツあえ
はるさめ入り五色なます

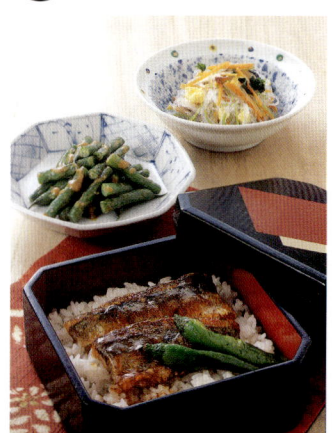

メニュー	エネルギー kcal	たんぱく質 g	カリウム mg	リン mg	食塩 g
サンマのかば焼き重	458	13.1	178	145	0.7
さやいんげんのピーナッツあえ	40	1.8	160	35	0.3
はるさめ入り五色なます	78	0.9	43	16	0.3
合計	576	15.8	381	196	1.3

サンマは動脈硬化予防によい脂肪酸が豊富。主菜がしっかりした甘辛味なので、副菜はまろやかなピーナッツあえとさっぱりと酢をきかせたなますで、バランスをとりましょう。

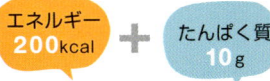 アップの対策　　　合計　エネルギー203kcal＋たんぱく質8.3g UP

朝	53kcal	6.5g	マフィンのクリームチーズをスライスチーズ20gにかえ、食塩調整のためスープはやめてかわりに低脂肪牛乳100gにする。
昼	50kcal	0.8g	ごはんを30g増やして180gにする。
夕	100kcal	1.0g	ごはんを30g増やして180gにし、デザートに缶詰のくだもの60gをつける。

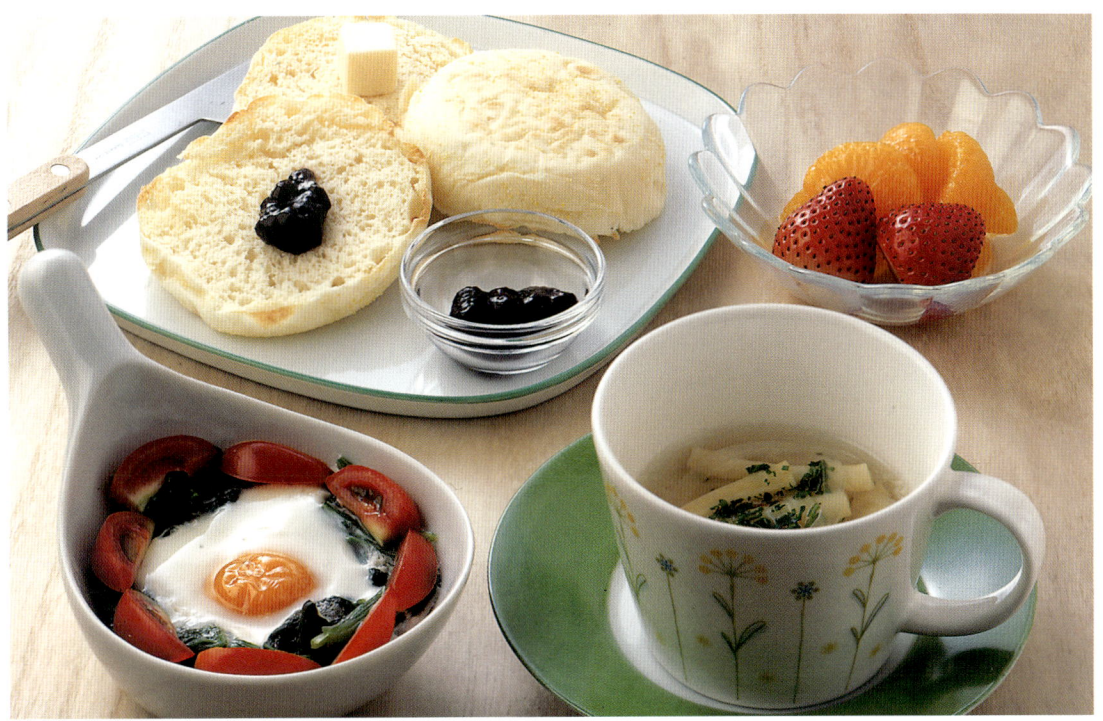

朝食 Breakfast

- ほうれん草とミニトマトの巣ごもり卵
- マカロニスープ
- イングリッシュマフィン（クリームチーズとジャム）
- くだもの（生と缶詰）

材料 [1人分]

●ほうれん草とミニトマトの巣ごもり卵
- 卵 ……………………… 50g（1個）
- ほうれん草 …………………… 50g
- ミニトマト …………………… 15g
- 塩 ………………… 0.3g（ミニ1/4）
- こしょう ……………………… 少量

●マカロニスープ
- マカロニ …………………… 乾10g
- 玉ねぎ ………………………… 10g
- 水 …………………………… 70ml
- 顆粒コンソメ ……… 1g（小さじ1/3）
- こしょう ……………………… 少量
- パセリのみじん切り ………… 少量

●イングリッシュマフィン（クリームチーズとジャム）
- イングリッシュマフィン …… 100g
- クリームチーズ ………………… 5g
- ブルーベリージャム …… 20g（大さじ1弱）

●くだもの（生と缶詰）
- いちご ………………………… 30g
- みかん（缶詰） ………………… 50g

■ ほうれん草とミニトマトの巣ごもり卵

1. ほうれん草はゆでて水にとり、水けを絞って3cm長さに切る。
2. ミニトマトはくし形に切る。
3. 耐熱皿に1を敷いて卵を割り落とし、電子レンジ（500W）で1分半ほど加熱する。またはなべで湯せんにしてもよい。
4. 周囲に2をのせ、塩とこしょうをふる。

■ マカロニスープ

1. マカロニは沸騰湯（塩なし）でゆで、湯で洗う。玉ねぎは薄切りにしてゆでて湯をきる。
2. なべに1と水とコンソメを入れてさっと煮、こしょうをふり、器に盛ってパセリをふる。

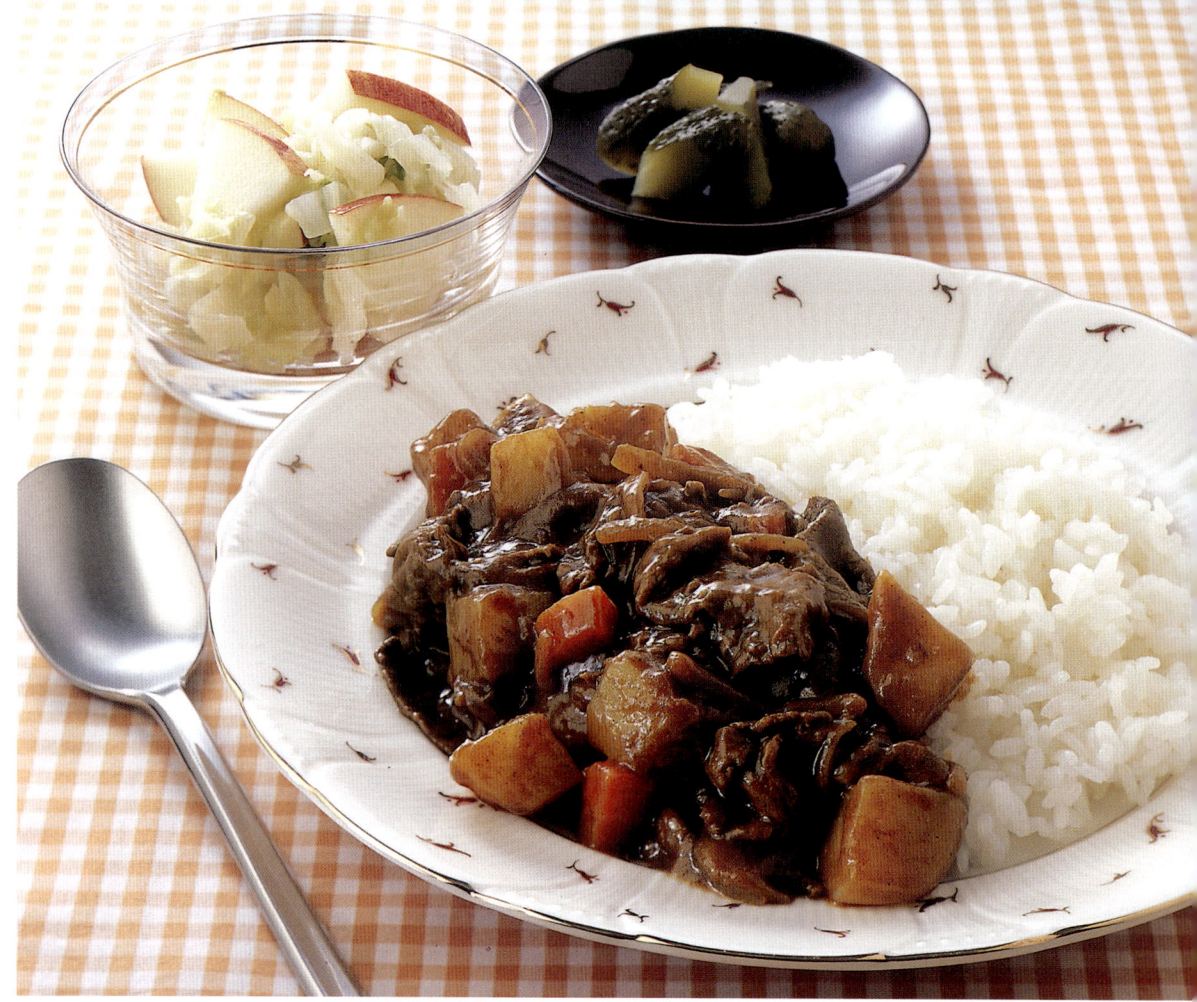

昼食 Lunch
- ビーフカレーライス
- キャベツとりんごのサラダ

材料 [1人分]

●ビーフカレーライス
- 牛もも薄切り肉（脂身つき）……50g
- じゃが芋……50g
- 玉ねぎ……25g
- にんじん……10g
- 油……2g（小さじ1/2）
- 水……100ml（1/2カップ）
- カレールー（市販品）……15g
- ごはん……150g
- きゅうりのピクルス……20g

●キャベツとりんごのサラダ
- キャベツ……60g
- りんご（皮つき）……25g
- A
  - オリーブ油……2g（小さじ1/2）
  - 酢……10g（小さじ2）
  - 塩……0.3g（ミニ1/4）
  - こしょう……少量

■ ビーフカレーライス

1 牛肉は一口大に切る。

2 じゃが芋とにんじんは一口大に切り、玉ねぎは薄切りにする。すべて下ゆでして湯をきる。

3 なべに油を熱して肉をいため、色が変わったら**2**と水を加える。煮立ったら火を弱めてアクを除き、10分ほど煮込む。

4 いったん火を消してカレールーを加えてとかし、再び弱火で軽く煮込む。

5 器にごはんを盛って**4**をかける。ピクルスを食べやすく切って薬味に添える。

■ キャベツとりんごのサラダ

1 キャベツは太めのせん切りにしてゆで、湯をきってさます。りんごは薄いいちょう切りにする。

2 Aを混ぜ合わせ、**1**をあえる。

デイリーMenu 7

夕食 Supper

- サンマのかば焼き重
- さやいんげんのピーナッツあえ
- はるさめ入り五色なます

材料 [1人分]

●サンマのかば焼き重
- サンマ……………50g (1/2尾)
- 酒……………………………適量
- かたくり粉………4g (小さじ1強)
- ししとうがらし………10g (2本)
- 油……………1.5g (小さじ1/2弱)
- A
  - ※だしわりしょうゆ
    ……10g (小さじ1と2/3)
  - 砂糖………2g (小さじ2/3)
  - みりん………1g (ミニ1弱)
- ごはん……………………150g
- 粉ざんしょう………………少量

●さやいんげんのピーナッツあえ
- さやいんげん………………55g
- A
  - ピーナッツバター………3g
  - ※だしわりしょうゆ
    ……………4g (小さじ2/3)
  - 砂糖………1g (小さじ1/3)

●はるさめ入り五色なます
- はるさめ………………乾10g
- にんじん……………………5g
- 生しいたけ…………………5g
- 三つ葉………………………5g
- 卵……………………………5g
- 油……………1g (小さじ1/4)
- A
  - 酢……12g (小さじ2と1/2弱)
  - 砂糖……5g (小さじ1と2/3)
  - 塩…………0.3g (ミニ1/4)

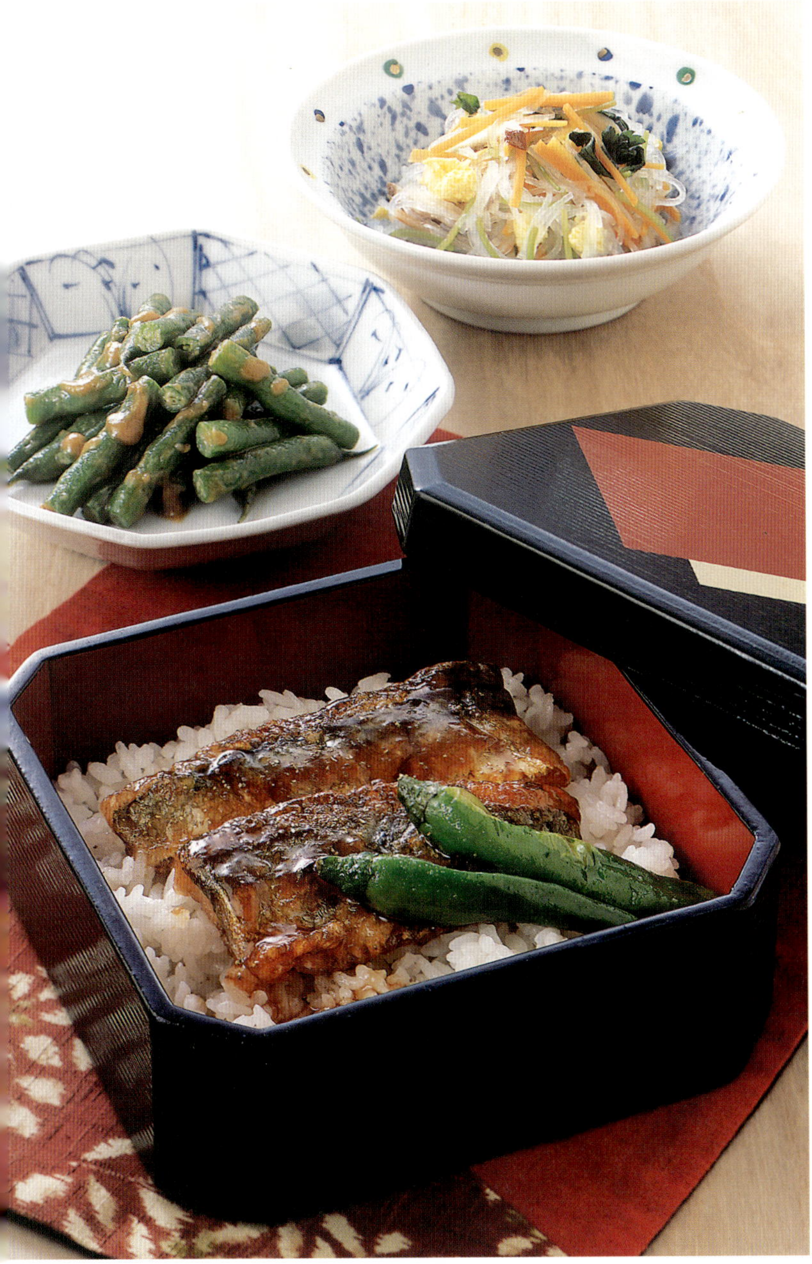

▮ サンマのかば焼き重
1 サンマは身を開いて中骨と腹骨を除き、半分に切り、酒をふってしばらくおき、汁けをふく。
2 ししとうは切り目を入れる。
3 フライパンに油少量を熱して2をさっといためてとり出す。
4 次に残りの油を熱し、1にかたくり粉をまぶして並べ、両面を焼く。火が通ったらAを加えて照りよくからめる。
5 重箱か丼にごはんを盛り、4のかば焼きと3のししとうをのせ、粉ざんしょうをふる。

▮ さやいんげんのピーナッツあえ
さやいんげんは3〜4cm長さに切ってゆで、湯をきり、Aをとき合わせた衣であえる。

▮ はるさめ入り五色なます
1 はるさめはゆでて水にとり、水けを絞って食べやすく切る。
2 にんじんとしいたけはせん切りにし、三つ葉は3cm長さに切る。いずれもゆでて湯をきる。
3 卵はとき、油を熱したなべに流していり卵を作る。
4 Aを合わせ、1、2、3をあえる。

デイリー Menu ⑧

昼はグラタン、夜は福袋の煮物。多様な食事が長続きのコツ

Total エネルギー **1645** kcal　たんぱく質 **52.9** g　カリウム **1501** mg　リン **723** mg　食塩 **5.9** g

朝食 Breakfast

ギンダラとくずきりとわかめの煮つけ　もやしのお浸し
かぶのみそ汁　ごはん

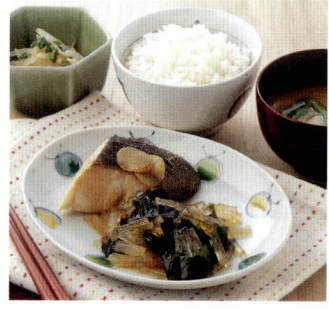

メニュー	エネルギー kcal	たんぱく質 g	カリウム mg	リン mg	食塩 g
ギンダラとくずきりとわかめの煮つけ	176	7.5	224	107	1.0
もやしのお浸し	8	0.7	12	10	0.2
かぶのみそ汁	18	1.2	124	26	0.8
ごはん	252	3.8	44	51	0
合計	454	13.2	404	194	2.0

ギンダラは魚の中では低たんぱくです。でんぷん製品のくずきりをいっしょに煮てエネルギーアップを。みそ汁はだし70mlにみそ小さじ1と覚えましょう。

昼食 Lunch

鶏肉とかぼちゃとマカロニのグラタン
温野菜とミニトマトのサラダ　くだもの（缶詰）

メニュー	エネルギー kcal	たんぱく質 g	カリウム mg	リン mg	食塩 g
鶏肉とかぼちゃとマカロニのグラタン	552	19.3	411	232	1.6
温野菜とミニトマトのサラダ	29	1.5	143	28	0.5
くだもの（缶詰）	30	0.2	39	3	0
合計	611	21.0	593	263	2.1

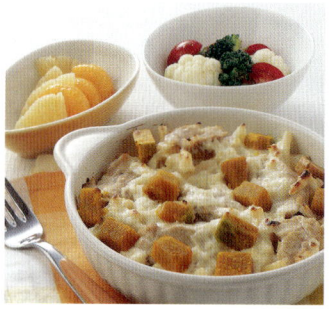

グラタンは、ソースの牛乳の量は控えめでも生クリームを混ぜることでコクが加わります。鶏肉はソースと別に蒸し煮にするので、たんぱく質の指示量によって量を調節できます。色とりどりの野菜でビタミンも充実の献立です。

夕食 Supper

福袋となす、オクラの煮物　大根のホタテ風味サラダ
ごはん　いちご大福

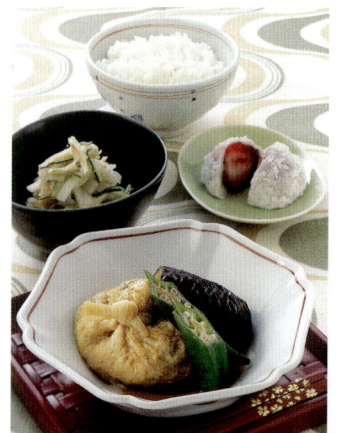

メニュー	エネルギー kcal	たんぱく質 g	カリウム mg	リン mg	食塩 g
福袋となす、オクラの煮物	144	8.5	258	132	1.2
大根のホタテ風味サラダ	90	5.1	168	67	0.6
ごはん	252	3.8	44	51	0
いちご大福	94	1.3	34	16	0
合計	580	18.7	504	266	1.8

ごぼうや牛肉などを詰めて煮た福袋はふくよかな味わいが魅力です。和風煮物の主菜には、ごまマヨネーズを使った副菜が味の点でもエネルギー面でも合います。いちご大福は、手軽にするなら「白玉団子のあずき＆いちごのせ」でも。

	エネルギー	たんぱく質	アップの対策	合計 エネルギー217kcal ＋ たんぱく質9.2g UP
朝	50kcal	0.8g	ごはんを30g増やして180gにする。	
昼	117kcal	7.6g	グラタンにプロセスチーズ10gを加え、鶏肉は10g増やして50gにする。バターは無塩のものにかえる。サラダにゆで卵1/2個（25g）を加え、くだもの（缶詰）は2倍（80g）にする。	
夕	50kcal	0.8g	ごはんを30g増やして180gにする。	

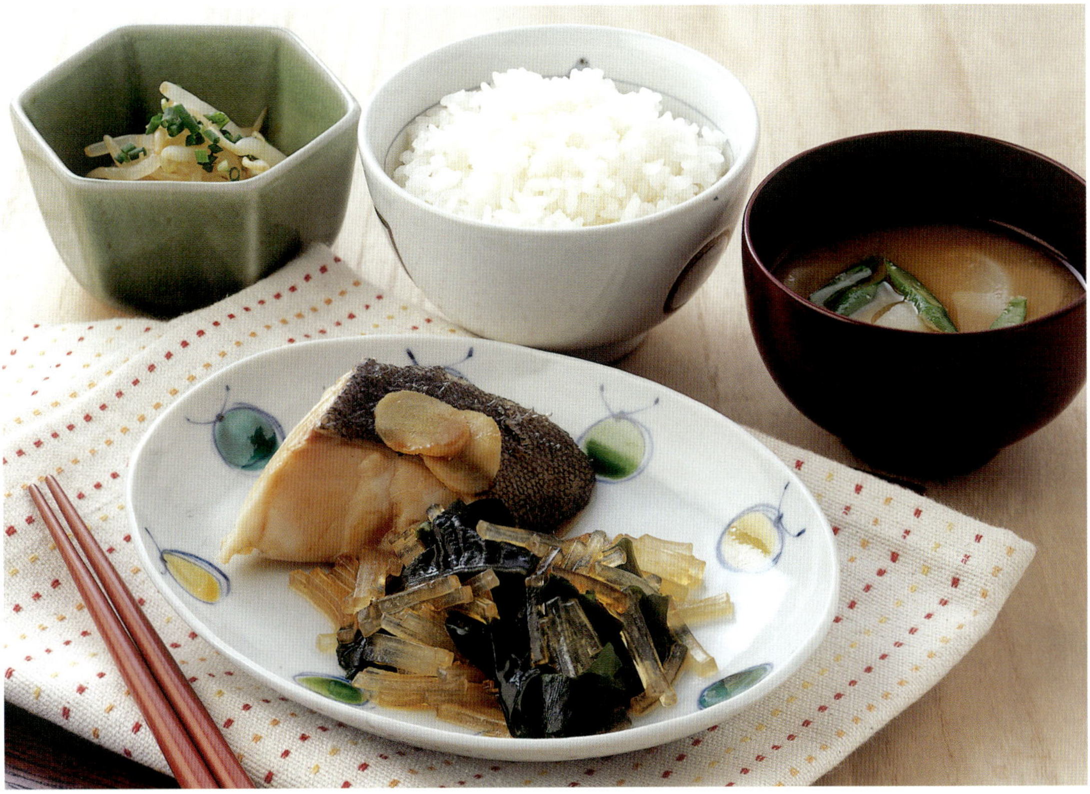

朝食 Breakfast

・ギンダラとくずきりとわかめの煮つけ
・もやしのお浸し
・かぶのみそ汁
・ごはん

材料［1人分］

●ギンダラとくずきりとわかめの煮つけ
ギンダラ･････････････････50g
くずきり･････････････････乾10g
わかめ･･･････････････もどして10g
しょうがの薄切り･････････2枚
A ┌ 水･･････････････････60㎖
  │ しょうゆ･･･････6g（小さじ1）
  │ 砂糖･･･････････3g（小さじ1）
  └ 酒･･･････････6g（小さじ1強）

●もやしのお浸し
もやし･････････････････････40g
※だしわりしょうゆ
　･････････････4g（小さじ2/3）
小ねぎの小口切り･････････少量

●かぶのみそ汁
かぶ･････････････････････20g
さやいんげん･････････････5g
だし･････････････････････70㎖
みそ････････････････6g（小さじ1）

●ごはん
ごはん･･･････････････････150g

■ ギンダラとくずきりとわかめの煮つけ

1 くずきりは袋の表示通りにゆで、水けをきって食べやすく切る。わかめは一口大に切る。

2 なべでAを温め、ギンダラとしょうがを入れ、落としぶたをして中火で数分煮る。魚のわきにくずきりを入れ、ときどき煮汁をかけながらさらに煮る。

3 煮汁が少なくなったら、くずきりにわかめを混ぜて火を消す。

■ もやしのお浸し

もやしはゆでてさまし、水けを軽く絞る。だしわりしょうゆであえて器に盛り、小ねぎをふる。

■ かぶのみそ汁

かぶは薄切り、さやいんげんは3cm長さの斜め切りにし、どちらもゆでて湯をきる。だしに入れてさっと煮、みそをとき入れ、煮立ちかけたら火を消す。

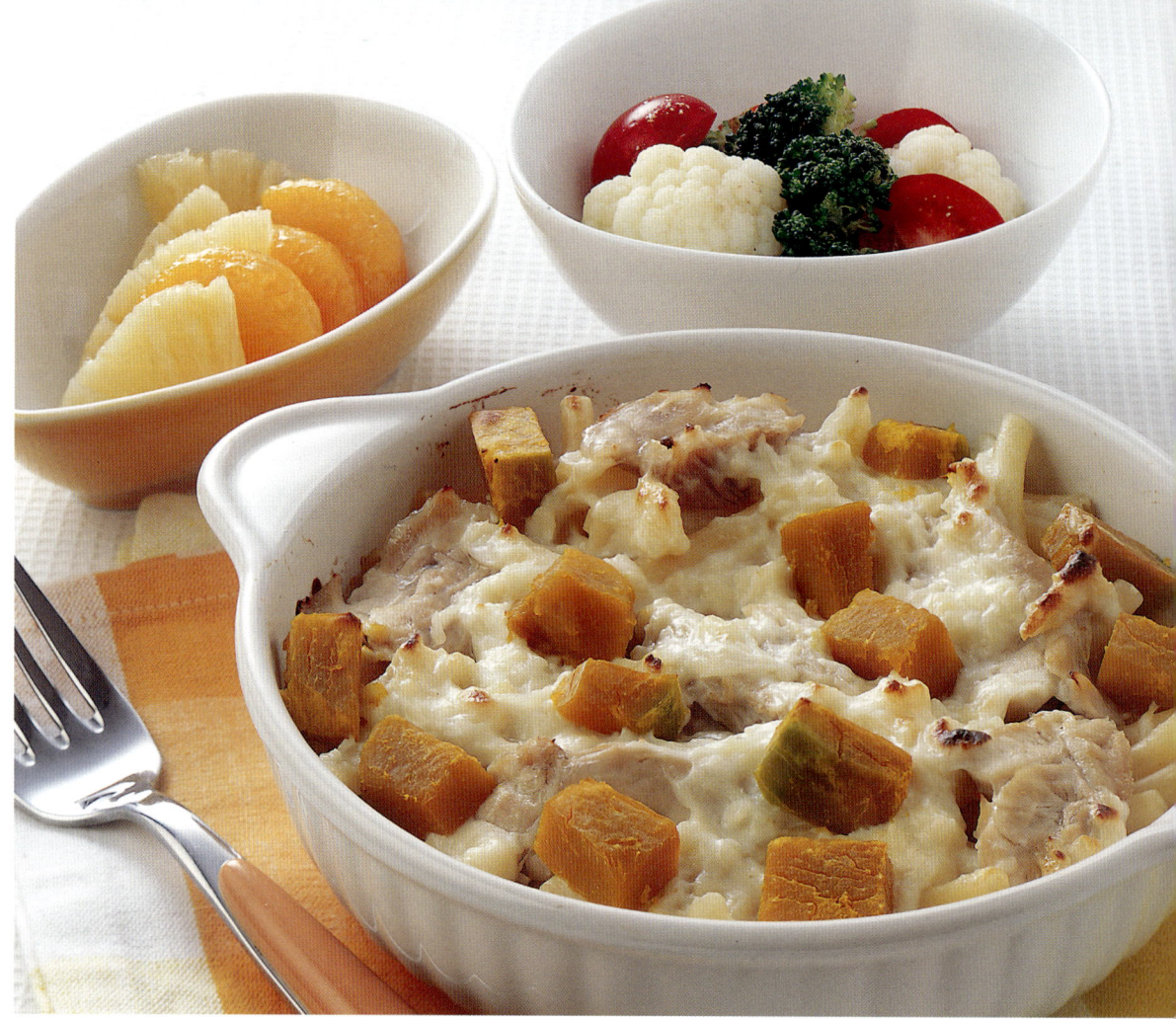

昼食 Lunch

- 鶏肉とかぼちゃとマカロニのグラタン
- 温野菜とミニトマトのサラダ
- くだもの（缶詰）

材料［1人分］

●鶏肉とかぼちゃとマカロニのグラタン
- マカロニ……………乾60g
- 鶏もも肉（皮なし）……40g
- かぼちゃ……………30g
- 玉ねぎ………………20g
- A
  - 白ワイン……3g（小さじ1/2強）
  - 水………………少量
- B
  - バター……15g（大さじ1と1/3弱）
  - 小麦粉……15g（大さじ1と2/3）
- C
  - 牛乳………50g（1/4カップ弱）
  - 顆粒コンソメ…2g（小さじ2/3）
  - 塩…………0.3g（ミニ1/4）
  - こしょう……………少量
- 生クリーム……5g（小さじ1）

●温野菜とミニトマトのサラダ
- ブロッコリー……………20g
- カリフラワー……………20g
- ミニトマト………………20g
- A
  - 酢…………9g（小さじ2弱）
  - 油…………1g（小さじ1/4）
  - 塩…………0.5g（ミニ1/2弱）
  - こしょう……………少量

●くだもの（缶詰）
- パイナップル（缶詰）……20g
- みかん（缶詰）……………20g

■ 鶏肉とかぼちゃとマカロニのグラタン

1 マカロニは沸騰湯（塩なし）でゆで、湯をきる。

2 鶏肉は一口大に切り、玉ねぎは薄切りにする。

3 かぼちゃは1〜1.5cm角に切り、ゆでて湯をきる。

4 なべに鶏肉を入れてAをふり、ふたをして蒸し煮にして火を通し、肉をとり出す。

5 Bはボールで練り混ぜておく。

6 4の残った煮汁にCを加えて温め、5を煮汁でときのばして加え、底から混ぜながらとろみがつくまで煮る。火を消して生クリームを加える。

7 耐熱皿に6のソースの1/4量を敷いてマカロニと鶏肉、玉ねぎを広げのせ、残りのソースをかけ、3のかぼちゃを散らす。オーブントースターで軽く焼き目がつくまで焼く。

■ 温野菜とミニトマトのサラダ

ブロッコリーとカリフラワーは小房に分けてゆで、ミニトマトは半分に切る。器に盛り合わせ、Aを混ぜたドレッシングをかける。

デイリーMenu ❽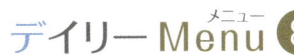

福袋となす、オクラの煮物
1 油揚げは袋に開き、熱湯をかける。牛肉は細切りにする。
2 ごぼうはささがきにしてゆでる。しらたきはゆでて短く切る。
3 牛肉と2は油でいためる。
4 油揚げに3とといた卵を詰め、口をかんぴょうで結ぶ。口はつまようじで閉じてもよい。
5 なすは皮目に斜め格子に切り目を入れ、オクラは斜め半分に切る。どちらも下ゆでする。
6 なべにだしとAを入れて温め、4を入れて紙ぶたをし、中火弱で12〜13分煮る。わきになすを加えてさらに数分煮、最後にオクラを加えて軽く煮る。途中で汁が煮詰まったらだしを足す。

大根のホタテ風味サラダ
1 大根は細めの短冊切りにしてゆで、湯をきる。きゅうりはせん切りにし、塩をまぶしてしばらくおき、水けをふく。
2 1とホタテ貝柱をAであえる。

いちご大福
[3個分での作り方]
1 こしあんは3等分していちごを1粒ずつ中に入れて丸く包む（あんがやわらかすぎるときは、水少量を加えてなべで練る）。
2 耐熱性ボールにAを入れて混ぜ、ラップをかけて電子レンジ（500W）で50〜60秒加熱し、へらでよく練り、さらに透明感が出るまで40秒ほど加熱する。
3 ラップを3枚広げてかたくり粉をふり、2を1/3量ずつのせて広げる（上面にかたくり粉がつかないように注意）。少しさめたら1をのせ、ラップごと手にのせて茶巾絞りのように包む。

夕食 Supper
- 福袋となす、オクラの煮物
- 大根のホタテ風味サラダ
- ごはん
- いちご大福

材料[1人分]

●福袋となす、オクラの煮物
油揚げ	10g（小1/2枚）
牛もも薄切り肉（脂身つき）	10g
ごぼう	5g
しらたき	5g
油	1g（小さじ1/4）
卵	20g（1/2個弱）
かんぴょう	ゆでもどして2g
なす	45g（縦1/2個）
オクラ	15g（大1本）
だし	適量（材料にひたひた）
A しょうゆ	7g（小さじ1強）
A 砂糖	4g（小さじ1と1/3）

●大根のホタテ風味サラダ
大根	40g
きゅうり	15g
塩	0.2g（ミニ1/6）
ホタテ貝柱（缶詰）	20g
A マヨネーズ	6g（小さじ1/2）
A ❋減塩しょうゆ	2g（小さじ1/3）
A すり白ごま	3g
A 練りがらし	少量

●ごはん
ごはん	150g

●いちご大福　※[ ]は3個分
A 白玉粉	10g［30g］
A 砂糖	5g［15g］
A 水	約15mℓ［約45mℓ］
こしあん（市販品）	10g［30g］
いちご	10g（1粒）［30g（3粒）］
かたくり粉	適量

※いちご大福は3個分以上で作る。

デイリー Menu ❾

昼は、低塩のくふうで安心のおにぎり弁当

Total エネルギー**1637**kcal　たんぱく質**52.0**g　カリウム**1558**mg　リン**669**mg　食塩**5.7**g

朝食 Breakfast

スパニッシュオムレツ　なすとズッキーニのトマト風味煮
フランスパンのハニートースト　紅茶　くだもの（缶詰）

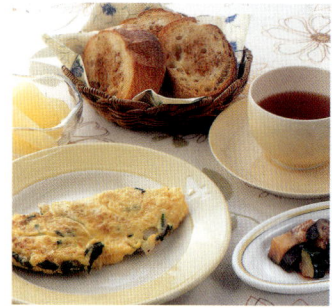

メニュー	エネルギー kcal	たんぱく質 g	カリウム mg	リン mg	食塩 g
スパニッシュオムレツ	141	8.4	196	135	0.7
なすとズッキーニのトマト風味煮	10	0.4	83	10	0.2
フランスパンのハニートースト	302	8.6	113	66	1.4
紅茶	1	0.1	8	2	0
くだもの（缶詰）	50	0.2	18	2	0
合計	504	17.7	418	215	2.3

ハムやじゃが芋や野菜入りのオムレツは卵1個とは思えないボリューム。トマト味に煮た野菜がよい相性です。紅茶はストレートで100mlにしましょう。

昼食 Lunch

牛肉と野菜のいため物　大学芋　おにぎり2種とミニトマト　くだもの（缶詰）

メニュー	エネルギー kcal	たんぱく質 g	カリウム mg	リン mg	食塩 g
牛肉と野菜のいため物	173	8.6	255	88	1.1
大学芋	86	0.6	120	22	0.2
おにぎりとミニトマト	268	5.9	113	78	0.6
くだもの（缶詰）	17	0.1	24	1	0
合計	544	15.2	512	189	1.9

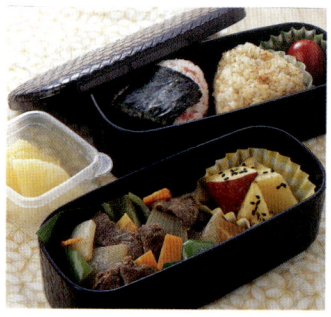

お弁当は食塩過多にならないようにくふうが必要。とくにおにぎりは食塩を使うので、副菜は塩を控えめにします。いため物はごま油の風味でうす味でも美味。大学芋は低塩でエネルギー補給にもなり、おすすめの一菜です。

夕食 Supper

サバのから揚げとスティック野菜 3種ソース添え
しいたけのスープ　ごはん

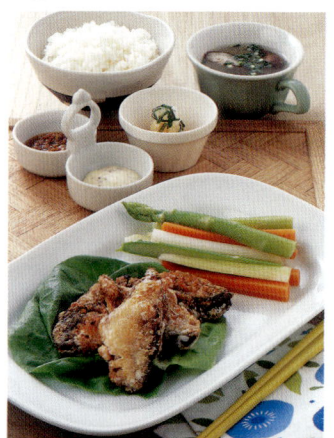

メニュー	エネルギー kcal	たんぱく質 g	カリウム mg	リン mg	食塩 g
サバのから揚げとスティック野菜	335	15.0	557	206	1.3
しいたけのスープ	2	0.3	27	8	0.2
ごはん	252	3.8	44	51	0
合計	589	19.1	628	265	1.5

3色のソースで揚げ魚と野菜を味わう主菜は、手軽なのにいろいろな味を楽しめて、食卓も華やぎます。家族といっしょの場合、ソースは小皿にとり、から揚げや野菜の端につけて食べるようにすると、食塩のとりすぎを防げます。

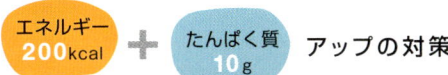

アップの対策　　合計　エネルギー**234**kcal ＋ たんぱく質**8.9**g UP

朝	66kcal	3.2g	紅茶のかわりに牛乳100gにする。
昼	50kcal	0.8g	おにぎりのごはんを30g増やして180gにする（具はそのまま）。
夕	118kcal	4.9g	サバのから揚げを1切れ（生で約20g）増やし、ごはんを30g増やして180gにする。

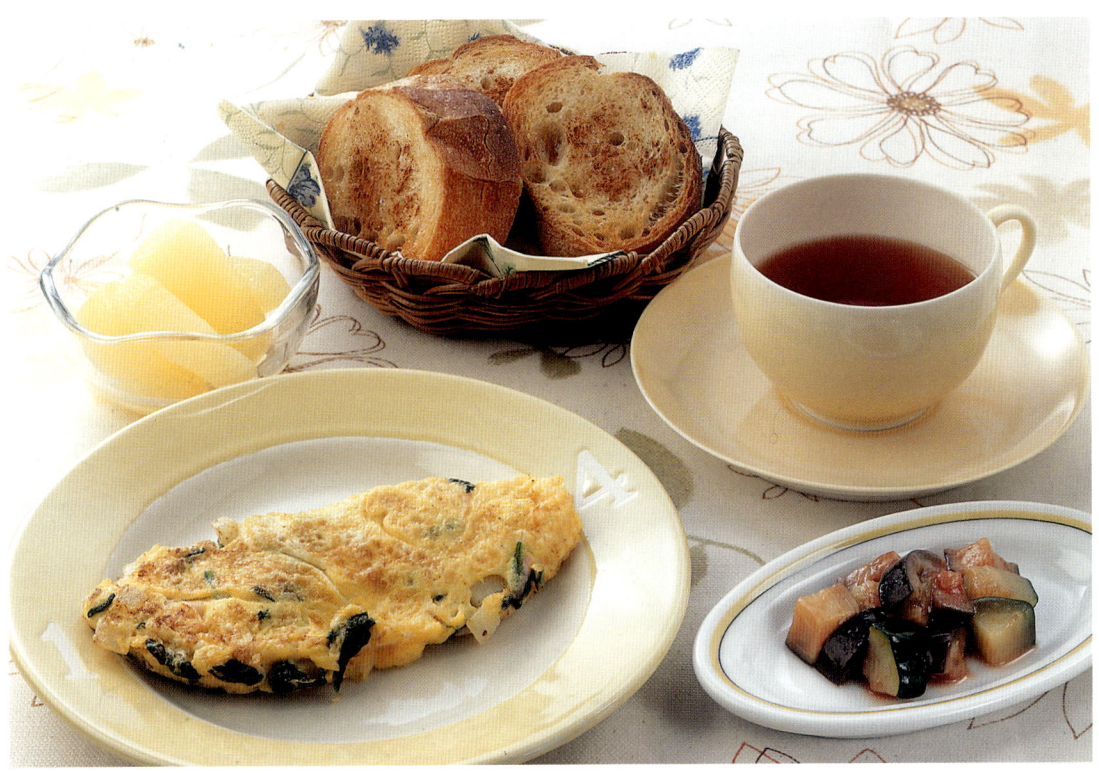

朝食　Breakfast

- スパニッシュオムレツ
- なすとズッキーニのトマト風味煮
- フランスパンのハニートースト
- 紅茶
- くだもの（缶詰）

材料［1人分］

●スパニッシュオムレツ
卵･･･････････････････50g（1個）
A ［塩･･････････････0.3g（ミニ1/4）
　　こしょう･････････････････少量］
ロースハム･･････････････････10g
じゃが芋･････････････････････15g
玉ねぎ･･････････････････････20g
ほうれん草･･････････････････10g
オリーブ油･･･････3g（小さじ3/4）

●なすとズッキーニのトマト風味煮
なす･････････････････････････15g
ズッキーニ･･･････････････････10g
A ［トマトケチャップ･5g（小さじ1）
　　こしょう･････････････････少量
　　水･･･････････････30ml（大さじ2）］

●フランスパンのハニートースト
フランスパン･････････････････90g
ハチミツ･･････････15g（大さじ2/3強）
シナモン･････････････････････少量

●紅茶
紅茶（ストレート）･････････100ml

●くだもの（缶詰）
りんご（缶詰）････････････････60g

■ スパニッシュオムレツ

1 ハムは1cm角に切る。
2 じゃが芋と玉ねぎは1cm角に切り、どちらもゆでて湯をきる。ほうれん草はゆでて水にとり、水けを絞って1cm長さに切る。
3 卵はときほぐしてAを混ぜる。
4 フライパンにオリーブ油を熱して**1**、**2**をさっといため、**3**の卵液を流し入れて軽く混ぜ、形を整える。ふたをして焼き、下の面が焼けたら裏返して、さっと焼く。

■ なすとズッキーニのトマト風味煮

1 なすとズッキーニは厚めの半月切りまたはいちょう切りにし、どちらもゆでて湯をきる。
2 なべにAを入れて温め、**1**を加え、汁けがなくなるまで煮る。

■ フランスパンのハニートースト

フランスパンは好みの厚さに切ってトーストし、ハチミツを塗ってシナモンをふる。

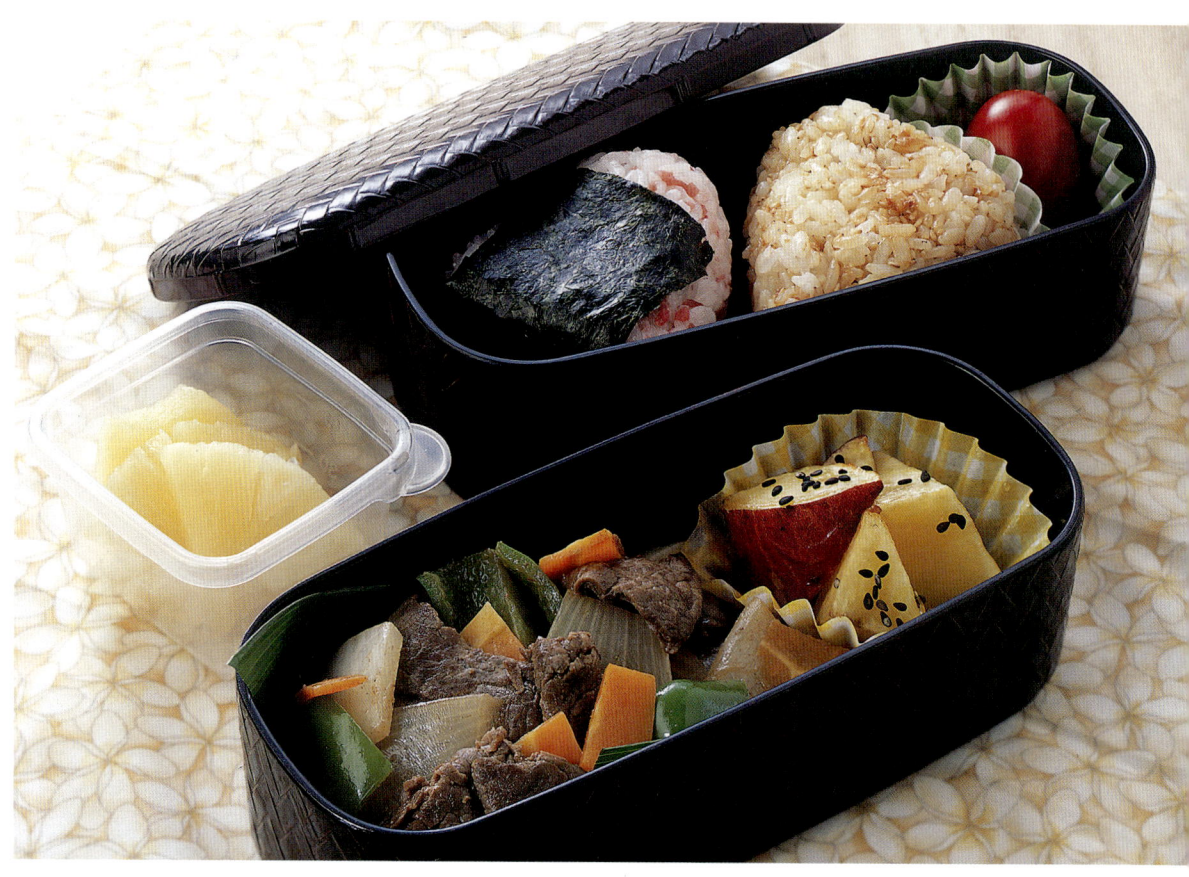

昼食 Lunch

- 牛肉と野菜のいため物
- 大学芋
- おにぎり2種とミニトマト
- くだもの(缶詰)

材料 [1人分]

●牛肉と野菜のいため物
牛もも薄切り肉(脂身つき)……40g
A ┌ しょうゆ……2g (小さじ1/3)
　│ 砂糖………1g (小さじ1/3)
　│ 酒…………2g (小さじ1/2弱)
　└ かたくり粉…2g (小さじ2/3)
玉ねぎ……………………………25g
ピーマン…………………………20g
にんじん…………………………20g
しょうがの薄切り………………1枚
油…………………2g (小さじ1/2)
B ┌ しょうゆ……3g (小さじ1/2)
　│ 砂糖………2g (小さじ2/3)
　│ 塩…………0.3g (ミニ1/4)
　└ こしょう……………………少量
ごま油……………1g (小さじ1/4)

●大学芋
さつま芋(皮つき)……………30g
揚げ油……………………………適量
A ┌ ハチミツ…10g (大さじ1/2弱)
　└ ※減塩しょうゆ
　　　　　　……3g (小さじ1/2)
いり黒ごま………………0.5g (ミニ1)

●おにぎり2種とミニトマト
ごはん……………………………150g
A ┌ 削りガツオ…………………少量
　│ ※減塩しょうゆ
　│ 　　　　　……2g (小さじ1/3)
　└ いり白ごま……0.5g (ミニ1)
小梅干し(刻む)…………………2g
焼きのり…………………………少量
ミニトマト………………10g (1個)

●くだもの(缶詰)
パイナップル(缶詰)…………20g

■ 牛肉と野菜のいため物

1 牛肉は一口大に切り、Aをからめておく。

2 玉ねぎとピーマンは一口大の角切り、にんじんは短冊切りにする。玉ねぎとにんじんはゆでる。

3 フライパンに油を熱してしょうが、**1**の牛肉の順に加えていためる。肉に火が通ったら**2**を加えていため合わせ、Bで調味し、ごま油を加えて混ぜ、火を消す。

■ 大学芋

1 さつま芋は一口大の乱切りにして水にさらし、かためにゆでて、表面の水けをふく。

2 揚げ油を中温に熱して**1**を入れ、からりと揚げてとり出す。

3 2の油をあけ、Aを入れて芋をもどし、表面にからめ、火を消してごまをまぶす。

■ おにぎり2種とミニトマト

ごはんを半分に分け、半量にはAを混ぜてにぎる。もう半量は小梅干しを混ぜてにぎり、のりを巻く。ミニトマトを添える。

デイリーMenu

夕食 **Supper**

- サバのから揚げとスティック野菜3種ソース添え
- しいたけのスープ
- ごはん

材料 [1人分]

●サバのから揚げとスティック野菜3種ソース添え

生サバ	60g
A 酒	10g（小さじ2）
しょうが汁	少量
かたくり粉	適量
揚げ油	適量
サラダ菜	15g
グリーンアスパラガス	20g
にんじん	20g
セロリ	10g
B マヨネーズ	8g（小さじ2）
粒マスタード	3g（小さじ1/2）
C 金山寺みそ	10g
みりん	5g（小さじ1弱）
D おろし大根（汁をきる）	10g
※減塩しょうゆ	6g（小さじ1）
酢	6g（小さじ1強）
青じそのせん切り	1枚分

※Cは、みそ4g（小さじ2/3）、みりん5g（小さじ1弱）、七味とうがらし少量に変えてもよい。

●しいたけのスープ

生しいたけ	10g（1枚）
A 水	60ml
顆粒中華だし	0.5g（ミニ1）
塩	0.2g（ミニ1/6）
こしょう	少量
小ねぎの小口切り	少量

●ごはん

ごはん	150g

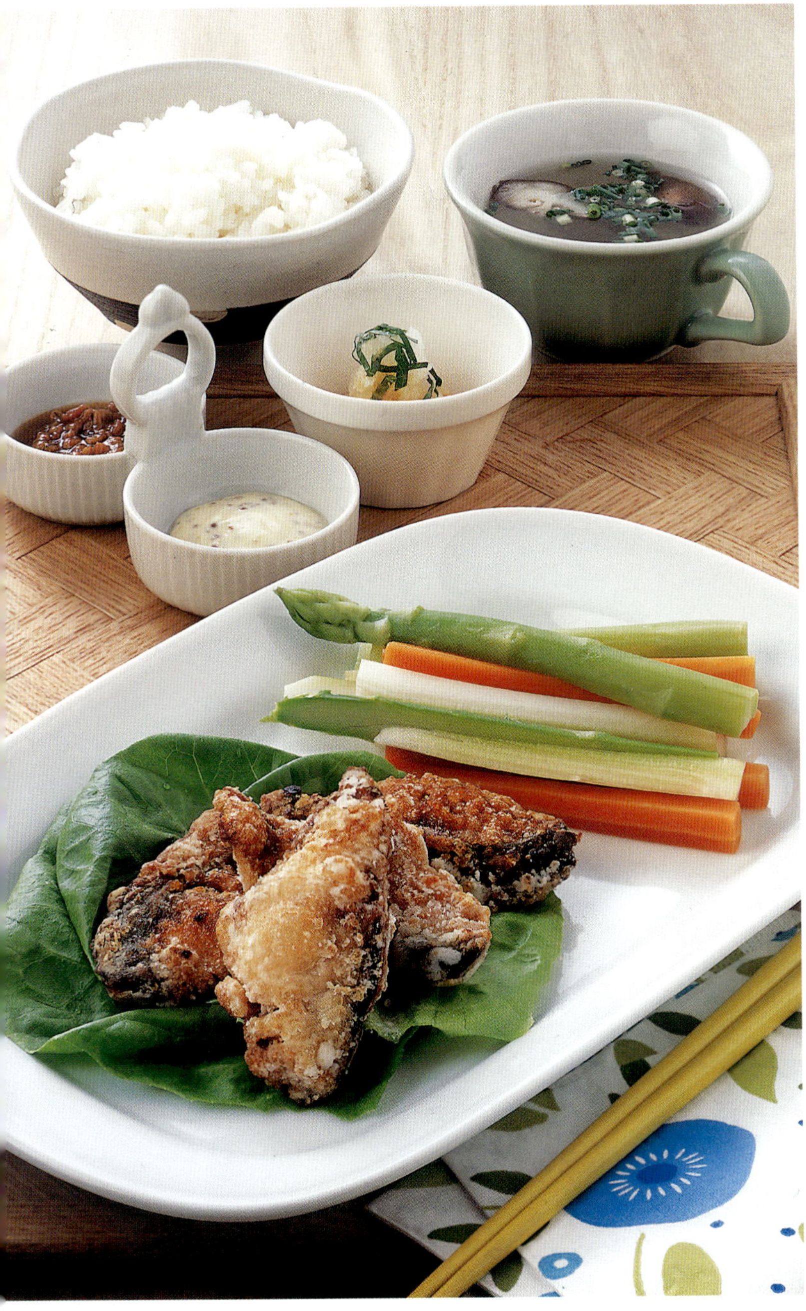

■ サバのから揚げとスティック野菜3種ソース添え

1 サバは一口大のそぎ切りにし、Aをからめてしばらくおく。

2 アスパラガスは長さを半分に切り、根元は薄皮をむく。にんじんとセロリはアスパラガスと同じくらいの棒状に切る。アスパラガスとにんじんはゆでる。

3 B、C、Dをそれぞれ小さい器で混ぜ合わせておく。

4 1の汁けをふいてかたくり粉をまぶし、中温の揚げ油でからりと揚げる。

5 4をサラダ菜を敷いた器に盛り、2の野菜を盛り合わせ、3をソースとして添える。

■ しいたけのスープ

1 しいたけは薄切りにしてゆでて湯をきる。

2 なべにAと1を入れて煮立て、器に盛って小ねぎを散らす。

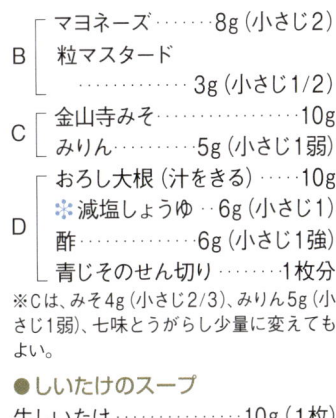

デイリーMenu ⑩

お好み焼きも手作りなら、具も味つけも自由自在

Total エネルギー**1609**kcal　たんぱく質**47.8**g　カリウム**1412**mg　リン**665**mg　食塩**5.8**g

朝食 Breakfast

ポーチドエッグとほうれん草ソテー　はるさめときゅうりのサラダ
じゃが芋と玉ねぎのみそ汁　ごはん

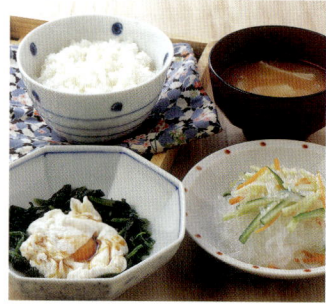

メニュー	エネルギー kcal	たんぱく質 g	カリウム mg	リン mg	食塩 g
ポーチドエッグとほうれん草ソテー	117	6.9	170	101	0.7
はるさめときゅうりのサラダ	120	0.3	64	11	0.5
じゃが芋と玉ねぎのみそ汁	30	1.3	143	26	0.8
ごはん	252	3.8	44	51	0
合計	519	12.3	421	189	2.0

ポーチドエッグは添える野菜や調味のくふうで和風にも洋風にも楽しめる料理です。副菜にはエネルギー確保の味方、はるさめを加えます。

昼食 Lunch

お好み焼き　もやしの中国風あえ物　フルーツかんてん

メニュー	エネルギー kcal	たんぱく質 g	カリウム mg	リン mg	食塩 g
お好み焼き	432	17.0	389	236	1.7
もやしの中国風あえ物	20	0.7	19	12	0.3
フルーツかんてん	62	0.2	32	4	0
合計	514	17.9	440	252	2.0

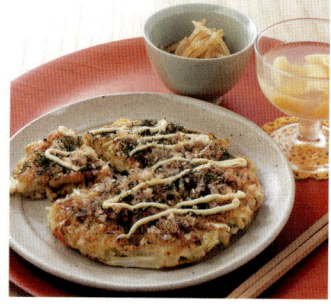

中華めん入りのボリュームお好み焼きはランチにぴったり。中濃ソースとマヨネーズが食欲をそそり、エネルギーアップにも役立っています。缶詰のくだものは、ちょっと手をかけるだけでさわやかデザートに。

夕食 Supper

ロール白菜　豆腐と野菜とくずきりの中国風サラダ
ごはん（梅びしお）　くだもの

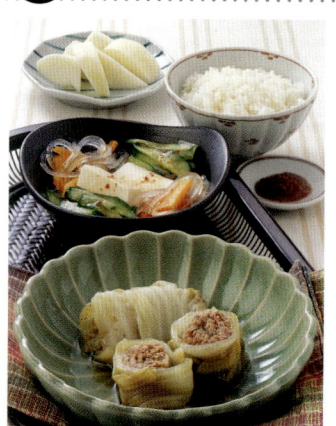

メニュー	エネルギー kcal	たんぱく質 g	カリウム mg	リン mg	食塩 g
ロール白菜	157	9.9	304	96	0.7
豆腐と野菜とくずきりのサラダ	133	3.8	143	71	0.5
ごはん（梅びしお）	257	3.8	44	51	0.6
くだもの	29	0.1	60	6	0
合計	576	17.6	551	224	1.8

50gのひき肉も野菜で巻いて煮込めば主菜の貫禄充分。白菜やキャベツはカリウムが比較的少なく、ゆでるとたっぷりめに使える重宝な野菜です。サラダには大豆製品の豆腐を組み入れました。

| エネルギー 200kcal ＋ たんぱく質 10g | アップの対策 | 合計 エネルギー210kcal ＋たんぱく質9.7g UP |

朝	100kcal	1.0g	ごはんを30g増やして180gにし、デザートに缶詰のくだもの60gを添える。
昼	44kcal	6.5g	お好み焼きの具に豚もも薄切り肉（脂身なし）30gを足す。
夕	66kcal	2.2g	サラダのもめん豆腐を20g増やして70gにし、ごはんを30g増やして180gにする。

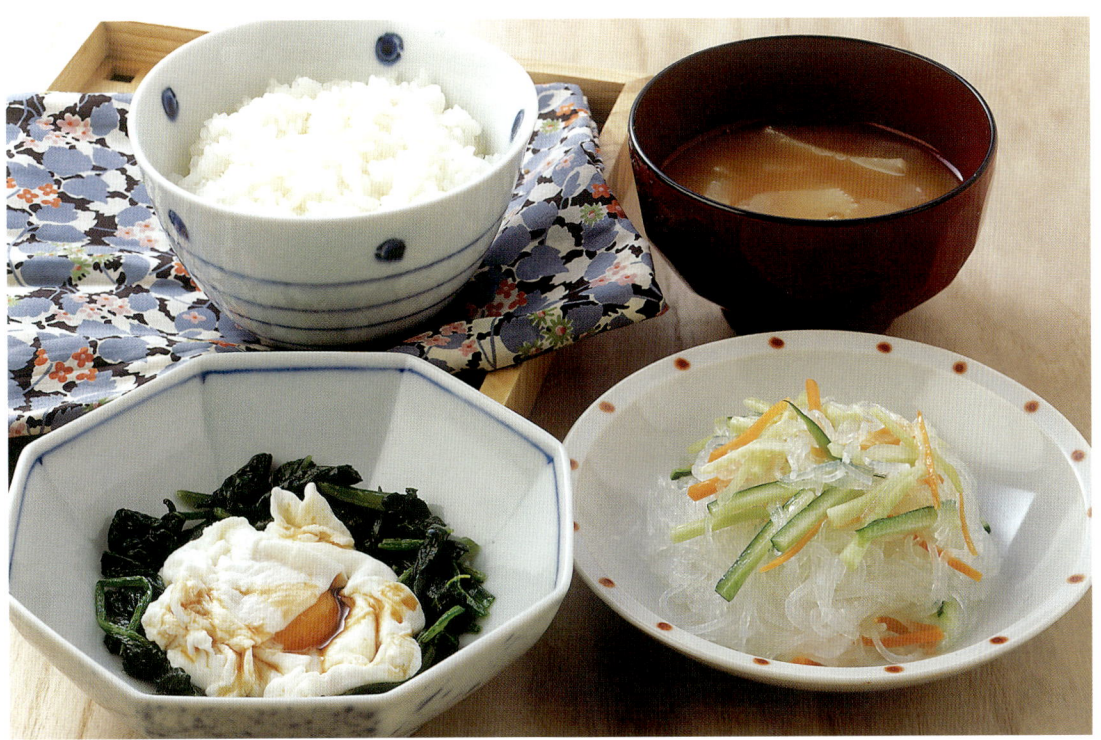

朝食 Breakfast

- ポーチドエッグとほうれん草ソテー
- はるさめときゅうりのサラダ
- じゃが芋と玉ねぎのみそ汁
- ごはん

材料［1人分］

●ポーチドエッグとほうれん草ソテー
- 卵・・・・・・・・・・・・・・・50g（1個）
- （塩・酢）・・・・・・・・・・・各少量
- ほうれん草・・・・・・・・・・・・30g
- 油・・・・・・・・・・・・3g（小さじ3/4）
- ❈だしわりしょうゆ
   ・・・・・・・・・・5g（小さじ1弱）

●はるさめときゅうりのサラダ
- はるさめ・・・・・・・・・・・乾15g
- きゅうり・・・・・・・・・・・・20g
- にんじん・・・・・・・・・・・・10g
- フレンチドレッシング（市販品）
   ・・・・・・・・・・15g（大さじ1）

●じゃが芋と玉ねぎのみそ汁
- じゃが芋・・・・・・・・・・・・20g
- 玉ねぎ・・・・・・・・・・・・・10g
- だし・・・・・・・・・・・・・70ml
- みそ・・・・・・・・・・6g（小さじ1）

●ごはん
- ごはん・・・・・・・・・・・・150g

■ ポーチドエッグと
　 ほうれん草ソテー

1 ほうれん草はゆでて水にとり、水けを絞って3cm長さに切る。熱した油でさっといため、器に敷いておく。

2 小なべにたっぷりの湯を沸かして塩と酢を加え、火を弱める。卵を小鉢に割り入れてなべの湯にそっと移し入れ、白身を菜箸で寄せながらゆでる。

3 黄身が好みのかたさになったら網じゃくしなどですくい出して湯をきり、1の上に盛る。

4 だしわりしょうゆをかける。

■ はるさめときゅうりのサラダ

1 はるさめは熱湯でゆでて水にとり、食べやすく切る。

2 きゅうりとにんじんはせん切りにし、にんじんはゆでる。

3 1と2を水けをきって混ぜ合わせ、ドレッシングであえる。

■ じゃが芋と玉ねぎのみそ汁

1 じゃが芋は厚めのいちょう切り、玉ねぎは薄切りにする。

2 1をゆでて湯をきり、だしを加えて煮る。みそをとき入れ、煮立ちかけたら火を消す。

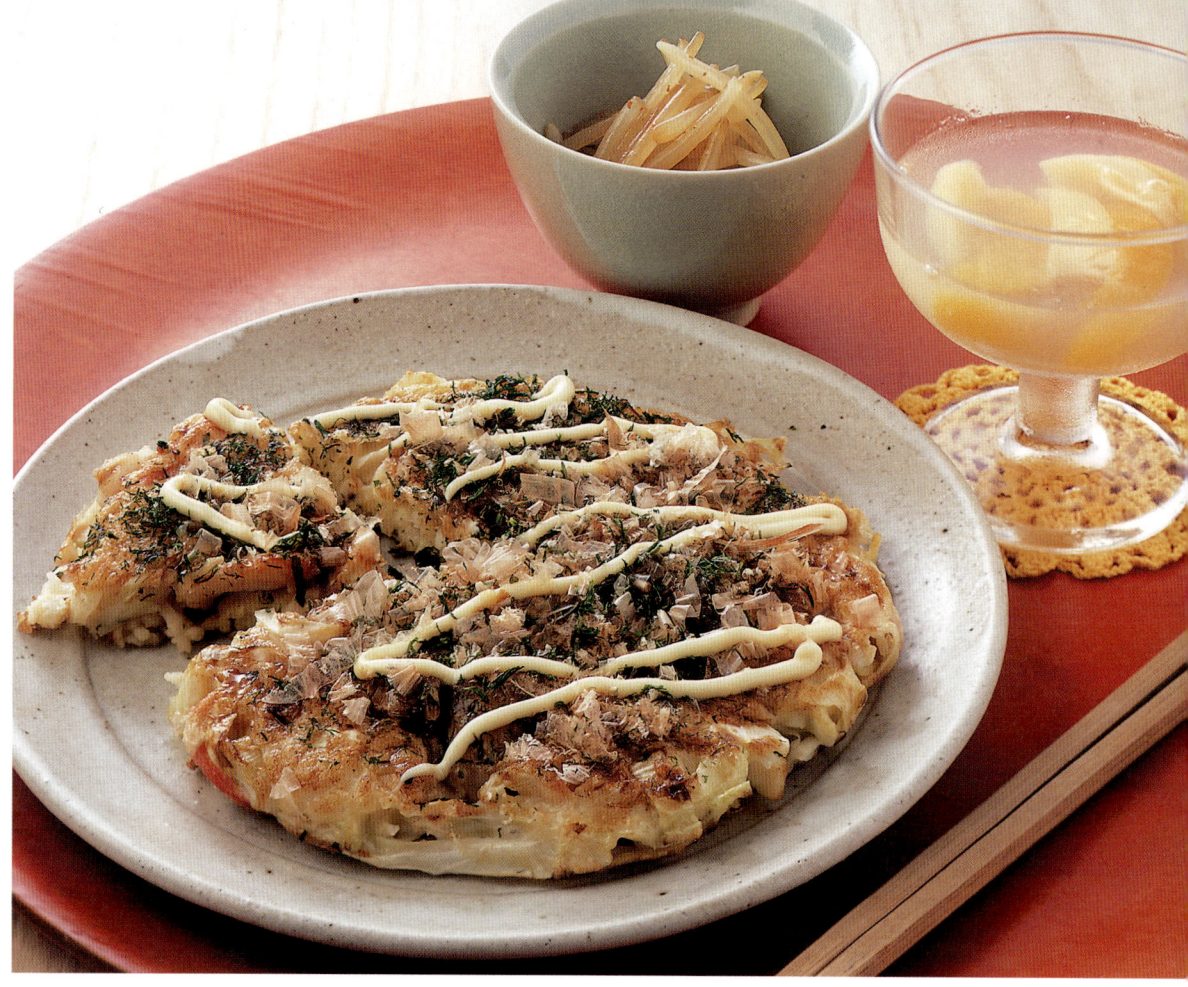

昼食 Lunch

- お好み焼き
- もやしの中国風あえ物
- フルーツかんてん

材料 [1人分]

●お好み焼き

むきエビ	15g
イカ	20g
キャベツ	45g
ねぎ	5g
紅しょうが	3g
A 小麦粉	30g
山芋のすりおろし	15g
卵	17g (1/3個)
水	40mℓ (大さじ2と2/3)
蒸し中華めん	60g
油	3g (小さじ3/4)
中濃ソース	15g (小さじ2と1/2)
B 削りガツオ	2g
青のり	少量
マヨネーズ	10g (小さじ2と1/2)

●もやしの中国風あえ物

もやし	40g
A しょうゆ	2g (小さじ1/3)
ごま油	1.5g (小さじ1/2弱)
粉とうがらし	少量

●フルーツかんてん

白桃（缶詰）	20g
黄桃（缶詰）	20g
A 水	60mℓ
粉かんてん	0.6g (ミニ1)
❄粉飴	20g

■ お好み焼き

1 エビは背ワタを除く。イカは斜めに細かく切り目を入れて短冊切りにする。

2 キャベツはせん切りにしてゆでて湯をきる。ねぎは小口切り、紅しょうがはせん切りにする。

3 ボールにAを入れてなめらかに混ぜ、1と2を加えて混ぜる。

4 中華めんはラップで包んで電子レンジ（500W）で30秒ほど温め、ほぐしておく。

5 ホットプレートまたはフライパンを熱して油を引き、3を円形に流し、上に4を広げて焼く。周囲が固まってきたら裏返し、中に火が通るまで焼く。

6 5の上に中濃ソースを塗ってBをふり、マヨネーズをかける。

■ もやしの中国風あえ物

もやしはゆでて湯をきり、Aをかけてあえる。

■ フルーツかんてん

1 なべにAを入れて底から混ぜながら1〜2分煮立て、粉飴を加えてとかし、火からおろす。

2 桃2種は一口大に切り、水でぬらした器に入れ、1を注ぐ。さめたら冷蔵庫で冷やし固める。

デイリー Menu ⑩

夕食 Supper

- ロール白菜
- 豆腐と野菜とくずきりの中国風サラダ
- ごはん（梅びしお）
- くだもの

材料 [1人分]

●ロール白菜
- 白菜 ……… 80g（40gのもの2枚）
- 豚赤身ひき肉 ……………… 50g
- 玉ねぎ ……………………… 15g
- しょうが汁 …… 2g（小さじ1/2弱）
- かたくり粉 …… 2g（小さじ2/3）

A
- だし …… 40㎖（大さじ2と2/3）
- うす口しょうゆ 4g（小さじ2/3）
- 酒 ………… 6g（小さじ1強）
- みりん ……… 4g（小さじ2/3）

●豆腐と野菜とくずきりの中国風サラダ
- もめん豆腐 ………………… 50g
- きゅうり …………………… 20g
- にんじん …………………… 10g
- くずきり ………………… 乾15g

A
- 酢 ……… 7g（大さじ1/2弱）
- だし …… 7㎖（大さじ1/2弱）
- 砂糖 …… 1.5g（小さじ1/2）
- 豆板醤 …… 1.5g（ミニ1）
- カキ油 …… 1.5g（小さじ1/4）
- ごま油 …… 3g（小さじ3/4）

●ごはん（梅びしお）
- ごはん …………………… 150g
- ※三島うめびしお ……… 8g（1袋）

●くだもの
- りんご ……………………… 50g

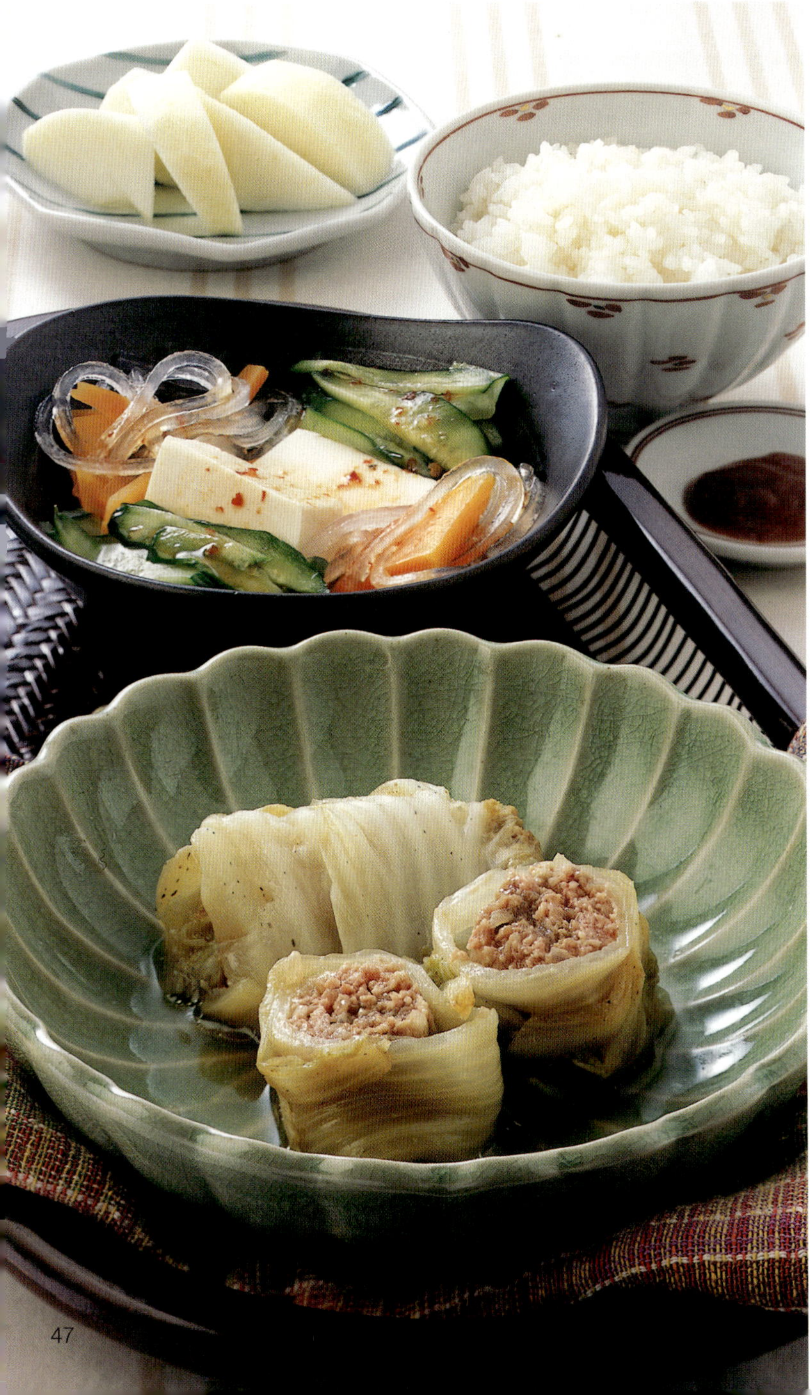

■ ロール白菜

1 白菜はたっぷりの沸騰湯に軸のほうから入れて2～3分ゆで、ざるに上げてさます。
2 玉ねぎはみじん切りにする。
3 ひき肉に2としょうが汁、かたくり粉を加えて練り混ぜる。
4 1の白菜は軸の厚みを外側からそぎ除き、内側を上にして1枚ずつ広げ、軸側に3を半量ずつのせて俵形に包み込む。
5 巻き終わりを下にしてなべに並べ、Aを加えて火にかけ、沸騰したら弱火にして落としぶたをし、20～30分煮る。好みで煮汁に水どきかたくり粉でとろみをつけてもよい。

■ 豆腐と野菜とくずきりの中国風サラダ

1 きゅうりは縦半分に切って斜め薄切りにする。にんじんは短冊切りにしてゆでて湯をきる。
2 くずきりは袋の表示通りにゆで、水けをきって食べやすく切る。
3 豆腐は食べやすく切り、1、2とともに器に盛り合わせ、食べるときにAを混ぜたたれをかける。

デイリー Menu ⑪

今夜の楽しみは、ごぼうやしいたけの香る五目ごはん

Total エネルギー **1642** kcal　たんぱく質 **51.4** g　カリウム **1434** mg　リン **621** mg　食塩 **5.4** g

朝食 Breakfast

鶏肉とキャベツのサラダ　にんじんとはるさめのスープ
ロールパン（ジャム）　ヨーグルト（ジャム）

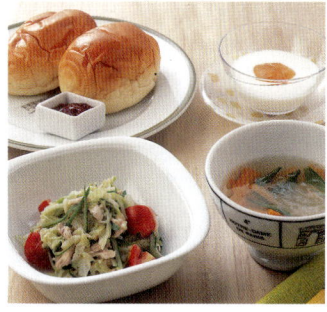

メニュー	エネルギー kcal	たんぱく質 g	カリウム mg	リン mg	食塩 g
鶏肉とキャベツのサラダ	94	6.5	212	78	0.4
にんじんとはるさめのスープ	26	0.3	33	7	0.8
ロールパン（ジャム）	304	8.2	101	80	1.0
ヨーグルト（ジャム）	51	1.5	76	41	0
合計	475	16.5	422	206	2.2

サラダの鶏肉はこしょうをふって蒸し、食べる前にレモン汁をかけると下味に塩けがなくても臭みが気になりません。乳製品をとるので肉は控えめに。

昼食 Lunch

ミックスフライ（アジなど）　カリフラワーとブロッコリーのサラダ
ごはん（のりのつくだ煮）

メニュー	エネルギー kcal	たんぱく質 g	カリウム mg	リン mg	食塩 g
ミックスフライ（アジなど）	213	9.7	279	123	0.7
カリフラワーとブロッコリーのサラダ	22	1.9	118	31	0.7
ごはん（のりのつくだ煮）	258	3.9	44	51	0.2
合計	493	15.5	441	205	1.6

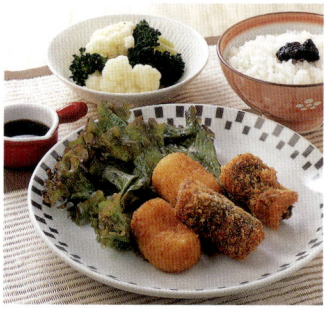

フライは、アジと市販の冷凍コロッケを盛り合わせます。冷凍食品はたんぱく質が少なめのものを探して常備しておくと、もう1品ほしいときや忙しいときにも利用できます。

夕食 Supper

ブリのなべ照り焼き　白菜のおかかあえ
五目ごはん　桃のシャーベット

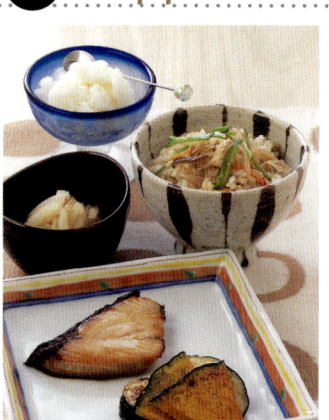

メニュー	エネルギー kcal	たんぱく質 g	カリウム mg	リン mg	食塩 g
ブリのなべ照り焼き	203	11.6	333	84	0.5
白菜のおかかあえ	6	0.7	46	14	0.3
五目ごはん	288	6.4	158	107	0.8
桃のシャーベット	177	0.7	34	5	0
合計	674	19.4	571	210	1.6

根菜や油揚げなど具だくさんの味つけごはんはいつもより多めに食べたいので、うす味に仕上げましょう。おかずの食塩も控えめにします。缶詰の桃で作るシャーベットは多めに作っておくと便利です。

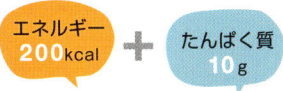アップの対策　　　合計 エネルギー**189**kcal＋たんぱく質**10.1**g UP

朝	100kcal	1.0g	ごはんを30g増やして180gにし、デザートに缶詰のくだもの60gを添える。
昼	38kcal	3.2g	サラダにゆで卵1/2個（25g）をプラスする。
夕	51kcal	5.9g	ブリを10g増やして60gにし、五目ごはんの具に鶏もも肉（皮なし）20gを加える。

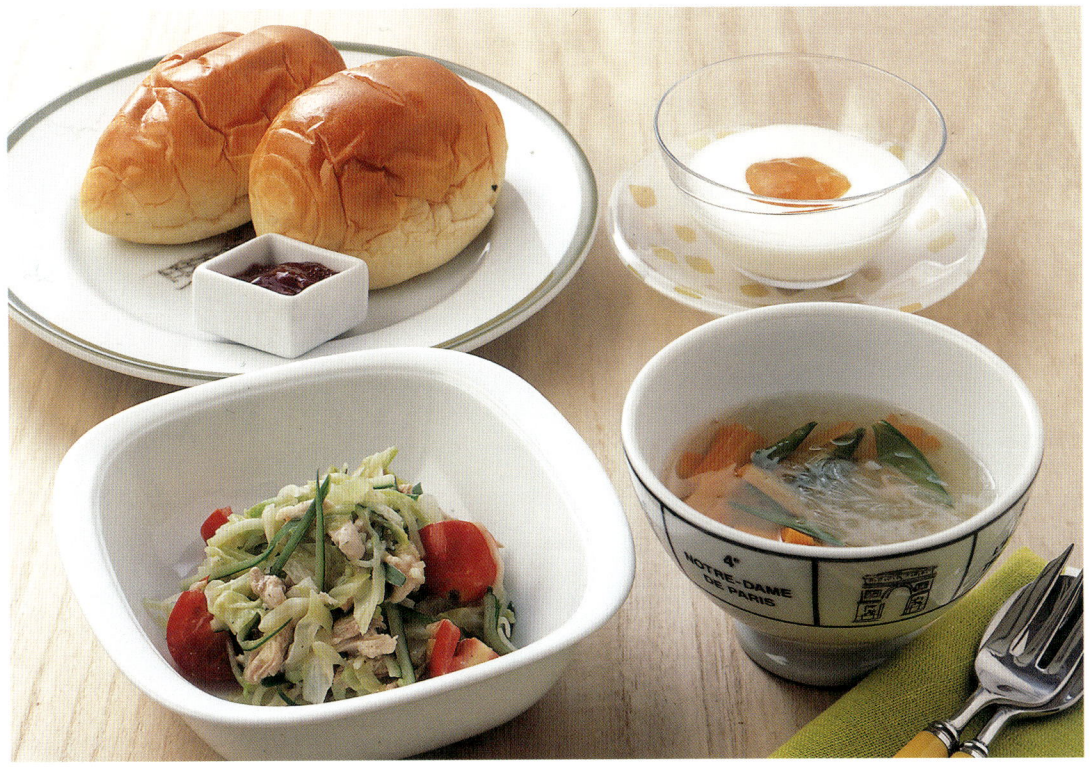

朝食 Breakfast

・鶏肉とキャベツのサラダ
・にんじんとはるさめのスープ
・ロールパン（ジャム）
・ヨーグルト（ジャム）

材料［1人分］

●鶏肉とキャベツのサラダ
鶏もも肉（皮なし）…………30g
こしょう…………………少量
キャベツ………………………45g
きゅうり………………………20g
ミニトマト……………10g（1個）
レモン汁………2g（小さじ1/2弱）
サウザンアイランドドレッシング
　（市販品）……10g（大さじ2/3）

●にんじんとはるさめのスープ
にんじん……………………10g
さやえんどう…………5g（2枚）
はるさめ………………乾5g
A ┌ 水………100mℓ（1/2カップ）
　│ 顆粒コンソメ1.4g（小さじ1/2）
　│ 塩…………0.2g（ミニ1/6）
　└ こしょう……………少量
●ロールパン（ジャム）
ロールパン……………80g（2個）
いちごジャム……20g（大さじ1弱）
●ヨーグルト（ジャム）
プレーンヨーグルト…………40g
あんずジャム…10g（大さじ1/2弱）

■ 鶏肉とキャベツのサラダ

1 鶏肉は皿にのせてこしょうをふり、湯せんまたは電子レンジで蒸し、さまして細く裂く。
2 キャベツは5mm幅に切ってゆで、湯をきってさます。きゅうりはせん切りにし、ミニトマトは4つ割りにする。
3 1と2を合わせ、レモン汁とドレッシングをかけてあえる。

■ にんじんとはるさめのスープ

1 にんじんは短冊切り、さやえんどうは斜め切りにし、どちらもゆでて湯をきる。
2 はるさめはゆでて水にとり、水けをきって食べやすく切る。
3 なべにAを入れて温め、1と2を加えてさっと煮る。

昼食 Lunch

- ミックスフライ（アジなど）
- カリフラワーと
  ブロッコリーのサラダ
- ごはん（のりのつくだ煮）

材料 [1人分]
●ミックスフライ（アジなど）
アジ……………………………30g
　（三枚におろした身15gを2枚）
青じそ…………………………1枚
小麦粉…………………………少量
卵………………………………少量
パン粉……………… 3g（大さじ1）
クリームコロッケ（市販冷凍食品）
………………………………50g
揚げ油…………………………適量
サニーレタス…………………10g
❄ジャネフ減塩中濃ソース……10g
●カリフラワーとブロッコリーのサラダ
カリフラワー…………………30g
ブロッコリー…………………20g
ノンオイルドレッシング（市販品）
……………………10g（大さじ2/3）
●ごはん（のりのつくだ煮）
ごはん…………………………150g
❄三島減塩のり佃煮……8g（1袋）

■ ミックスフライ（アジなど）

1 アジ2切れは、身側に青じそ1/2枚ずつをのせてくるりと巻き、小麦粉、とき卵、パン粉の順に衣をつける。

2 揚げ油を中温に熱して**1**をからりと揚げる。続いて油の温度を少し上げて、冷凍のコロッケを揚げる。

3 器にサニーレタスを敷いて**2**を盛り合わせ、ソースを添える。

■ カリフラワーと
　ブロッコリーのサラダ

カリフラワーとブロッコリーは小房に分けてゆで、湯をきってドレッシングであえる。

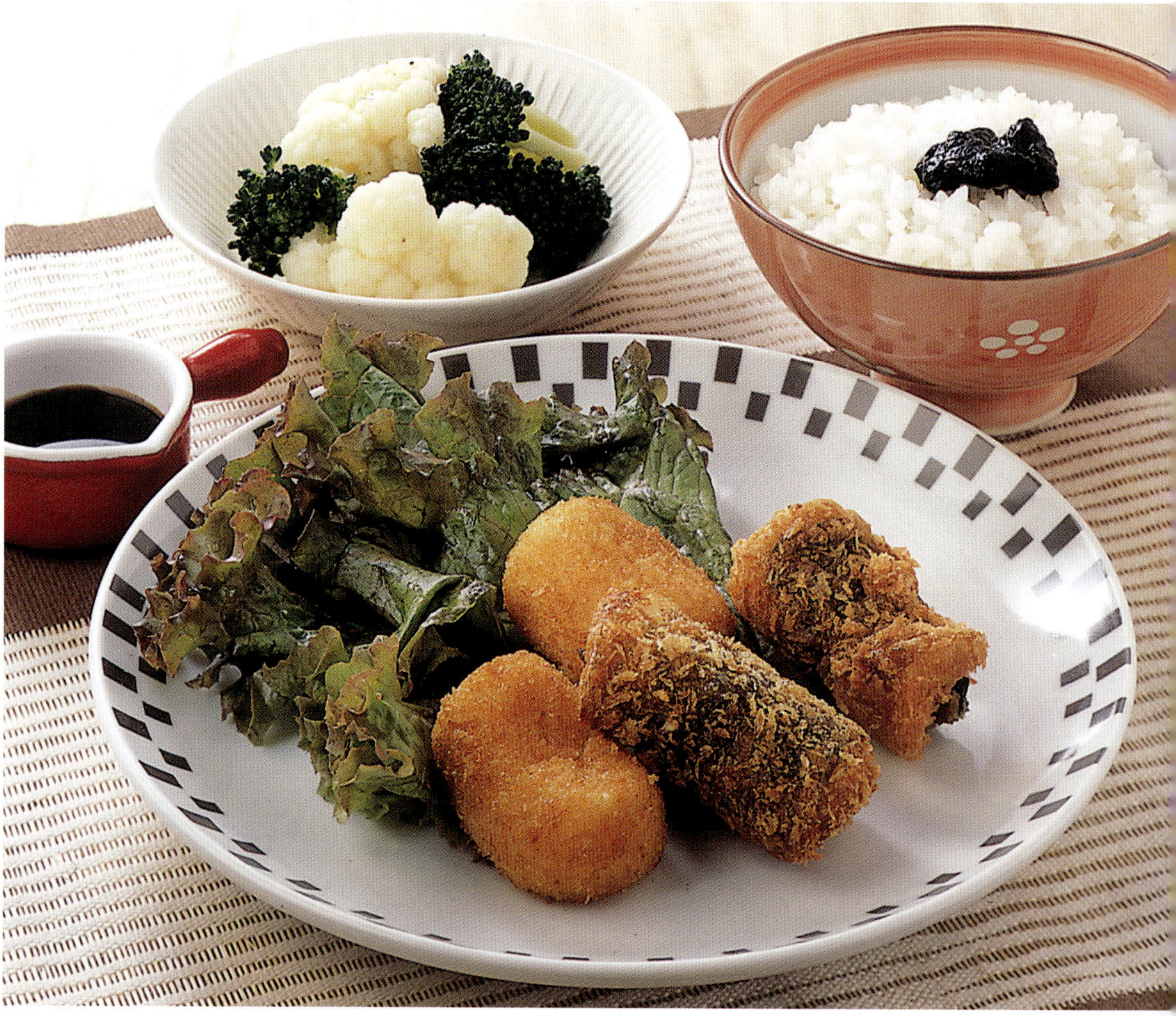

デイリーMenu ❶❶

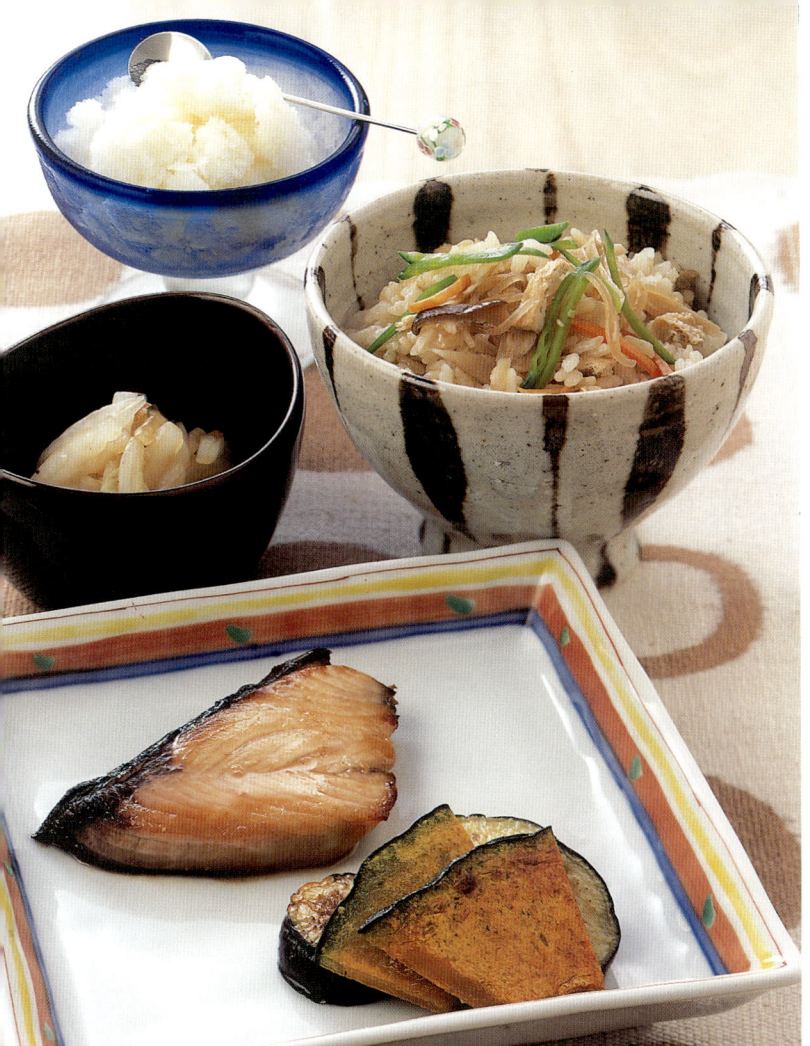

● 桃のシャーベット　※[ ]は2倍量
白桃（缶詰）‥‥‥‥‥‥30g [60g]
A ┌ ❉粉飴‥‥‥‥‥‥30g [60g]
　└ 水‥‥‥‥‥‥30mℓ [60mℓ]
レモン汁 1.5g [3g（小さじ1/2強）]
B ┌ 卵白‥‥‥‥‥‥‥‥5g [10g]
　└ 砂糖‥‥‥1g [2g（小さじ2/3）]
※五目ごはんとシャーベットは2人分以上が作りやすい。

ブリのなべ照り焼き
1 ブリはAに漬けておく。
2 かぼちゃとなすは5〜6mm厚さの一口大に切る。
3 フライパンに油を熱し、汁けをきった**1**と**2**を並べて両面を焼く。**2**はだしわりしょうゆをかけて器に盛る。ブリは漬け汁をかけてからめ焼きにし、盛り合わせる。

白菜のおかかあえ
白菜は細切りにしてゆで、さまして軽く絞り、Aであえる。

五目ごはん
1 米は洗ってAを加えて炊く。
2 油揚げは細く切る。ごぼうはささがきにして水にさらす。にんじんとしいたけとさやえんどうはせん切りにし、しらたきは短く切る。油揚げ以外はゆでる。
3 なべにBとさやえんどうを除く**2**を入れて煮汁がなくなるまで煮る。
4 1のごはんに**3**を加えて混ぜる。器に盛り、さやえんどうを飾る。

桃のシャーベット
1 白桃は裏ごしし、Aとともに火にかけて粉飴をとかし、少しさましてからレモン汁を加える。
2 平らな容器に入れて冷凍庫に入れ、みぞれ状に凍ったら、Bをかたく泡立てたメレンゲを加えてよく混ぜ、さらに凍らせる。

夕食 Supper
・ブリのなべ照り焼き
・白菜のおかかあえ
・五目ごはん
・桃のシャーベット

材料 [1人分]

● ブリのなべ照り焼き
ブリ‥‥‥‥‥‥‥‥‥‥‥‥‥50g
A ┌ しょうゆ‥‥‥2g（小さじ1/3）
　│ 砂糖‥‥‥‥‥1g（小さじ1/3）
　└ みりん‥‥‥‥3g（小さじ1/2）
かぼちゃ‥‥‥‥‥‥‥‥‥‥‥20g
なす‥‥‥‥‥‥‥‥‥‥‥‥‥20g
油‥‥‥‥‥‥‥‥‥‥4g（小さじ1）
❉だしわりしょうゆ 3g（小さじ1/2）

● 白菜のおかかあえ
白菜‥‥‥‥‥‥‥‥‥‥‥‥‥30g
A ┌ しょうゆ‥‥‥2g（小さじ1/3）
　└ 削りガツオ‥‥‥‥‥‥‥‥少量

● 五目ごはん　※[ ]は2倍量
米‥‥‥‥‥‥‥‥‥‥68g [135g]
A ┌ 水‥‥‥‥‥‥95mℓ [190mℓ]
　│ 酒‥1.5g [3g（小さじ1/2強）]
　│ しょうゆ
　└ 　2.3g [4.5g（小さじ2/3強）]
油揚げ‥‥‥‥‥‥‥‥‥5g [10g]
ごぼう‥‥‥‥‥‥‥‥‥15g [30g]
にんじん‥‥‥‥‥‥‥‥‥5g [10g]
干ししいたけ（もどす）‥乾1g [2g]
さやえんどう‥‥‥‥‥‥10g [20g]
しらたき‥‥‥‥‥‥‥‥15g [30g]
B ┌ 水‥‥‥‥‥‥‥‥適量 [適量]
　│ しょうゆ
　│ 　‥‥‥‥1.5g [3g（小さじ1/2）]
　│ みりん
　│ 　‥‥‥‥1.5g [3g（小さじ1/2）]
　│ 顆粒和風だし
　│ 　‥‥‥‥0.2g [0.4g（ミニ1弱）]
　└ 塩‥0.2g [0.4g（ミニ1/3）]

デイリー Menu ⑫

和食が多い日も、油を適度に使ってエネルギー確保を

Total エネルギー **1642** kcal　たんぱく質 **50.1** g　カリウム **1423** mg　リン **649** mg　食塩 **5.8** g

朝食 Breakfast

五目卵焼き　スパゲティのサラダ
もやしのしょうがあえ　ごはん　漬物

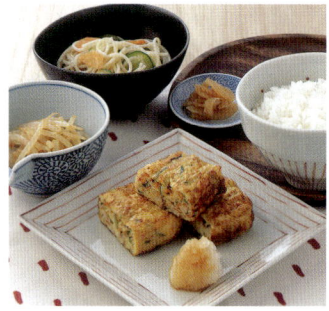

メニュー	エネルギー kcal	たんぱく質 g	カリウム mg	リン mg	食塩 g
五目卵焼き	146	10.5	331	144	0.7
スパゲティのサラダ	103	2.1	92	29	0.3
もやしのしょうがあえ	18	1.1	15	17	0.2
ごはん	252	3.8	44	51	0
漬物	6	0.3	4	2	0.3
合計	525	17.8	486	243	1.5

1個の卵に文字どおり5種の具を混ぜた卵焼きは、色合いもよく味わいもふくよか。スパゲティのサラダはドレッシング味なので朝でもさっぱりと食べられます。

昼食 Lunch

天ざるうどん　くだもの

メニュー	エネルギー kcal	たんぱく質 g	カリウム mg	リン mg	食塩 g
天ざるうどん	525	14.4	288	162	2.3
くだもの	50	0.3	111	13	0
合計	575	14.7	399	175	2.3

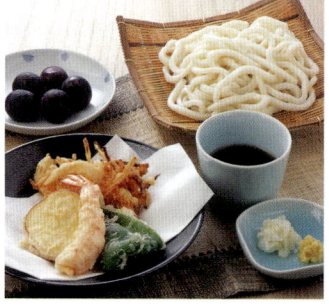

めん類はたんぱく質を多く含む（ゆでうどん240g中に約6g）ので、おかずはたんぱく質控えめに。少しの魚介でも見映えがしてエネルギーもとれる天ぷらは、相性ぴったりです。忙しいときは同じような市販総菜を使っても。

夕食 Supper

生揚げとなすの鶏そぼろあん　キャベツのお浸し
麩とわかめのみそ汁　ごはん

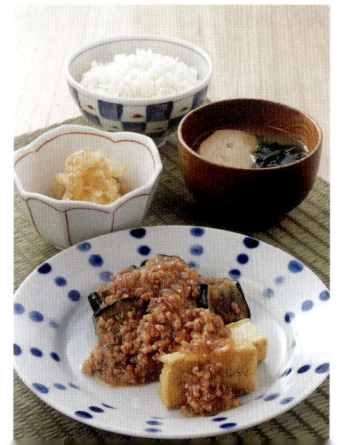

メニュー	エネルギー kcal	たんぱく質 g	カリウム mg	リン mg	食塩 g
生揚げとなすの鶏そぼろあん	260	11.4	353	141	0.8
キャベツのお浸し	11	0.9	47	14	0.3
麩とわかめのみそ汁	19	1.5	94	25	0.9
ごはん	252	3.8	44	51	0
合計	542	17.6	538	231	2.0

大豆製品と肉、2つのたんぱく質源を組み合わせた主菜です。そぼろあんは少量のひき肉でも量感があり、豆腐や卵、芋などにもよく合います。小ぶりでも1杯のみそ汁が満足感を高めてくれる和献立です。

| 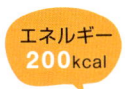 エネルギー 200kcal ＋ たんぱく質 10g | アップの対策 | 合計 エネルギー195kcal＋たんぱく質8.4g UP |

朝	89kcal	4.1g	サラダにロースハム20gを加え、ごはんを30g増やして180gにする。
昼	36kcal	2.8g	天ぷらにキス1枚（15g）を加える。
夕	70kcal	1.5g	食後に缶詰のくだもの60gに加糖ヨーグルト30gをかけたものを添える。

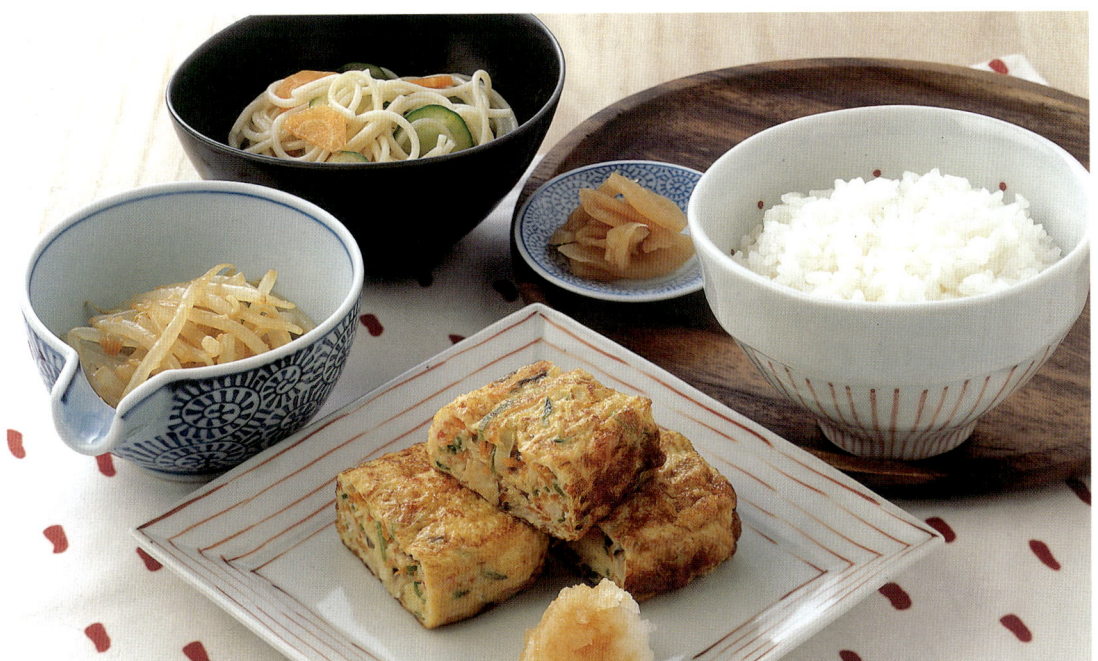

朝食 Breakfast

- 五目卵焼き
- スパゲティのサラダ
- もやしのしょうがあえ
- ごはん
- 漬物

材料［1人分］

●五目卵焼き
卵‥‥‥‥‥‥‥‥‥‥‥50g（1個）
カニ（缶詰）‥‥‥‥‥‥‥‥‥20g
にんじん‥‥‥‥‥‥‥‥‥‥‥10g
生しいたけ‥‥‥‥‥‥‥‥‥‥10g
ねぎ‥‥‥‥‥‥‥‥‥‥‥‥‥10g
さやえんどう‥‥‥‥‥‥‥5g（2枚）
油‥‥‥‥‥‥‥‥‥‥3g（小さじ3/4）
A ┌ おろし大根‥‥‥‥‥‥‥‥15g
　│ だしわりしょうゆ
　└‥‥‥‥‥‥‥‥‥3g（小さじ1/2）

●スパゲティのサラダ
スパゲティ‥‥‥‥‥‥‥‥‥乾15g
きゅうり‥‥‥‥‥‥‥‥‥‥‥20g
にんじん‥‥‥‥‥‥‥‥‥‥‥10g
フレンチドレッシング（市販品）
‥‥‥‥‥‥‥‥‥10g（大さじ2/3）

●もやしのしょうがあえ
もやし‥‥‥‥‥‥‥‥‥‥‥‥60g
A ┌ ※減塩しょうゆ
　│ ‥‥‥‥‥‥‥‥3g（小さじ1/2）
　│ おろししょうが‥‥‥‥‥‥‥1g
　└ ごま油‥‥‥‥‥‥1g（小さじ1/4）

●ごはん
ごはん‥‥‥‥‥‥‥‥‥‥‥150g

●漬物
※レナケアーだいこん漬‥‥‥‥10g

五目卵焼き

1 にんじん、しいたけ、さやえんどうはせん切りにし、いずれもゆでて湯をきる。
2 ねぎは薄い小口切りにする。
3 卵をときほぐし、ほぐしたカニと1、2を加えて混ぜる。
4 油を熱した卵焼き器かフライパンに3の卵液を1/3量流し、半熟状になったら端から巻き込んで端に寄せる。あいた面に同量の卵液を流して焼き、巻いた卵を芯にして巻く。残りの卵液も同様に焼き、形を整える。
5 食べやすく切って器に盛り、Aを添える。

スパゲティのサラダ

1 スパゲティは沸騰湯（塩なし）でゆで、水洗いして水けをきる。
2 きゅうりは薄い輪切りにする。にんじんは薄い半月切りにし、ゆでて水にとり、水けをきる。
3 1、2をドレッシングであえる。

もやしのしょうがあえ

もやしはゆで、湯をきってさまし、Aであえる。

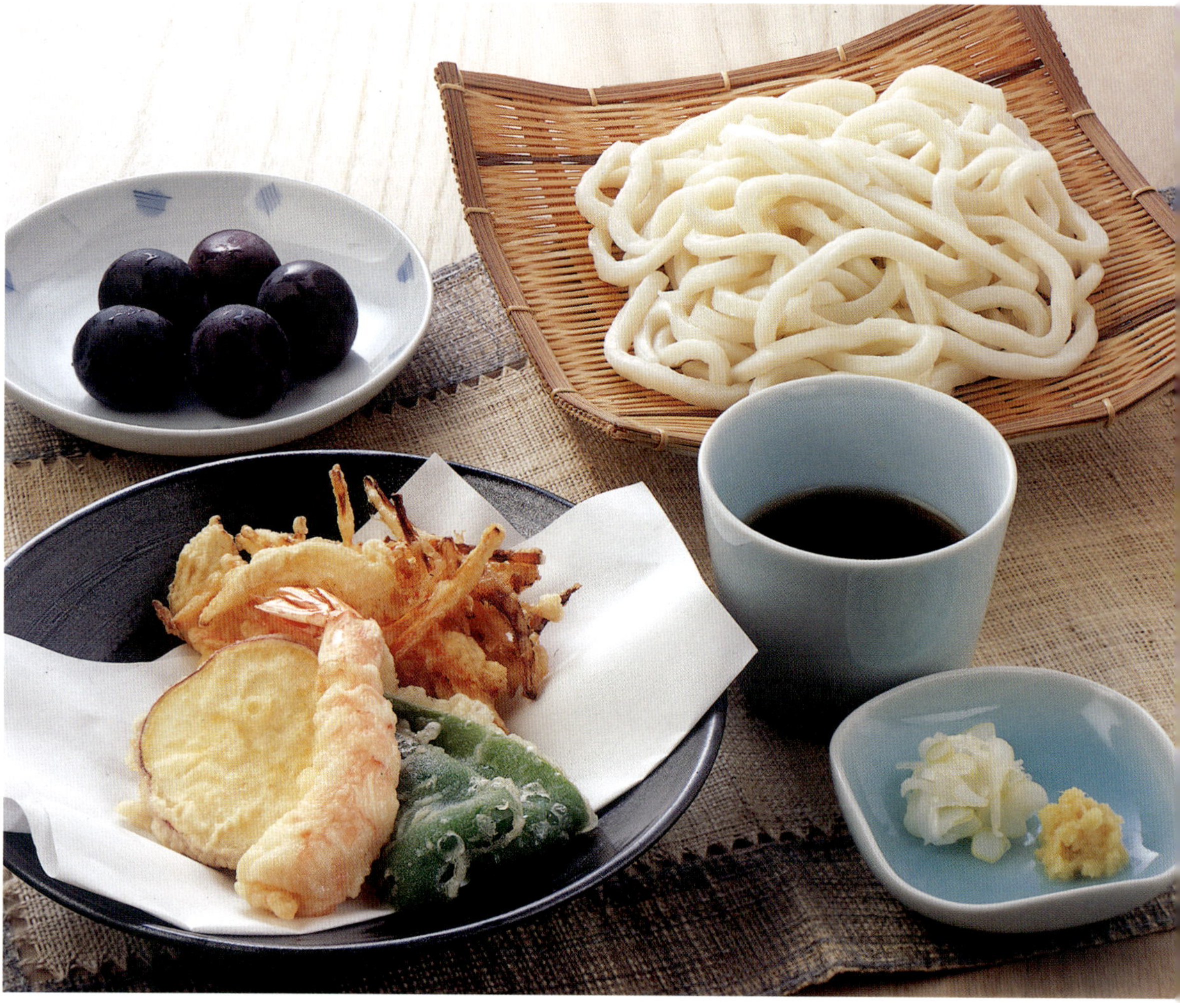

昼食 Lunch

- 天ざるうどん
- くだもの

材料 [1人分]

●天ざるうどん

エビ	20g (1尾)
ピーマン	15g (1/2個)
さつま芋	20g (輪切り1枚)
玉ねぎ	10g
にんじん	5g
A 小麦粉	20g (大さじ2強)
卵	10g (1/5個)
水	適量
揚げ油	適量
ゆでうどん	240g
B げんたつゆ	15g (大さじ2/3強)
水	65mℓ
C ねぎの小口切り	10g
おろししょうが	5g

●くだもの

ぶどう……70g (皮つきで約85g)

■ 天ざるうどん

1 エビは殻と背ワタを除き、腹側に切り目を入れて身をのばし、尾の先を切って水をしごき出す。

2 ピーマンは縦半分に切り、玉ねぎは薄切り、にんじんはせん切りにする。以上とさつま芋はすべてゆで、水けをよくふく。

3 Aをとき混ぜて衣を作る。

4 エビとピーマン、さつま芋に衣をつけ、中温に熱した揚げ油に入れてからりと揚げる。

5 残った衣に玉ねぎとにんじんを加えて混ぜ、2個のかき揚げにする。

6 4と5を器に盛り合わせる。

7 うどんはゆでて水で洗い、水けをきって器に盛る。Bを混ぜたつゆとCの薬味を添える。

デイリーMenu ⑫

夕食 Supper

- 生揚げとなすの鶏そぼろあん
- キャベツのお浸し
- 麩とわかめのみそ汁
- ごはん

材料 [1人分]

●生揚げとなすの鶏そぼろあん
生揚げ	40g
なす	90g
油	9g (小さじ2強)
鶏ひき肉	30g
玉ねぎ	30g
しょうが汁	少量

A
- ※減塩しょうゆ ……… 4g (小さじ2/3)
- しょうゆ ……… 4g (小さじ2/3)
- 砂糖 ……… 3g (小さじ1)
- みりん ……… 2g (小さじ1/3)

B
- かたくり粉 ……… 3g (小さじ1)
- 水 ……… 10㎖ (小さじ2)

●キャベツのお浸し
キャベツ	45g
うす口しょうゆ	2g (小さじ1/3)
削りガツオ	少量

●麩とわかめのみそ汁
麩	乾1g
わかめ	もどして10g
だし	70㎖
みそ	6g (小さじ1)

●ごはん
ごはん	150g

■ 生揚げとなすの鶏そぼろあん

1 生揚げは2切れに切る。
2 なすは一口大に切り、さっとゆでて湯をきる。
3 玉ねぎはみじん切りにする。
4 フライパンに油少量を引いて生揚げの両面を焼き、とり出す。
5 続いて残りの油を熱してなすをいため、しんなりしたらとり出す。
6 そのあとにひき肉と玉ねぎ、しょうが汁を入れていため、肉に火が通ったらAで調味し、Bの水どきかたくり粉でとろみをつける。
7 4と5を器に盛り合わせ、6のそぼろあんをかける。

■ キャベツのお浸し

キャベツは短冊切りにしてゆで、湯をきってうす口しょうゆであえ、器に盛り、削りガツオをふる。

■ 麩とわかめのみそ汁

1 麩は水でもどして水けを絞る。わかめは一口大に切る。
2 なべにだしを入れて温め、みそをとき入れ、麩とわかめを加え、煮立ちかけたら火を消す。

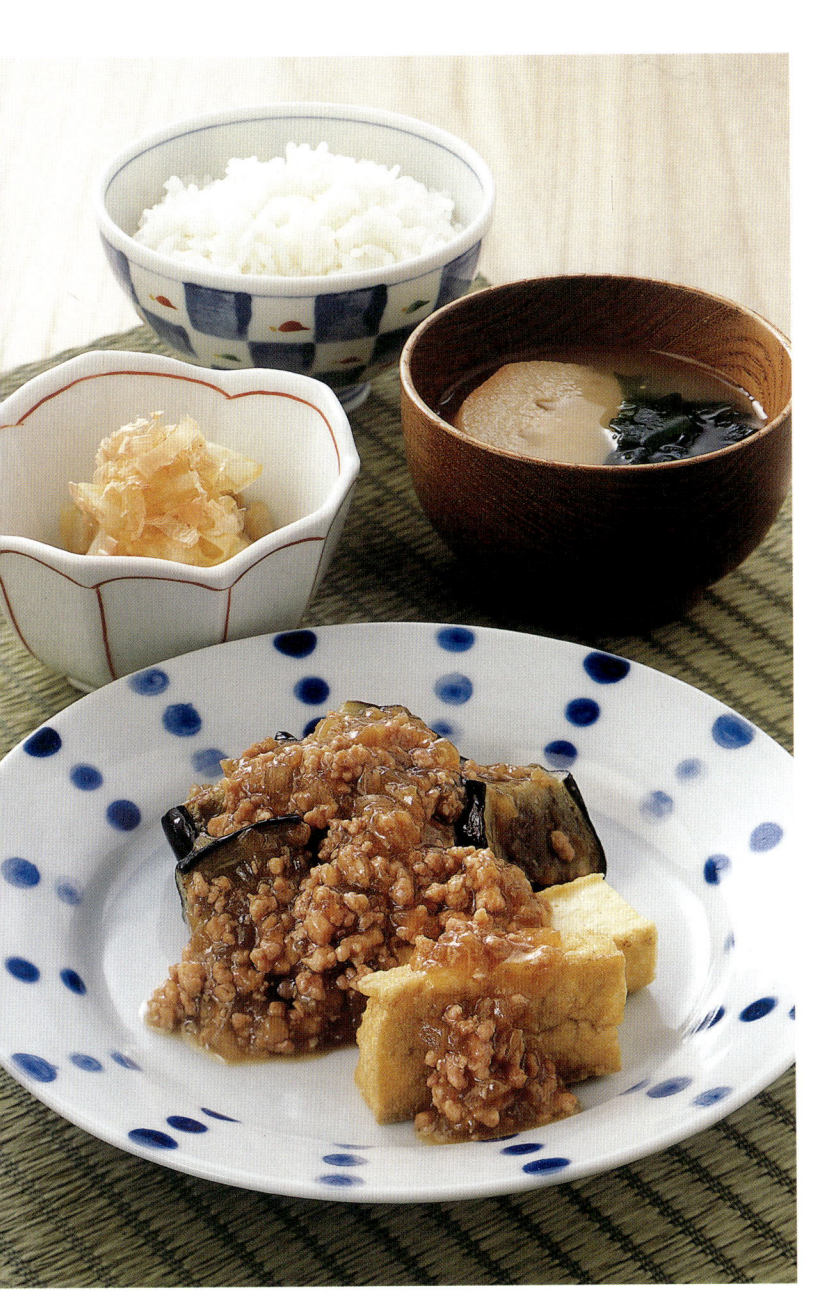

デイリー Menu ⑬

魚介と野菜たっぷりのパエリアでくつろぎのランチタイム

Total エネルギー**1558**kcal　たんぱく質**44.2**g　カリウム**1492**mg　リン**727**mg　食塩**5.9**g

朝食 Breakfast

ハムとチーズのホットサンド　ブロッコリーとカリフラワーのサラダ　コーンスープ（特殊食品）　くだもの

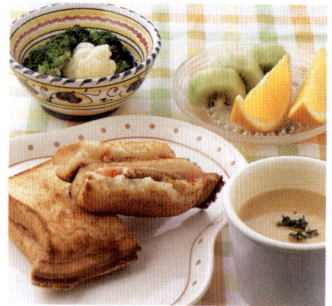

メニュー	エネルギー kcal	たんぱく質 g	カリウム mg	リン mg	食塩 g
ハムとチーズのホットサンド	364	5.8	69	157	1.5
ブロッコリーとカリフラワーのサラダ	20	2.1	135	36	0.3
コーンスープ（特殊食品）	163	2.7	125	50	0.6
くだもの	33	0.7	158	20	0
合計	580	11.3	487	263	2.4

ホットサンドは特殊食品の低たんぱくのパンを使って、具をたっぷり詰めましょう。スープも特殊食品を利用。1杯のたんぱく質は3gです。

昼食 Lunch

フライパンで作るパエリア　くだもの（缶詰）

メニュー	エネルギー kcal	たんぱく質 g	カリウム mg	リン mg	食塩 g
フライパンで作るパエリア	482	13.9	480	229	1.4
くだもの（缶詰）	44	0.2	32	4	0
合計	526	14.1	512	233	1.4

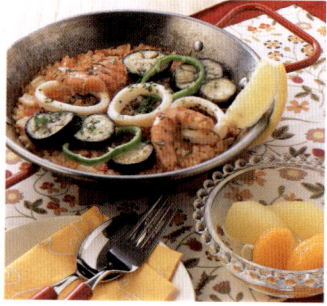

いためた米に魚介や野菜をのせて炊くスペイン料理のパエリアは、見た目もごちそう。パーティーにも合います。人数分を大きいフライパンで作るときは、魚介をとりすぎないようにしましょう。

夕食 Supper

鶏肉の照り焼き　小松菜とかまぼこのわさびあえ　しいたけとはるさめのスープ　ごはん

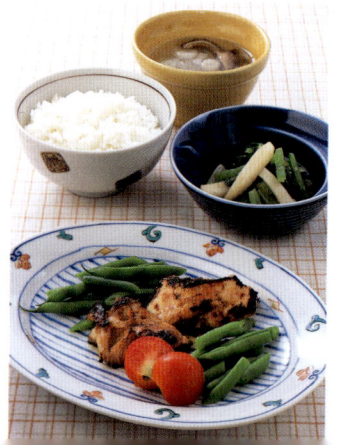

メニュー	エネルギー kcal	たんぱく質 g	カリウム mg	リン mg	食塩 g
鶏肉の照り焼き	151	12.3	310	134	0.6
小松菜とかまぼこのわさびあえ	23	2.1	84	31	0.8
しいたけとはるさめのスープ	26	0.6	55	15	0.7
ごはん	252	3.8	44	51	0
合計	452	18.8	493	231	2.1

こんがりと焼いて表面にたれをからめる照り焼きは、中まで均一に味をしみ込ませる煮物より味を濃く感じさせます。副菜の小松菜はカロテンやミネラルも豊富です。わさびの風味と辛味で味を締め、しょうゆは少量で。

	エネルギー 200kcal ＋ たんぱく質 10g		アップの対策	合計 エネルギー191kcal ＋ たんぱく質9.5g UP
朝	20kcal	1.3g	くだものにヨーグルト（加糖タイプ）30gをかける。	
昼	40kcal	0.5g	缶詰のくだものを80kcal程度のゼリーにかえる。	
夕	131kcal	7.7g	主菜の鶏肉を20g増やして80gにし、油も2g増やして8gにする。スープに卵1/2個（25g）を加えてかき玉スープにし、ごはんは30g増やして180gにする。	

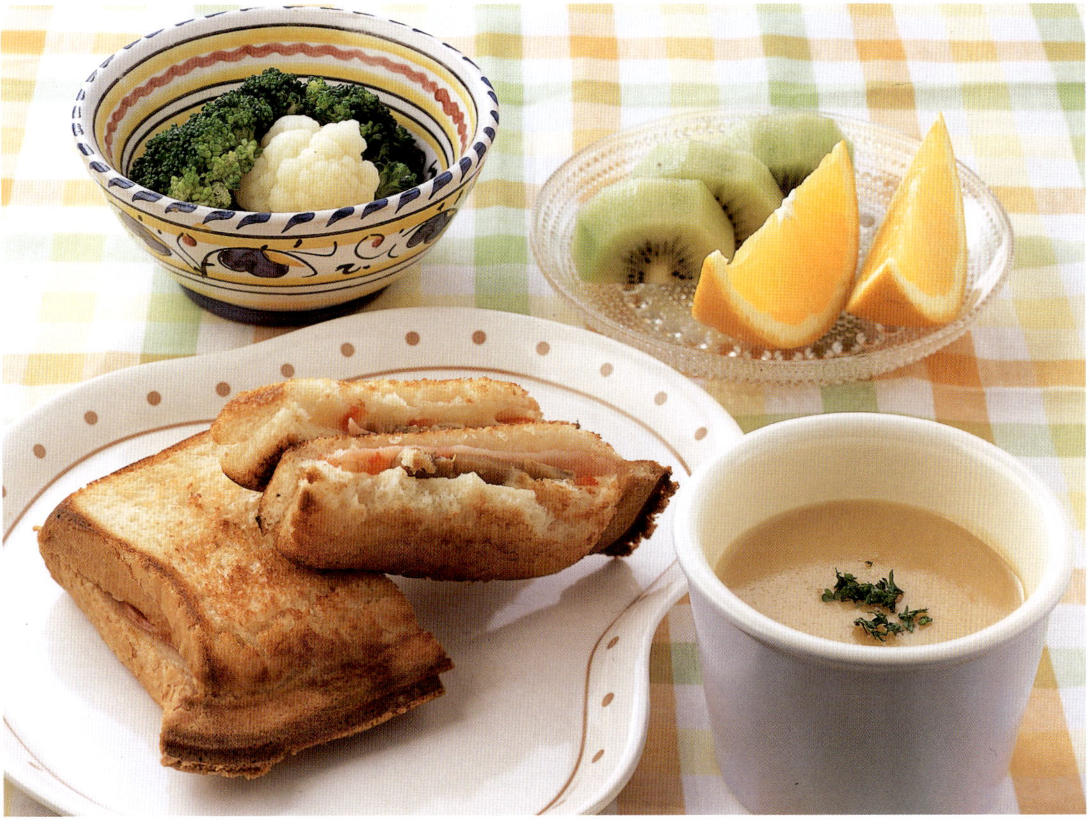

朝食 Breakfast

- ハムとチーズのホットサンド
- ブロッコリーとカリフラワーのサラダ
- コーンスープ（特殊食品）
- くだもの

材料［1人分］

●ハムとチーズのホットサンド
※たんぱく調整食パン··100g（2枚）
マーガリン··········3g（小さじ3/4）
ロースハム················10g
マッシュルーム（缶詰）·····10g
赤ピーマン················5g
スライスチーズ········15g（1枚弱）

●ブロッコリーとカリフラワーのサラダ
ブロッコリー·············35g
カリフラワー·············30g
ノンオイルフレンチドレッシング
（市販品）·········10g（大さじ2/3）

●コーンスープ（特殊食品）
※ゆめシリーズ粒入りコーンスープ
··················140g（1袋）
パセリのみじん切り··········少量

●くだもの
キウイフルーツ·············40g
オレンジ··················30g

ハムとチーズのホットサンド

1 ハムは食べやすく切り、マッシュルームと赤ピーマンは薄切りにする。

2 食パン1枚の片面にマーガリンを塗り、塗った面を下にしてホットサンドメーカーにのせ、周囲を少しあけて1とチーズをのせる。もう1枚の食パンにもマーガリンを塗り、塗った面を上にしてかぶせる。

3 ふたをして器具の説明通りに焼く。食べやすく切る。

※ホットサンドメーカーがないときは、具をはさんだパンをフライパンに入れ、平らなふたで軽く押さえながら両面を弱火で焼くとよい。

ブロッコリーとカリフラワーのサラダ

ブロッコリーとカリフラワーは小房に分けてゆで、湯をきり、ドレッシングであえる。

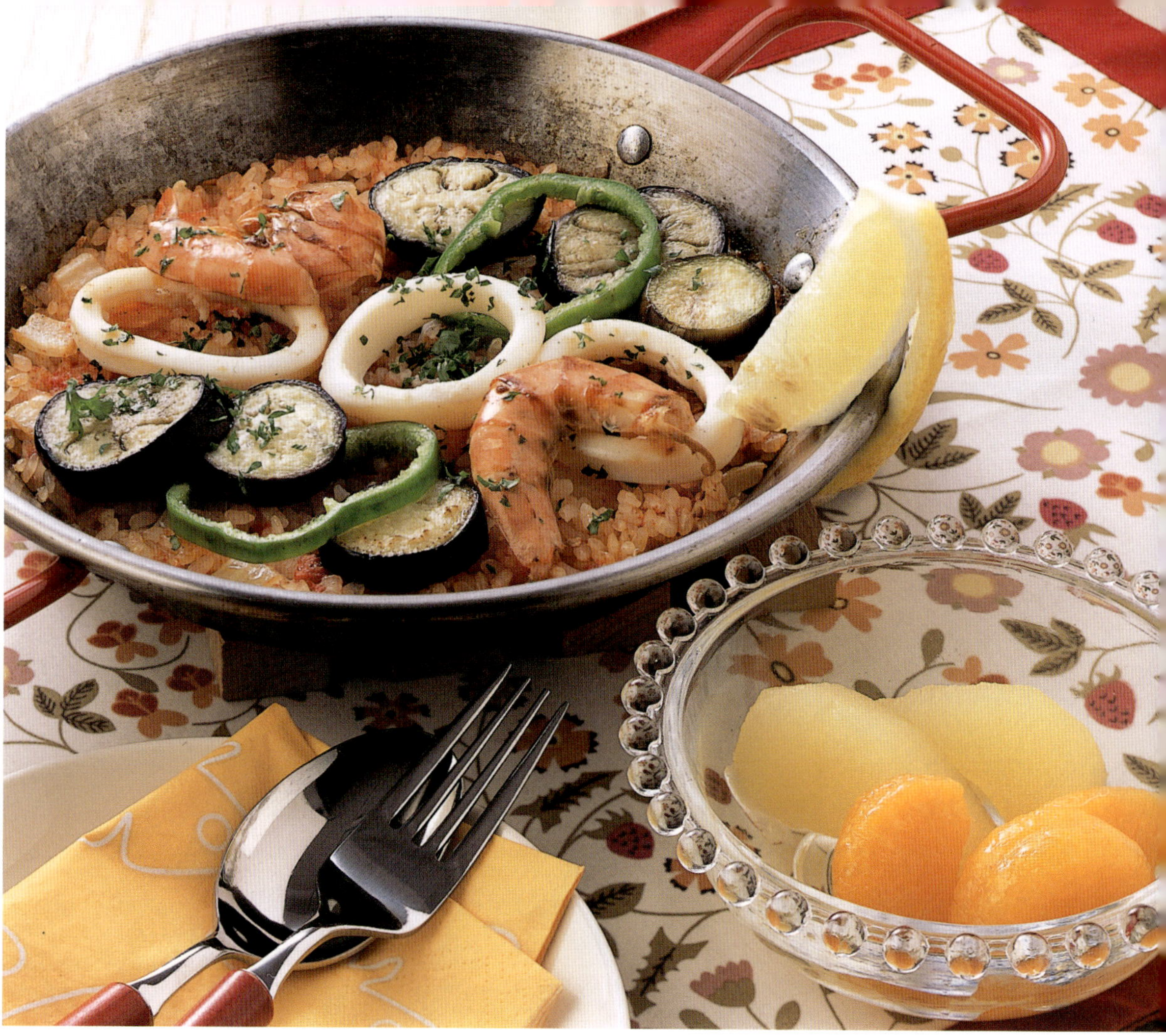

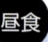

昼食 Lunch
・フライパンで作るパエリア
・くだもの（缶詰）

材料 [1人分]

●フライパンで作るパエリア

米	80g
スルメイカ（胴）	20g
エビ	20g（無頭殻つきで25g）
なす	30g
ピーマン	5g
玉ねぎ	25g
ホールトマト（食塩無添加缶詰・実のみ）	60g
にんにく	5g
オリーブ油	12g（小さじ1/2＋2と1/2）

A ┌ 湯 100mℓ（1/2カップ）
　├ 顆粒コンソメ 1.4g（小さじ1/2）
白ワイン 15g（大さじ1）
パセリのみじん切り 少量
レモンのくし形切り 1切れ

B ┌ 塩 0.5g（ミニ1/2弱）
　├ こしょう 適量
　└ タバスコ 適量

●くだもの（缶詰）
りんご（缶詰） 30g
みかん（缶詰） 30g

■ フライパンで作るパエリア

1 米は洗ってざるにあげておく。

2 イカは皮をむいて輪切りにし、エビは背ワタを除き、殻つきのまま厚みを半分に切る。

3 なすはやや厚めの輪切り、ピーマンは薄い輪切りにし、どちらもゆでて湯をきる。

4 玉ねぎと缶詰のトマトは1cm角に切り、玉ねぎはゆでる。

5 にんにくはみじん切りにする。

6 フライパンにオリーブ油小さじ1/2を熱して**3**を並べ、両面を焼いてとり出す。

7 **6**のフライパンの油をふいてさまし、残りのオリーブ油小さじ2と1/2とにんにくを入れて中火にかけ、薄く色づくまでよくいためる。米を加えて半透明になるまで5～6分いため、さらに玉ねぎを加えて1分いためる。

8 **7**にトマトとAを加えて混ぜ、**2**をのせて白ワインをふり、強火にする。煮立ったら蒸気がもれないようにしっかりふたをして中火で2～3分、さらに弱火で15分炊く。

9 **8**に**6**をのせ、またふたをして5分炊き、火を消して少し蒸らす。パセリをふってレモンを添え、好みでBをかける。

デイリーMenu ⓭

夕食 **Supper**

- 鶏肉の照り焼き
- 小松菜とかまぼこのわさびあえ
- しいたけとはるさめのスープ
- ごはん

材料 [1人分]

● 鶏肉の照り焼き
鶏もも肉（皮なし）・・・・・・・・・・60g
A [しょうゆ・・・・・・3g（小さじ1/2）
　　 みりん・・・・・・・3g（小さじ1/2）
　　 おろししょうが・・・・・・・・・1g
油・・・・・・・・・・・・・・・6g（大さじ1/2）
さやいんげん・・・・・・・・・・・・・30g
ミニトマト・・・・・・・・・・・10g（1個）

● 小松菜とかまぼこのわさびあえ
小松菜・・・・・・・・・・・・・・・・・・45g
かまぼこ・・・・・・・・・・・・・・・・10g
しょうゆ・・・・・・・3g（小さじ1/2）
わさび・・・・・・・・・・・・・・・・・少量

● しいたけとはるさめのスープ
生しいたけ・・・・・・・・・・・・・・10g
ねぎ・・・・・・・・・・・・・・・・・・・・5g
はるさめ・・・・・・・・・・・・・・乾5g
A [水・・・・・・・・・・・・・・・・・70ml
　　 顆粒中華だし
　　　　・・・・・・・・1g（小さじ1/2弱）
B [しょうゆ・・・・・・1g（ミニ1弱）
　　 塩・・・・・・・・・・・・・・・・0.1g
　　 酒・・・・・・・・・・・1g（ミニ1）

● ごはん
ごはん・・・・・・・・・・・・・・・・・150g

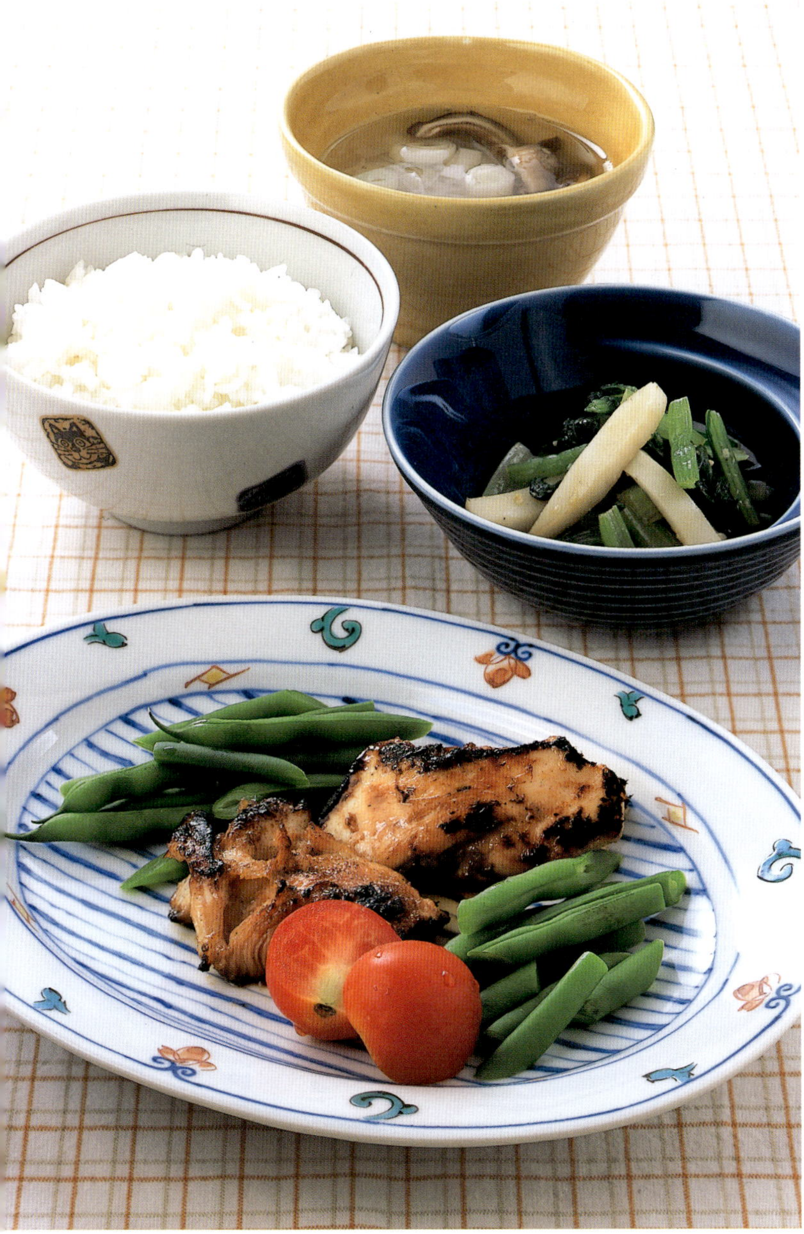

鶏肉の照り焼き
1 鶏肉は2～3切れのそぎ切りにし、Aに10～20分漬け込む。
2 さやいんげんは食べやすい長さに切ってゆで、湯をきる。ミニトマトは半分に切る。
3 フライパンに油を熱し、**1**を汁けを切って並べ、両面をこんがりと焼く。火が通ったら漬け汁をかけてからめる。
4 器に**2**と**3**を盛り合わせる。

小松菜とかまぼこのわさびあえ
1 小松菜はゆでて水にさらし、水けを絞って3cm長さに切る。
2 かまぼこは短冊切りにする。
3 しょうゆとわさびをとき混ぜて**1**、**2**をあえる。

しいたけとはるさめのスープ
1 しいたけは薄切り、ねぎは小口切りにする。はるさめは熱湯でゆでて水にとり、水けをきって食べやすく切る。
2 なべにAとしいたけを入れて煮立て、Bで調味し、ねぎとはるさめを加えてさっと煮る。

デイリー Menu ⑭

ごはんをカリッとお焼きにすれば、食欲もまた増進

Total エネルギー**1603**kcal　たんぱく質**52.7**g　カリウム**1414**mg　リン**673**mg　食塩**5.5**g

朝食 Breakfast

焼きザケ　野菜とはるさめの五目いため　ごはん（のりのつくだ煮）
煮りんごのヨーグルトかけ

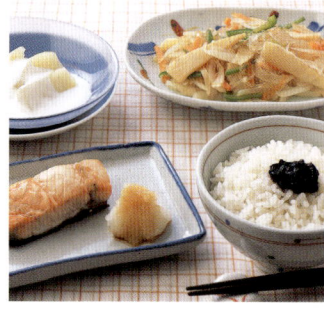

メニュー	エネルギー kcal	たんぱく質 g	カリウム mg	リン mg	食塩 g
焼きザケ	75	11.4	222	125	0.4
野菜とはるさめの五目いため	101	0.8	88	20	0.6
ごはん（のりのつくだ煮）	258	3.9	44	51	0.2
煮りんごのヨーグルトかけ	72	1.1	100	35	0
合計	506	17.2	454	231	1.2

主菜が焼き物なので、副菜ははるさめ入りのいため物でエネルギーを確保します。りんごは前の晩にシロップ煮にしておくとよいでしょう。

昼食 Lunch

卵とハムと野菜のサンドイッチ　フライドポテト
レモンティー　カルピスゼリー

メニュー	エネルギー kcal	たんぱく質 g	カリウム mg	リン mg	食塩 g
卵とハムと野菜のサンドイッチ	393	14.7	267	189	1.9
フライドポテト	60	0.8	190	14	0.2
レモンティー	5	0.1	16	3	0
カルピスゼリー	118	2.7	57	13	0
合計	576	18.3	530	219	2.1

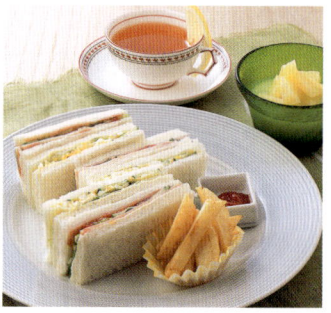

しっとりやわらかなサンドイッチに、カリッと揚げたポテト、さわやかなゼリーと、レストラン気分で楽しめるメニューです。じゃが芋はカリウムが多いので、よく水にさらして下ゆでしてから揚げましょう。

夕食 Supper

おこげのあんかけ　エビシューマイ（市販品）　かぶの酢の物

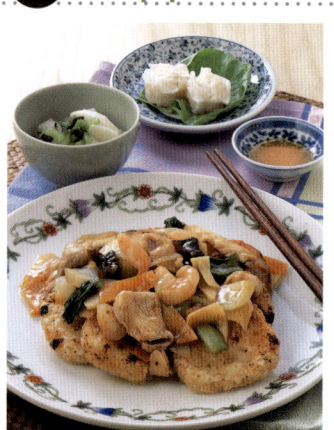

メニュー	エネルギー kcal	たんぱく質 g	カリウム mg	リン mg	食塩 g
おこげのあんかけ	458	15.1	320	192	1.5
エビシューマイ（市販品）	52	1.9	38	23	0.5
かぶの酢の物	11	0.2	72	8	0.2
合計	521	17.2	430	223	2.2

メインは、ごはんを丸く成形してごま油で香ばしく焼き、具たっぷりのあんをかける中国料理。あつあつがおいしいので手順よく作りましょう。シューマイは市販品を利用して手間を省きます。

	エネルギー200kcal	たんぱく質10g	アップの対策	合計 エネルギー216kcal＋たんぱく質8.9g UP
朝	77kcal	5.3g	サケを20g増やして70gに、ごはんを30g増やして180gにする。	
昼	31kcal	2.0g	サンドイッチにスライスチーズ約1/2枚（9g）を加える。	
夕	108kcal	1.6g	おこげのごはんを30g、かたくり粉を0.5g、ごま油を2gそれぞれ増やす（順に180g、2g、10gにする）。さらにシューマイを1個増やして3個にする。	

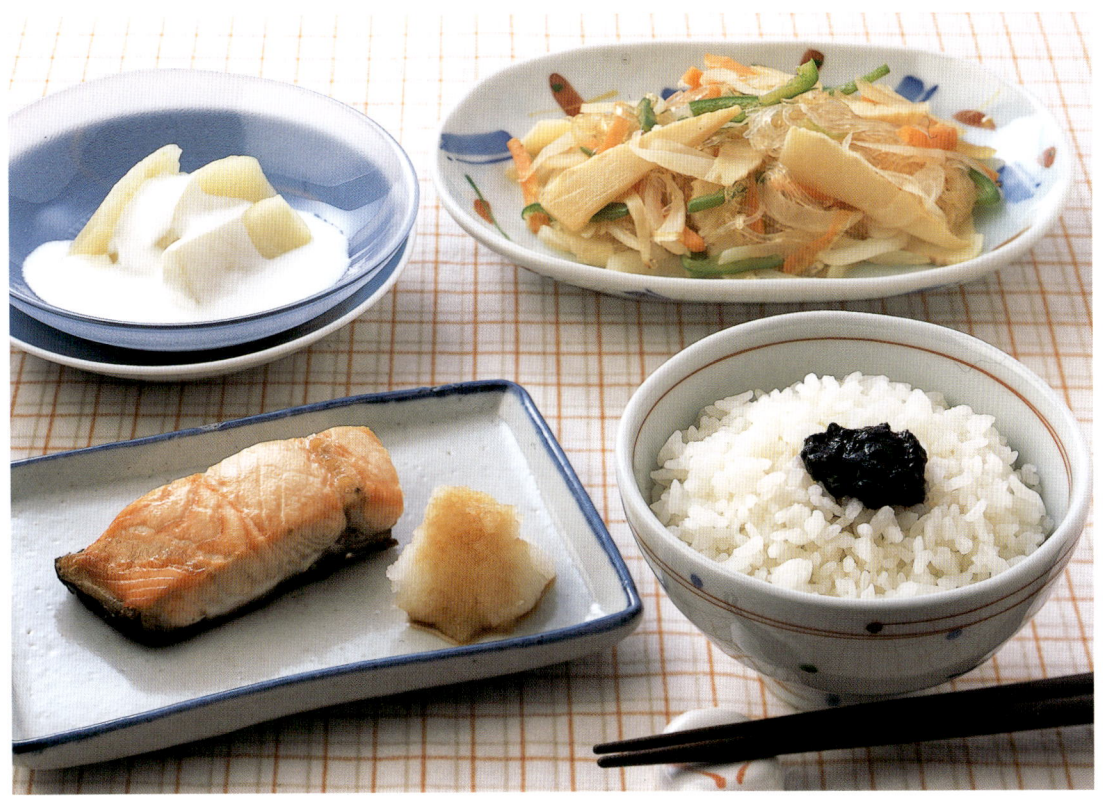

朝食 Breakfast

・焼きザケ
・野菜とはるさめの五目いため
・ごはん（のりのつくだ煮）
・煮りんごのヨーグルトかけ

材料[1人分]

● 焼きザケ
生ザケ……………………50g
おろし大根………………20g
※だしわりしょうゆ
　…………………5g（小さじ1弱）

● 野菜とはるさめの五目いため
玉ねぎ……………………45g
ゆで竹の子………………10g
にんじん…………………10g
ピーマン……………………5g
はるさめ………………乾10g

油……………………5g（小さじ1と1/4）
A ┌ 塩……………………0.4g（ミニ1/3）
　│ しょうゆ……………1g（ミニ1弱）
　└ こしょう……………………少量

● ごはん（のりのつくだ煮）
ごはん……………………150g
※三島減塩のり佃煮……8g（1袋）

● 煮りんごのヨーグルトかけ
りんご……………………40g
A ┌ 水……………………15ml（大さじ1）
　│ 砂糖…………………8g（大さじ1弱）
　└ レモン汁………………1g（ミニ1）
プレーンヨーグルト………30g

■ 焼きザケ

生ザケは魚焼きグリルかオーブントースターなどで両面を焼いて火を通す。器に盛り、おろし大根を添えてしょうゆをかける。

■ 野菜とはるさめの五目いため

1 玉ねぎと竹の子は薄切り、にんじんとピーマンはせん切りにし、すべてゆでて湯をきる。
2 はるさめはゆでて水にとり、水けをきって食べやすく切る。
3 フライパンに油を熱して1、2の順に加えていため、Aで味をつける。

■ 煮りんごのヨーグルトかけ

1 りんごは皮をむいてくし形に切る。なべに入れてAを加え、弱火で汁けがなくなるまで煮る。
2 さましてから器に盛り、ヨーグルトをかける。

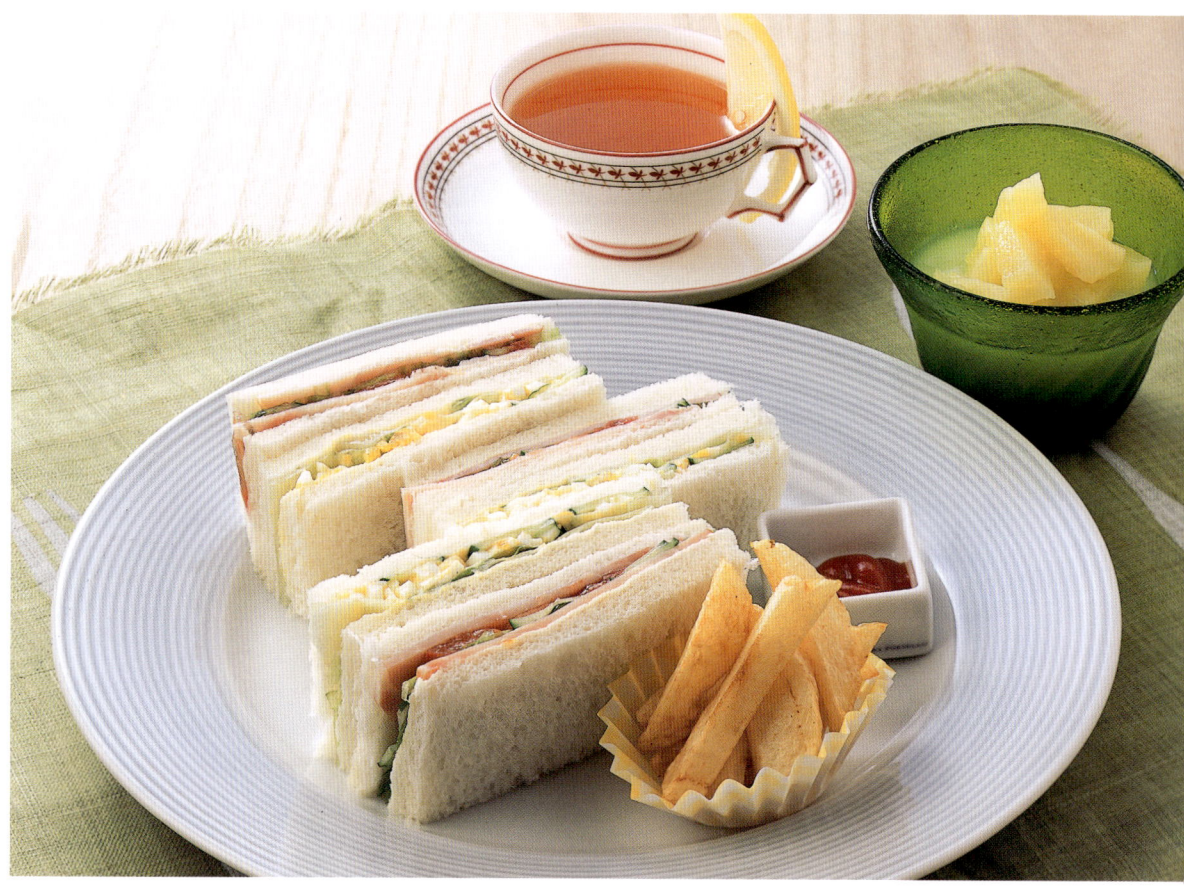

昼食 Lunch

- 卵とハムと野菜のサンドイッチ
- フライドポテト
- レモンティー
- カルピスゼリー

材料[1人分]

●卵とハムと野菜のサンドイッチ
食パン（12枚切り・耳なし）
　　　　　　　　　　　90g（4枚）
A ┌ マーガリン　　6g（大さじ1/2）
　└ 練りがらし　　　　　　　少量
　┌ ゆで卵　　　　　25g（1/2個）
　└ マヨネーズ　　　　4g（小さじ1）
ロースハム　　　　　　　　　15g
レタス　　　　　　　　　　　15g
きゅうり　　　　　　　　　　15g
トマト　　　　　　　　　　　20g

●フライドポテト
じゃが芋　　　　　　　　　　50g
揚げ油　　　　　　　　　　　適量
トマトケチャップ　　5g（小さじ1）

●レモンティー
紅茶　　　　　　　　　　　80mℓ
レモンの薄切り　　　　　　　1枚

●カルピスゼリー
┌ 粉ゼラチン　　2.5g（小さじ1弱）
└ 水　　　　　　12mℓ（小さじ2強）
　┌ カルピス　　　　　　　　20g
A │ 水　　　　　　　　　　80mℓ
　└ ❊粉飴　　　　　　　　　10g
パイナップル（缶詰）　　　　30g

卵とハムと野菜のサンドイッチ

1 ゆで卵は刻み、マヨネーズを混ぜる。
2 レタスはちぎる。きゅうりとトマトは薄切りにする。
3 食パンの片面にAを塗り、2枚1組にして、1組には1と半量のレタスときゅうりをはさむ。もう1組にはハム、トマト、残りのレタスときゅうりをはさむ。
4 ラップをかけて軽く押さえて落ち着かせ、食べやすく切る。

フライドポテト

1 じゃが芋は拍子木切りにして水にさらし、熱湯で2分くらいゆでて湯をきり、水けをふく。
2 中温の揚げ油で1をからりと揚げる。ケチャップを添える。

カルピスゼリー

1 粉ゼラチンは水にふり入れて混ぜ、ふやかす。
2 なべにAを入れて温め、1を加えて煮とかす（煮立てない）。
3 火からおろしてあら熱をとり、水でぬらした器に流し入れ、冷蔵庫で冷やし固める。
4 パイナップルを小さめの一口大に切り、3にのせる。

デイリーMenu 14

夕食 Supper

- おこげのあんかけ
- エビシューマイ（市販品）
- かぶの酢の物

材料 [1人分]

●おこげのあんかけ
- ごはん……………………150g
- かたくり粉……1.5g（小さじ1/2）
- ごま油………8g（小さじ2）
- 豚もも薄切り肉（脂身なし）……30g
- むきエビ……………………20g
- 青梗菜………………………30g
- ゆで竹の子…………………20g
- にんじん……………………10g
- きくらげ（もどす）……………乾1g
- しょうがのみじん切り………2g
- 油……………………4g（小さじ1）
- 酒…………3g（小さじ1/2強）
- 湯………100ml（1/2カップ）
- A[カキ油……3g（小さじ1/2）
     塩………1g（ミニ1弱）]
- B[かたくり粉……2g（小さじ2/3）
     水………7ml（小さじ1強）]
- こしょう・酢……………各適量

●エビシューマイ（市販品）
- エビシューマイ……28g（小2個）
- サラダ菜……………………5g
- A[※減塩しょうゆ
       ……………2g（小さじ1/3）
     酢………3g（小さじ1/2強）
     練りがらし…………少量]

●かぶの酢の物
- かぶ……………………30g
- かぶの葉………………3g
- A[酢………3g（小さじ1/2強）
     砂糖……1g（小さじ1/3）
     塩………0.2g（ミニ1/6）]

おこげのあんかけ

[おこげ]
1 ごはんはあら熱をとって5～6等分にし、ラップにはさんで約8mm厚さの小判形にのばし、両面（縁を少しあけた内側）にかたくり粉をまぶす。
2 フライパンに半量のごま油を熱して1を並べて中火で焼く。下の面に焼き色がついたら一度とり出し、残りのごま油を熱して裏を下にして並べ、裏も焼く。

[あん]
1 豚肉は一口大に切り、エビは背ワタを除く。
2 青梗菜は軸と葉に分けて一口大に切り、竹の子は薄切り、にんじんは短冊切りにする。いずれもゆでて湯をきる。きくらげは食べやすく切る。
3 油を熱してしょうが、1、2（青梗菜の葉は残す）の順に加えていため、酒をふって湯を加えて煮立てる。材料に火が通ったらAで調味し、Bでとろみをつけ、最後に青梗菜の葉を混ぜる。

[仕上げ]
器におこげを盛ってあんをかけ、好みでこしょう・酢をかける。

※おこげもあんもあつあつがおいしいので、おこげを焼きながらあんを作るとよい。

エビシューマイ（市販品）

シューマイは電子レンジなどで温め、サラダ菜を敷いた器に盛り、Aを混ぜたたれを添える。

かぶの酢の物

かぶは2～3mm幅のくし形に切り、葉とともにゆでる。葉は水にとり、水けを絞って1cm長さに切る。以上をAであえる。

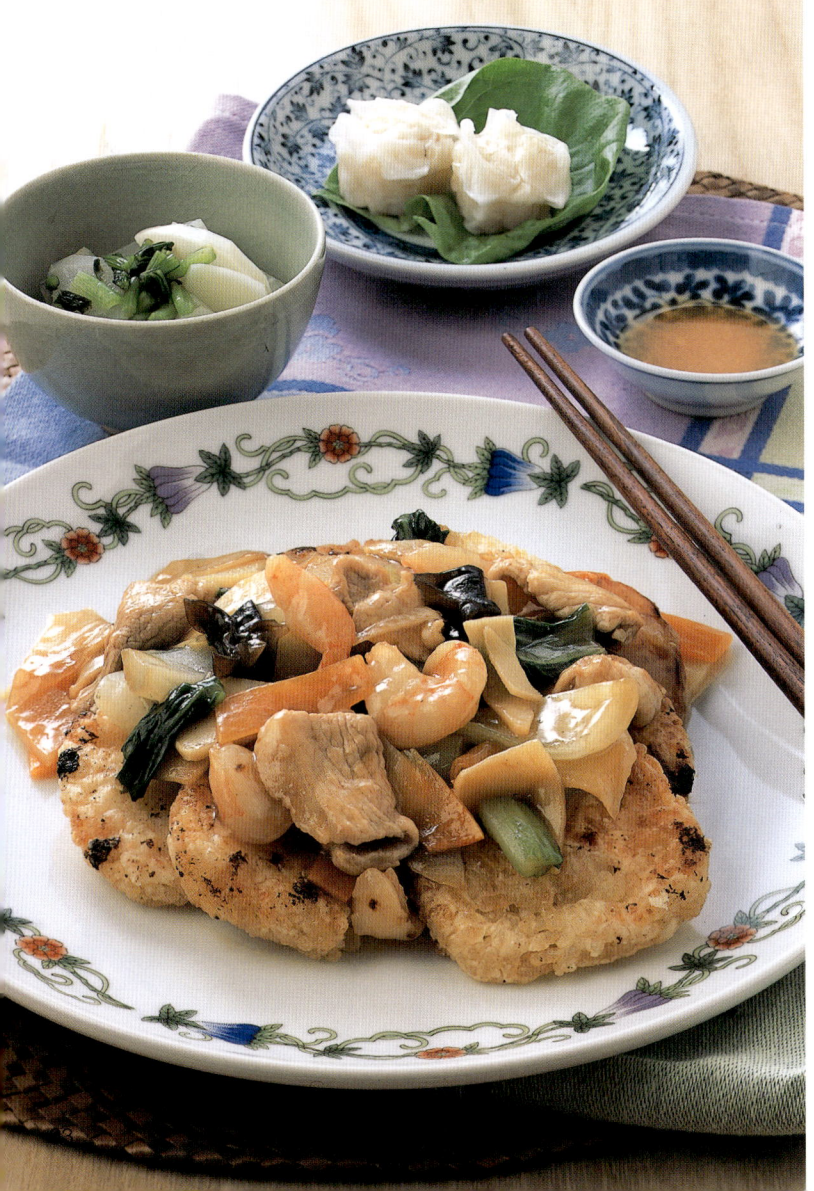

外食・中食ガイド

ポピュラーな外食・中食の栄養成分値の目安です。
あくまでも一例として参考にしましょう。
とり方のアドバイスは121ページをごらんください。

参考：『毎日の食事のカロリーガイド』
『外食・コンビニ・惣菜のカロリーガイド』（女子栄養大学出版部）

外食

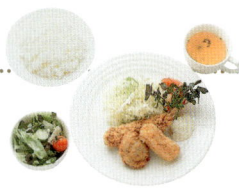

五目ラーメン
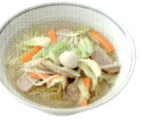
たんぱく質 **26**g
670kcal　食塩7g

にぎりずし
たんぱく質 **25**g
510kcal　食塩2.6g
＊つけじょうゆは含まず

ミックスフライ定食（タルタルソース添え）
たんぱく質 **29**g
950kcal　食塩2.6g

肉南蛮うどん
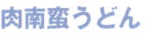
たんぱく質 **17**g
450kcal　食塩5.3g

あんかけ焼きそば
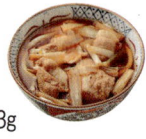
たんぱく質 **19**g
520kcal　食塩3.6g

ブリの照り焼き定食
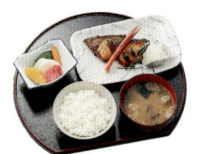
たんぱく質 **31**g
680kcal　食塩5.7g

マーボーなす定食
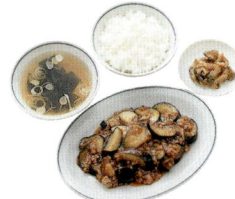
たんぱく質 **13**g
720kcal　食塩4.6g

中食

いなりずし（2個）
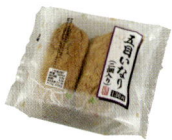
たんぱく質 **7**g
211kcal　食塩1.4g

幕の内弁当
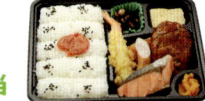
たんぱく質 **24**g
740kcal　食塩3.9g

ハンバーガー
たんぱく質 **13**g
260kcal　食塩1.9g

サケおにぎり
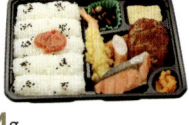
たんぱく質 **8**g
210kcal　食塩1.4g

鶏もも唐揚げ
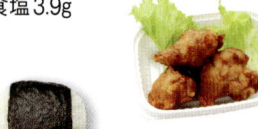
たんぱく質 **17**g
260kcal　食塩1.5g

肉まん
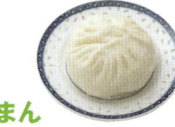
たんぱく質 **10**g
260kcal　食塩1.2g

PART 2
特別な日のメニュー

外食する日
中食をとる日
1泊旅行の2日間
お正月
お祝いの日

Special menu
Special menu
Special menu

掲載メニュー1日あたり栄養量
- エネルギー1600kcal
- たんぱく質50g
- カリウム1500mg
- リン700mg
- 食塩6g

※エネルギー200kcal＋たんぱく質10gアップ対策も紹介！

家族や親しい友人と、ときには外食や中食をとったり、

旅行に出かけたり、

お正月やお祝いの日にはごちそうを囲んだりしたいですね。

そんなときの対策メニューを載せました。

特殊食品も活用するなどくふうしだいで

ごちそうも楽しめます。

どんな状況でもきちんと食事管理できるノウハウを身につけましょう。

外食する日のMenu ① (メニュー)

昼は外で牛丼。朝夕は肉以外の食材で低塩の配慮も忘れずに

Total エネルギー **1627** kcal　たんぱく質 **47.1** g　カリウム **1301** mg　リン **666** mg　食塩 **6.2** g

朝食 Breakfast

コーン入りいり卵　アスパラガスとエリンギのソテー
ごはん（梅びしお）　ヨーグルト

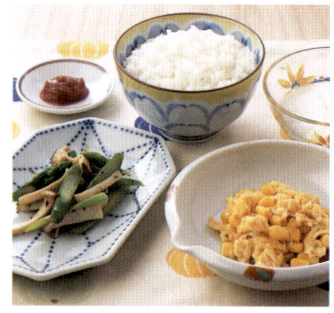

メニュー	エネルギー kcal	たんぱく質 g	カリウム mg	リン mg	食塩 g
コーン入りいり卵	66	3.6	60	54	0.3
アスパラガスとエリンギのソテー	29	1.2	129	32	0.3
ごはん（梅びしお）	257	3.8	44	51	0.6
ヨーグルト	54	3.4	120	80	0.2
合計	**406**	**12.0**	**353**	**217**	**1.4**

外食をする日は、予定した外食メニューと異なる食材を他の2食で使います。今日は昼に牛丼を予定しているので、朝は卵と野菜類、乳製品を。

昼食 Lunch [外食]

牛丼セット

メニュー	エネルギー kcal	たんぱく質 g	カリウム mg	リン mg	食塩 g
牛丼（並）	682	14.4	148	142	1.4
みそ汁	27	1.9	112	33	1.3
合計	**709**	**16.3**	**260**	**175**	**2.7**

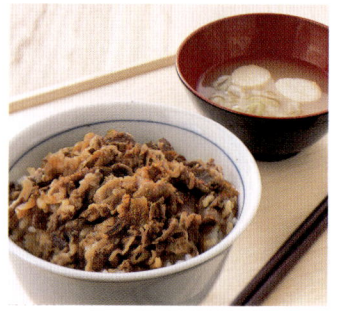

チェーン店の牛丼は、ここで示したものより、たんぱく質、食塩が多めのようです。牛丼は全量食べてもみそ汁や漬物類は残すようにします。もちろん卵や「つゆだく」はやめましょう。

夕食 Supper

アジのから揚げのマリネ　白菜のミルク煮
ごはん（ふりかけ）　くだもの

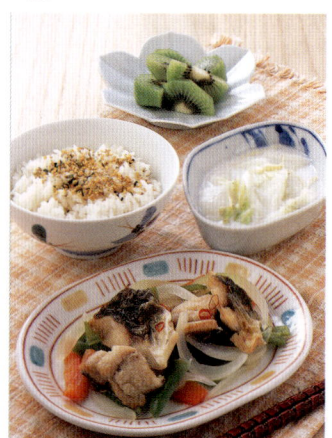

メニュー	エネルギー kcal	たんぱく質 g	カリウム mg	リン mg	食塩 g
アジのから揚げのマリネ	176	12.7	327	156	1.1
白菜のミルク煮	36	1.1	107	35	0.8
ごはん（ふりかけ）	263	4.3	51	61	0.2
くだもの	37	0.7	203	22	0
合計	**512**	**18.8**	**688**	**274**	**2.1**

昼の外食では野菜が不足気味なので、夜は野菜を少し多めに使います。アジを油で揚げて彩りのよい野菜と合わせたマリネは、量的にも満足できます。マリネの酢、ミルク煮の牛乳は、少量の塩味を引き立てる効果があります。

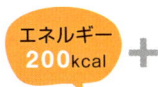 ＋ たんぱく質 10g アップの対策　　　合計　エネルギー204kcal＋たんぱく質10.4g UP

朝	50kcal	0.8g	ごはんを30g増やして180gにする。
昼	76kcal	6.2g	外食の牛丼に卵1個（50g）を追加する。
夕	78kcal	3.4g	白菜のミルク煮に鶏ひき肉15gを加える（具をいためるときに加える）。さらにごはんを30g増やして180gにする。

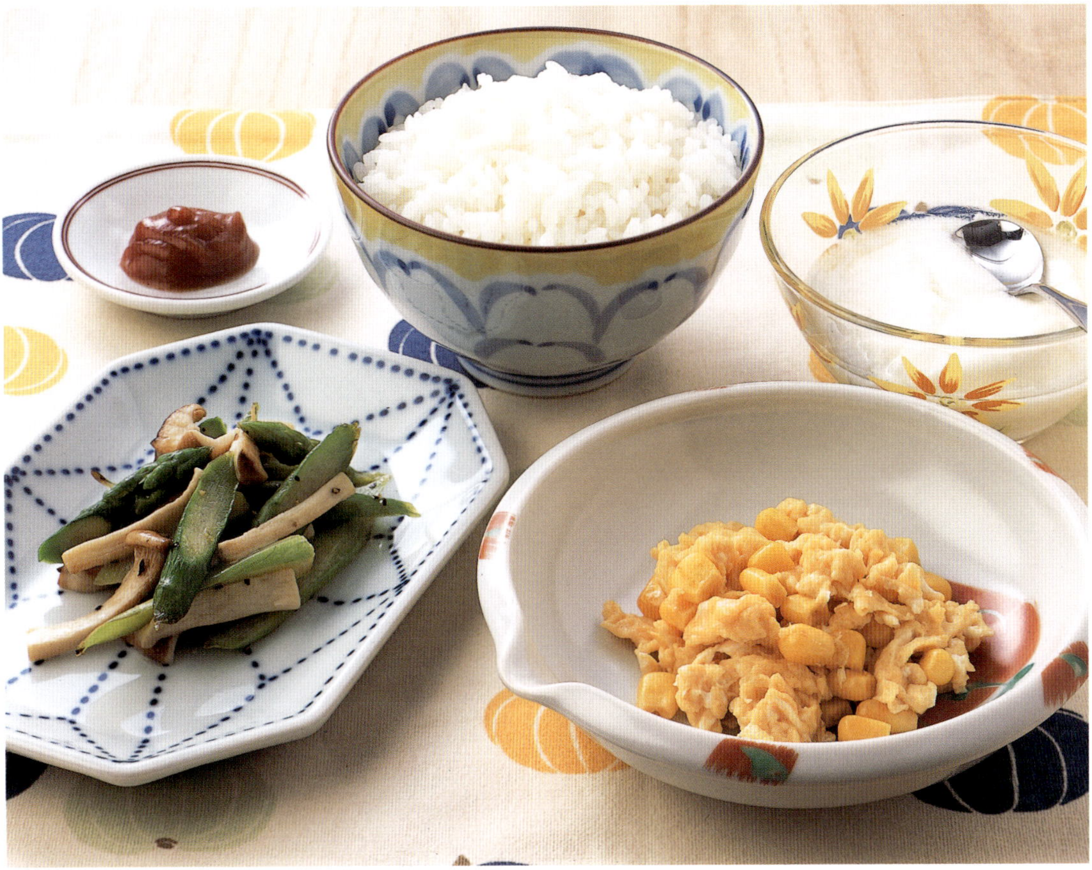

 朝食　Breakfast

・コーン入りいり卵
・アスパラガスとエリンギのソテー
・ごはん（梅びしお）
・ヨーグルト

材料［1人分］
●コーン入りいり卵
卵･････････････････25g (1/2個)
スイートコーン（粒状缶詰）･･････20g
塩････････････････････････0.1g
しょうゆ･･････････0.3g (ミニ1/4)
みりん･･････････････1g (ミニ1弱)
油････････････････1g (小さじ1/4)

●アスパラガスとエリンギのソテー
グリーンアスパラガス･･･････････30g
エリンギ･････････････････････15g
にんにくのみじん切り･･･････････少量
油･････････････････2g (小さじ1/2)
塩･･････････････････0.3g (ミニ1/4)
あらびきこしょう･･････････････少量
●ごはん（梅びしお）
ごはん･･････････････････････150g
※三島うめびしお･･･････････8g (1袋)
●ヨーグルト
加糖ヨーグルト･･････････････80g (1個)

■ コーン入りいり卵

1 卵はときほぐしてコーンと塩、しょうゆ、みりんを混ぜる。
2 フライパンに油を熱して**1**を流し入れ、ふわりといり上げる。

■ アスパラガスと
エリンギのソテー

1 アスパラガスは根元の皮をむき、斜めに一口大に切り、熱湯でゆでて湯をきる。
2 エリンギは縦に1cm幅に切る。
3 フライパンに油を熱してにんにくを入れ、**1**、**2**をいためて、塩とあらびきこしょうで調味する。

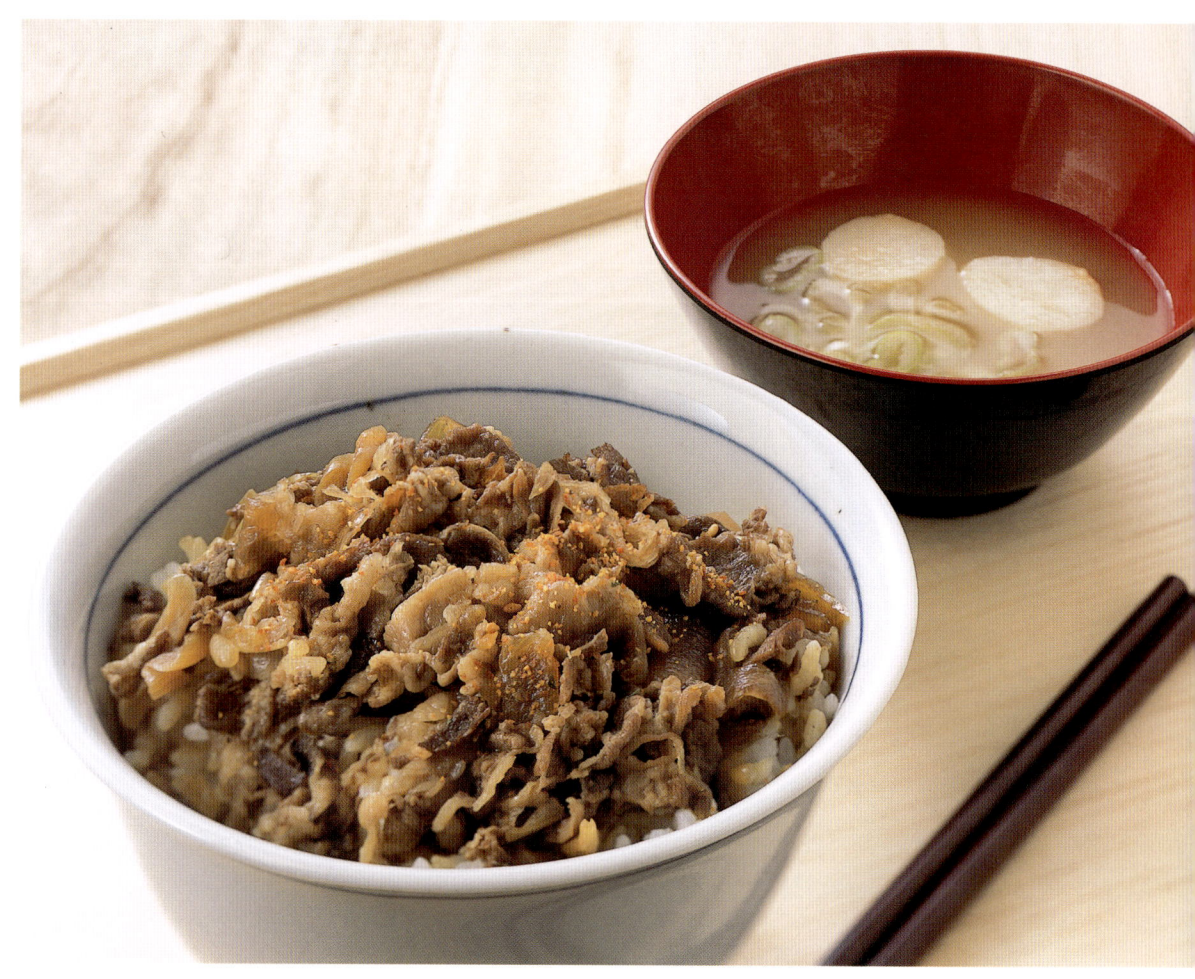

昼食
・牛丼セット

Lunch
[外食]

memo
牛丼も店により内容はいろいろですが、チェーン店の牛丼（並）は1食のたんぱく質が20g、食塩が3g前後の店もあります。その場合、みそ汁や漬物、紅しょうがは食べないようにしましょう。
ごはん物で他に比較的おすすめなのは天丼やカレーライス、チャーハン、リゾット、中華丼、ビビンバなどです。いずれも肉や魚介があまり多くないものを選ぶことが、ポイントです。

材料 [1人分]
●牛丼セット
牛丼（並）…………………1人分全量
　（具は牛肉、玉ねぎ。ごはんは約300g）
みそ汁………汁は半量（約100mℓ）
　までにしてあとは残す
※漬物や紅しょうがは食べない。

外食する日のMenu ①

夕食 Supper

- アジのから揚げのマリネ
- 白菜のミルク煮
- ごはん(ふりかけ)
- くだもの

材料 [1人分]

●アジのから揚げのマリネ
- アジ (三枚におろした身)……60g
- 塩……0.1g
- 小麦粉……3g (小さじ1)
- 揚げ油……適量
- 玉ねぎ……30g
- ピーマン……15g
- 赤ピーマン……15g
- A
  - 酢……15g (大さじ1)
  - 油……3g (小さじ3/4)
  - 塩……0.3g (ミニ1/4)
  - 顆粒コンソメ……1.2g (小さじ1/2弱)
  - こしょう……少量
  - 赤とうがらし……少量

●白菜のミルク煮
- 白菜……60g
- しょうがのみじん切り……1g
- 油……1g (小さじ1/4)
- A
  - 水……15㎖ (大さじ1)
  - 顆粒中華だし……0.5g (ミニ1)
  - 酒……2.5g (小さじ1/2)
  - 牛乳……20g (大さじ1と1/3)
  - 塩……0.5g (ミニ1/2弱)
- B
  - かたくり粉……1g (小さじ1/3)
  - 水……3㎖ (小さじ2/3)

●ごはん (ふりかけ)
- ごはん……150g
- ふりかけ (のりたま)……2.5g

●くだもの
- キウイフルーツ……70g

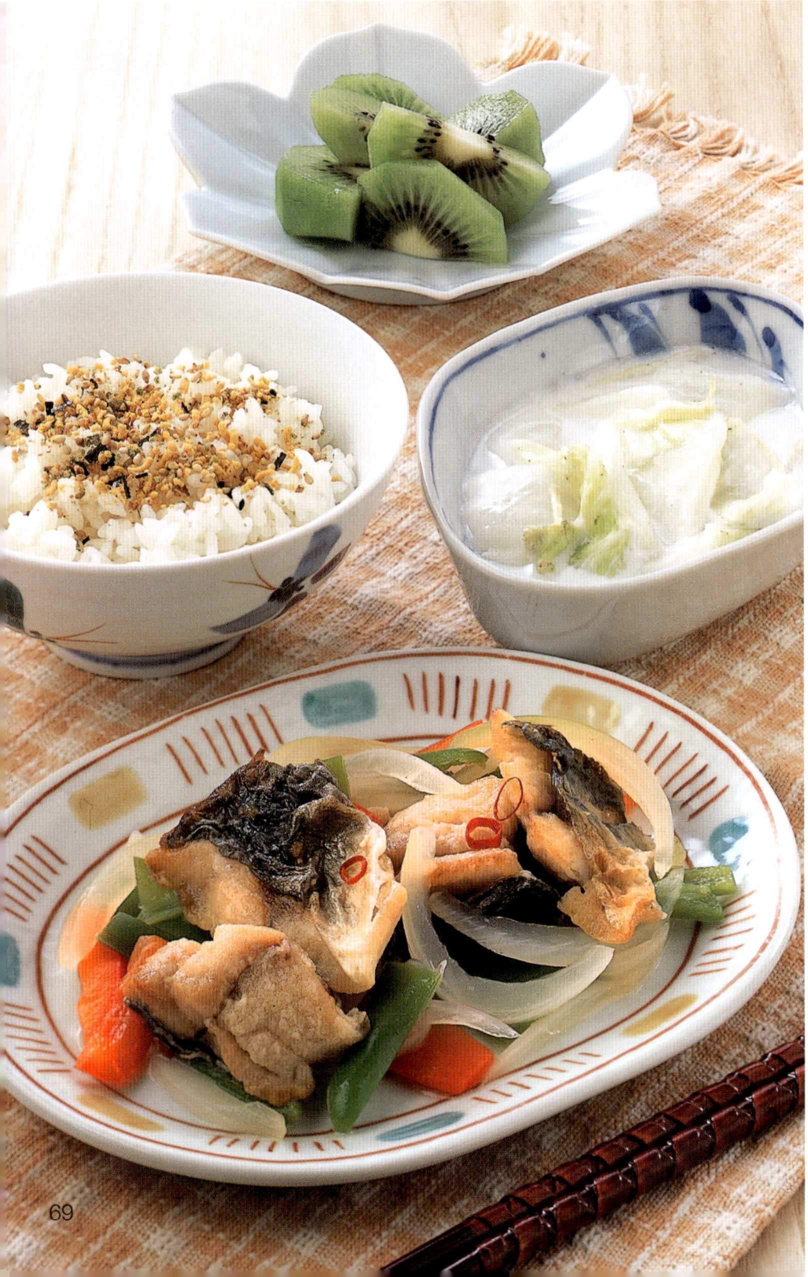

■ アジのから揚げのマリネ

1 アジは一口大に切り、塩をふる。
2 玉ねぎは薄切りにしてゆでる。ピーマン2種は5㎜幅に切る。
3 バットにAを合わせて2を加えておく。
4 アジに小麦粉をまぶし、中温に熱した揚げ油でからりと揚げ、油をきって3に入れる。味がなじむまでしばらく漬け込む。

■ 白菜のミルク煮

1 白菜は一口大に切り、ゆでて湯をきる。
2 油を熱してしょうがと1を軽くいため、Aを加える。煮立ったらBの水どきかたくり粉を加えてとろみをつける。

外食する日のMenu ② (メニュー)

外食がスパゲティの日は、朝夕は和食でバランス調整を

Total エネルギー **1579** kcal　たんぱく質 **50.5** g　カリウム **1362** mg　リン **639** mg　食塩 **5.6** g

朝食 Breakfast

ギンダラの塩焼き　もやしのごまマヨネーズあえ
ごはん　フルーツシロップ　ビスケット（特殊食品）

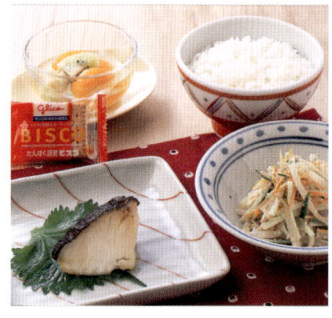

メニュー	エネルギー kcal	たんぱく質 g	カリウム mg	リン mg	食塩 g
ギンダラの塩焼き	163	9.5	241	126	0.9
もやしのごまマヨネーズあえ	67	1.1	38	25	0.4
ごはん	252	3.8	44	51	0
フルーツシロップ	57	0.2	46	5	0
ビスケット（特殊食品）	54	0.3	5	6	0
合計	593	14.9	374	213	1.3

昼の外食に備え、主菜は魚の中でもたんぱく質が少なめのギンダラを使います。缶詰のくだものや特殊食品のお菓子はエネルギー源として常備を。

昼食 Lunch [外食]

きのこの和風スパゲティ　ミニサラダ
紅茶

メニュー	エネルギー kcal	たんぱく質 g	カリウム mg	リン mg	食塩 g
きのこの和風スパゲティ	437	16.5	202	175	3.0
ミニサラダ	9	0.4	95	14	0
紅茶	1	0.1	8	2	0
合計	447	17.0	305	191	3.0

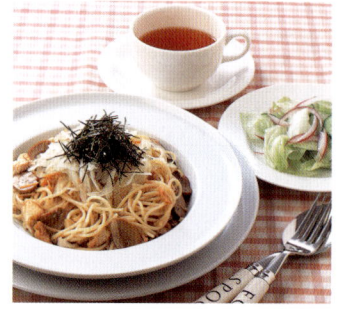

外で食べるスパゲティはたんぱく質源が少なめのものを選ぶと安心。このスパゲティはきのこが主体でたんぱく質源は鶏肉が30g程度です。1割残すようにします。サラダは野菜だけのシンプルなものを選び、ドレッシングはかけずに味わいます。

夕食 Supper

牛肉と大根とじゃが芋の煮物　かぶのナムル風
ごはん　りんごの赤ワインゼリー

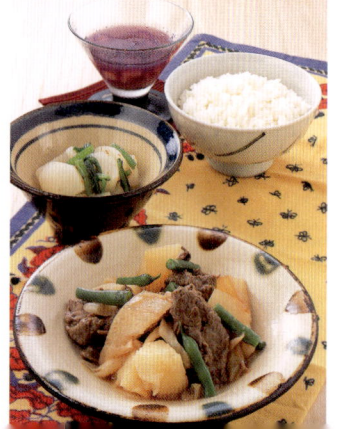

メニュー	エネルギー kcal	たんぱく質 g	カリウム mg	リン mg	食塩 g
牛肉と大根とじゃが芋の煮物	211	14.3	519	168	1.0
かぶのナムル風	28	0.4	107	14	0.3
ごはん	252	3.8	44	51	0
りんごの赤ワインゼリー	48	0.1	13	2	0
合計	539	18.6	683	235	1.3

脂身つきの肉とじゃが芋の入った煮物はボリューム豊かで、うす味でもこっくりした味わいです。副菜はごま油ととうがらしの風味で減塩を。缶詰のくだものはかんてんでゼリー風にして、ひと味グレードアップ。

	エネルギー	たんぱく質	アップの対策	合計 エネルギー202kcal＋たんぱく質8.5g UP
朝	120kcal	4.9g	主菜のギンダラを30g増やして100gにする（塩は増やさない）。また、ごはんを30g増やして180gにする。	
夕	82kcal	3.6g	おかずに冷ややっこ（絹ごし豆腐50gと減塩しょうゆ2g）をプラスし、ごはんは30g増やして180gにする。	

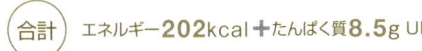

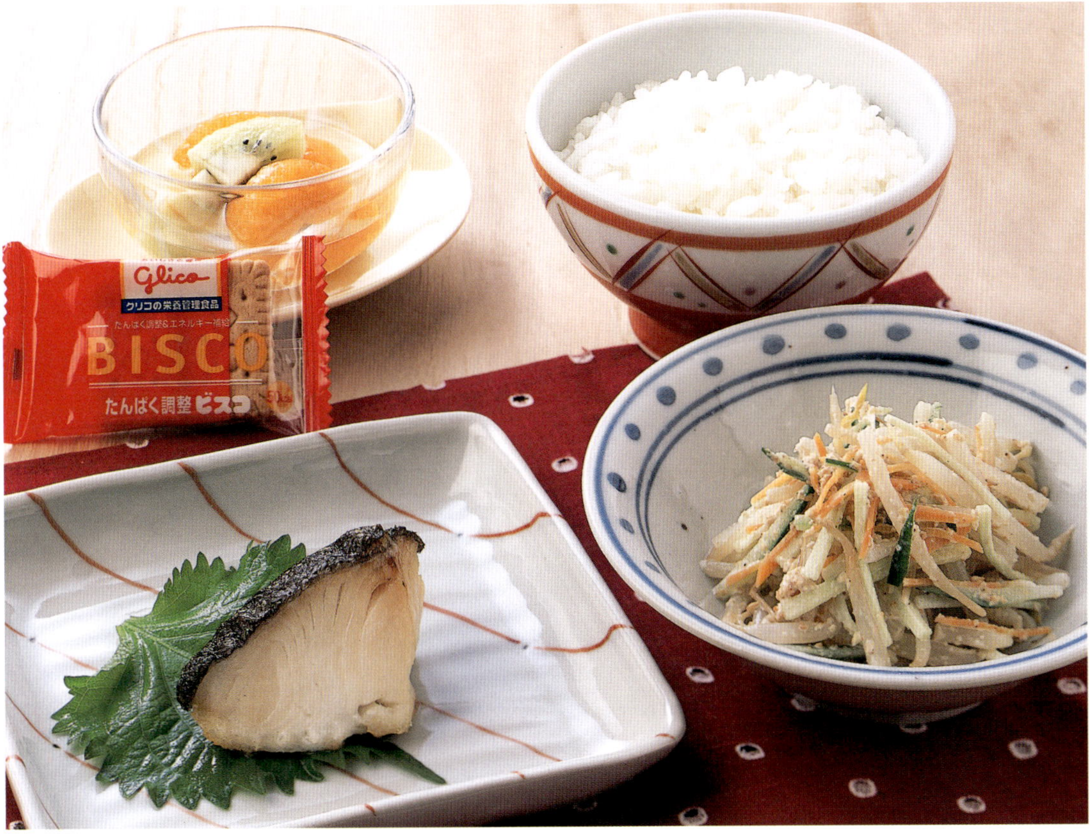

朝食 Breakfast

- ギンダラの塩焼き
- もやしのごまマヨネーズあえ
- ごはん
- フルーツシロップ
- ビスケット（特殊食品）

材料［1人分］

●ギンダラの塩焼き
- ギンダラ……70g
- 塩……0.8g（ミニ2/3弱）
- 青じそ……1枚

●もやしのごまマヨネーズあえ
- もやし……40g
- きゅうり……10g
- にんじん……3g
- A
  - すり白ごま……2g
  - マヨネーズ……7g（小さじ2弱）
  - 塩……0.3g（ミニ1/4）

●ごはん
- ごはん……150g

●フルーツシロップ
- みかん（缶詰）……20g
- キウイフルーツ……10g
- A
  - ※粉飴……10g
  - 水……20㎖（大さじ1と1/3）
  - レモン汁……少量

●ビスケット（特殊食品）
- ※たんぱく調整ビスコ……10g（2個入り1袋）

■ ギンダラの塩焼き
ギンダラは塩をふり、魚焼きグリルなどで焼き、青じそを敷いた器に盛る。

■ もやしのごまマヨネーズあえ
1 きゅうりとにんじんはせん切りにする。もやしとにんじんはゆでて湯をきる。
2 Aを混ぜ合わせ、1をあえる。

■ フルーツシロップ
1 Aをよく混ぜ合わせ、一口大に切ったキウイと缶詰のみかんを浸しておき、汁ごと器に盛る。

外食する日のMenu ❷

昼食 Lunch【外食】

- きのこの和風スパゲティ
- ミニサラダ
- 紅茶

材料[1人分の目安量]

●きのこの和風スパゲティ
きのこの和風スパゲティ
……………………1割残す
（具は鶏肉、きのこ、玉ねぎなど）
●ミニサラダ
ミニサラダ……………1人分全量
（ドレッシングはかけない）
●紅茶
紅茶………… 100㎖（1/2カップ）

memo

パスタは、めん類の中ではラーメンやそばなどの汁めんより低塩のものが多いという点で、選びやすい料理です。ただし、めん自体に1食分でたんぱく質を10g前後含むので、魚介や肉の使用量が少ないものを選ぶようにします。カルボナーラやタラ子入りはやめておきましょう。パスタ以外のめん料理では、天ざる、焼きそば、あんかけ焼きそばなどは比較的低たんぱくのものが多いようです。

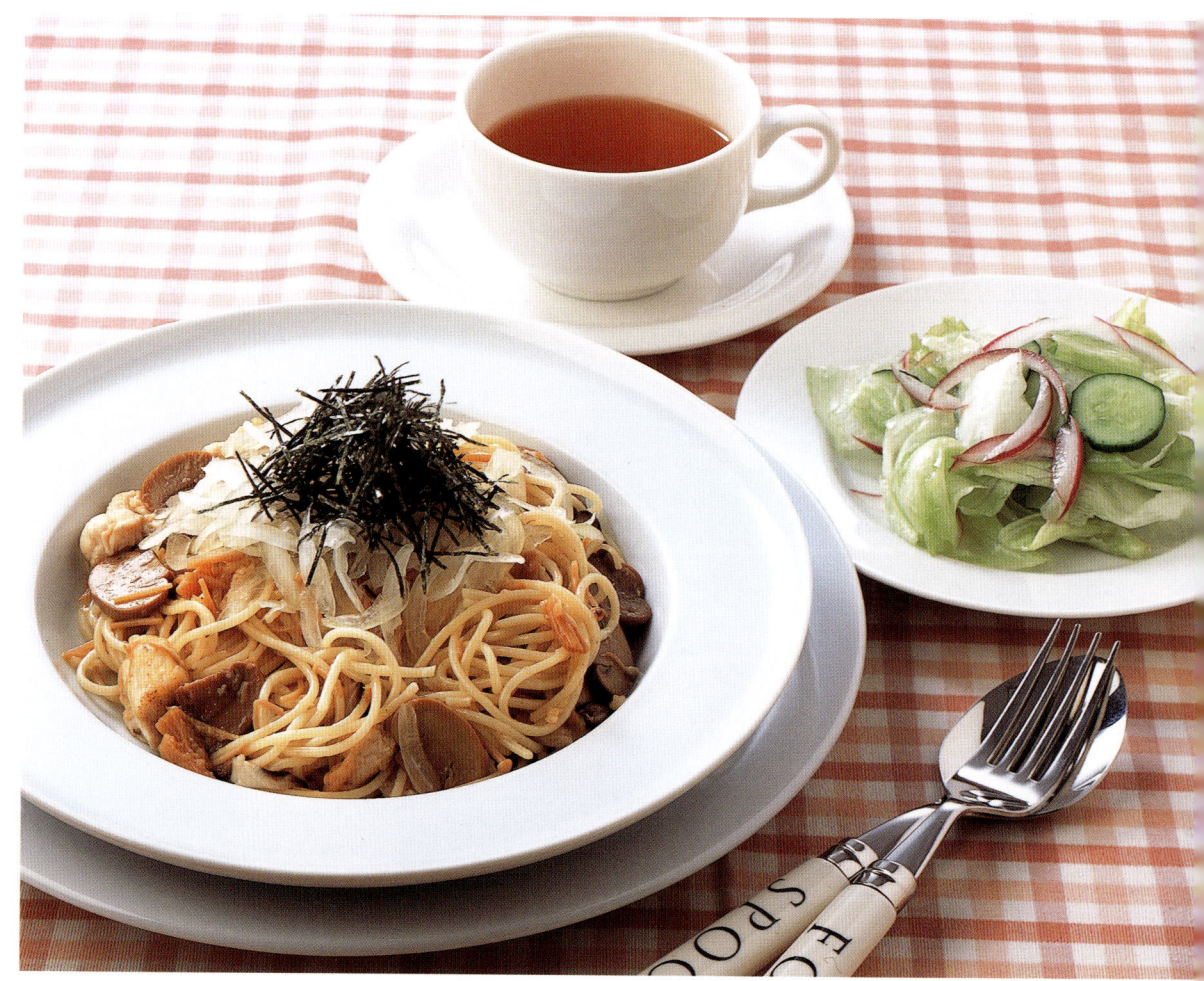

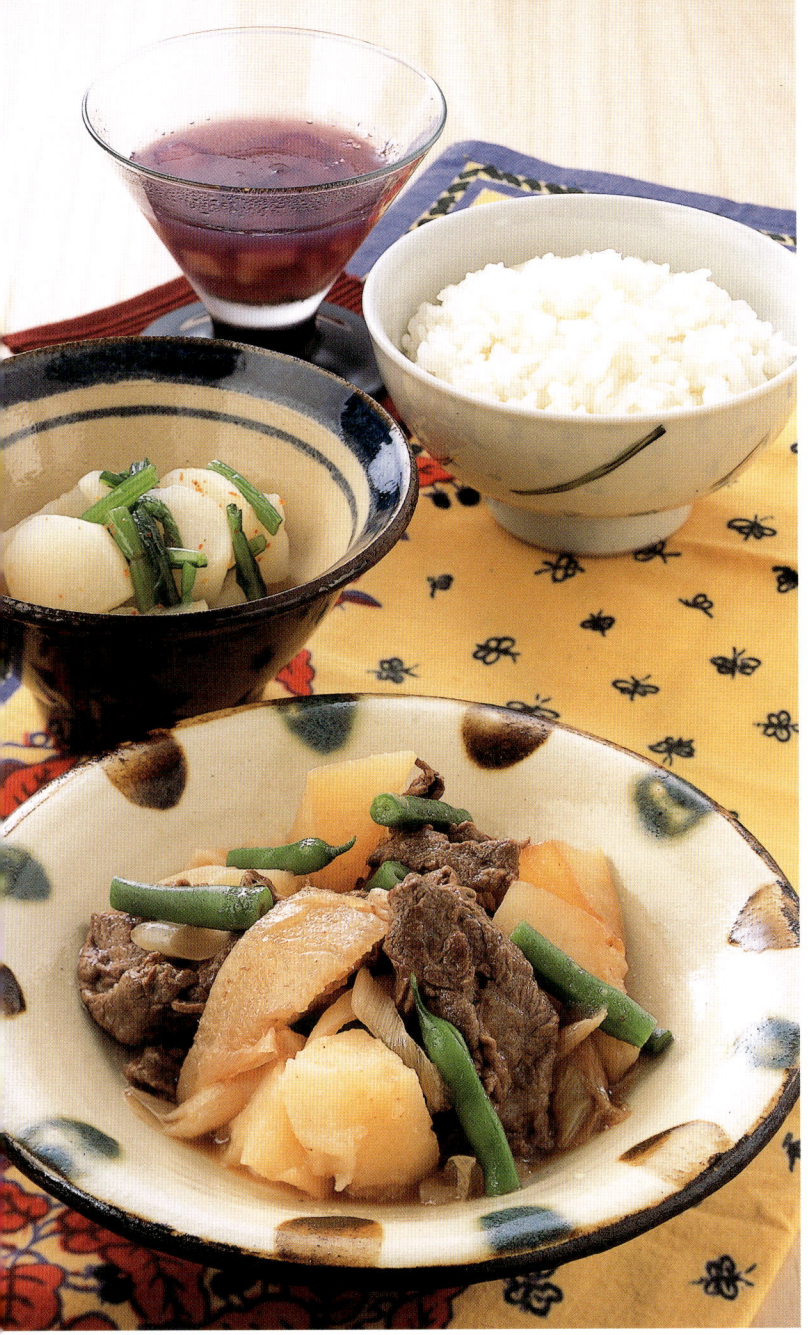

● かぶのナムル風
かぶ･････････････････40g
かぶの葉････････････10g
A ┌ 塩･･････････0.3g（ミニ1/4）
　│ ごま油･･････2g（小さじ1/2）
　└ 一味とうがらし･････少量
● ごはん
ごはん･･････････････150g
● りんごの赤ワインゼリー
りんご（缶詰）･･･････25g
水･･････････50mℓ（1/4カップ）
粉かんてん･････0.4g（ミニ1弱）
赤ワイン･･･････5g（小さじ1）
A ┌ ※粉飴･････････････5g
　└ 砂糖･･･････1g（小さじ1/3）

■ 牛肉と大根とじゃが芋の煮物
1 牛肉は一口大に切る。
2 大根とじゃが芋は大きめの乱切りにし、かためにゆでて湯をきる。ねぎは斜め薄切りにする。
3 さやいんげんは3㎝長さに切り、色よくゆでて湯をきる。
4 なべに油を熱してしょうがとにんにく、牛肉、大根とねぎの順に加えていためる。
5 4にAを加え、落としぶたをして煮、途中でじゃが芋を加えて煮汁がほぼなくなるまで煮る。
6 器に盛り、3を散らしのせる。

■ かぶのナムル風
1 かぶは一口大に切り、ゆでて湯をきる。葉もゆで、水にとり、水けを絞って3㎝長さに切る。
2 1にAをかけてあえる。

■ りんごの赤ワインゼリー
1 缶詰のりんごは1㎝角に切る。
2 なべに水と粉かんてんを入れて混ぜながら1～2分煮立て、Aを加えてとかし、火からおろして赤ワインを加える。
3 器に**1**を入れて**2**を流し入れ、冷蔵庫で冷やし固める。

夕食　Supper
・牛肉と大根とじゃが芋の煮物
・かぶのナムル風
・ごはん
・りんごの赤ワインゼリー

材料［1人分］
● 牛肉と大根とじゃが芋の煮物
牛もも薄切り肉（脂身つき）････60g
大根･･･････････････40g
じゃが芋･･･････････40g
ねぎ･･･････････････20g
さやいんげん･･････････10g
しょうがのみじん切り････････1g
にんにくのみじん切り････････1g
油･･････････････2g（小さじ1/2）
A ┌ だし･･････････30mℓ（大さじ2）
　│ しょうゆ･･････6g（小さじ1）
　│ 砂糖････････1g（小さじ1/3）
　└ 酒･･･････････8g（大さじ1/2強）

中食をとる日のMenu（メニュー）

昼は市販のざるそばで息抜き。夜は手軽でも栄養充実献立

Total エネルギー**1657**kcal たんぱく質**46.6**g カリウム**1357**mg リン**782**mg 食塩**6.1**g

朝食 Breakfast

いり豆腐　もやしの梅肉あえ　小松菜のお浸し
低たんぱくごはん　フルーツヨーグルト

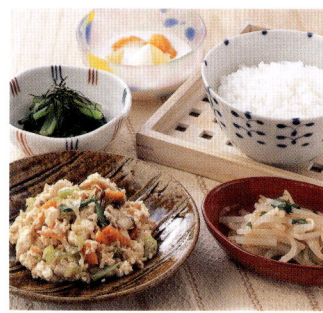

メニュー	エネルギー kcal	たんぱく質 g	カリウム mg	リン mg	食塩 g
いり豆腐	101	7.4	214	111	1.0
もやしの梅肉あえ	5	0.6	13	9	0.2
小松菜のお浸し	9	0.9	75	25	0.4
低たんぱくごはん	292	0.2	0	27	0
フルーツヨーグルト	61	1.9	101	52	0.1
合計	468	11.0	403	224	1.7

中食や外食でとりにくい大豆製品や野菜、乳製品を組み入れた朝食です。主食は低たんぱくのごはんにしましょう。

昼食 Lunch 【中食（市販品）】

ざるそばセット　ごぼうサラダ
クッキー（特殊食品）

メニュー	エネルギー kcal	たんぱく質 g	カリウム mg	リン mg	食塩 g
ざるそばセット	357	13.8	216	242	2.6
ごぼうサラダ	198	2.1	140	57	0.4
クッキー（特殊食品）	100	0.6	8	6	0
合計	655	16.5	364	305	3.0

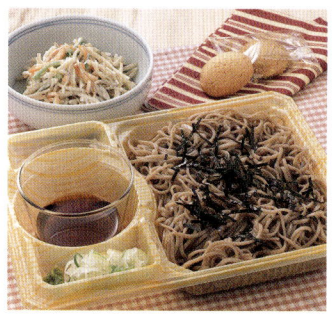

そばはめん類の中でもたんぱく質が多く、エネルギーは充分にとれないので、油を使った野菜料理や特殊食品のお菓子を添えましょう。ごぼうサラダは歯ごたえがあるので充実感も高まります。そばのつゆは半分残します。

夕食 Supper

サケの蒸し煮オーロラソース　ブロッコリーのカニあんかけ
ピクルス風サラダ　ごはん　抹茶白玉のあずきかけ

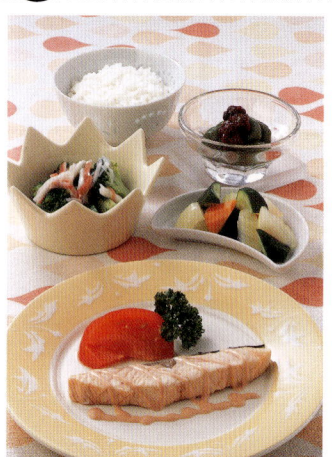

メニュー	エネルギー kcal	たんぱく質 g	カリウム mg	リン mg	食塩 g
サケの蒸し煮オーロラソース	143	10.5	263	122	0.8
ブロッコリーのカニあんかけ	29	3.0	129	50	0.4
ピクルス風サラダ	25	0.3	143	17	0.2
ごはん	252	3.8	44	51	0
抹茶白玉のあずきかけ	85	1.5	11	13	0
合計	534	19.1	590	253	1.4

昼に不足ぎみだった良質たんぱく質やビタミンを補えるメニューです。サケはまろやかなソースで味わいます。ブロッコリーは少量のカニ風味かまぼこを使ったあんで存在感アップ。食後には和風の甘味を楽しみましょう。

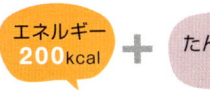 アップの対策　合計 エネルギー218kcal＋たんぱく質10.7g UP

朝	10kcal	4.3g	低たんぱくごはんを普通の白飯180gにかえる。
昼	125kcal	0g	特殊食品の飲料「元気ジンジン（コーヒー味）」1個（100ml）を添える。
夕	83kcal	6.4g	主菜の生ザケを25g増やして70gにし、ごはんを30g増やして180gにする。

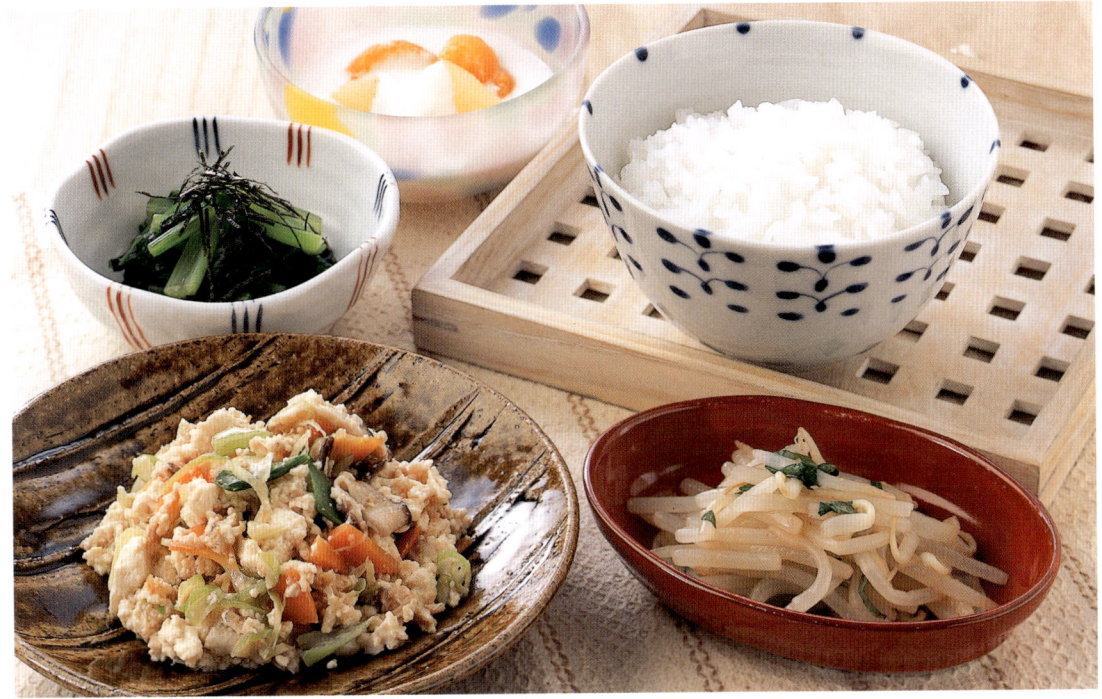

朝食 Breakfast

- いり豆腐
- もやしの梅肉あえ
- 小松菜のお浸し
- 低たんぱくごはん
- フルーツヨーグルト

材料［1人分］

●いり豆腐
もめん豆腐･････････70g
鶏ひき肉･･････････10g
にんじん･･････････10g
生しいたけ････････10g
ねぎ･･････････････10g
さやえんどう･･････10g
油････････････1g（小さじ1/4）
A ┌ しょうゆ･････3g（小さじ1/2）
　├ 塩･･････････0.5g（ミニ1/2弱）
　├ 砂糖･･･････1g（小さじ1/3）
　├ みりん･･････1g（ミニ1弱）
　└ 酒･･････････2g（小さじ1/2弱）

●もやしの梅肉あえ
もやし････････････40g
❋ジャネフねりうめ･･････3g
青じそ････････････1/2枚

●小松菜のお浸し
小松菜････････････50g
A ┌ しょうゆ･･2.5g（小さじ1/2弱）
　└ だし･･････2ml（小さじ1/2弱）
刻みのり･･････････少量

●低たんぱくごはん
❋ゆめごはん1/25トレー
　　　　　　180g（1パック）

●フルーツヨーグルト
りんご（缶詰）････････15g
みかん（缶詰）････････15g
プレーンヨーグルト･･････50g
砂糖･････････2g（小さじ2/3）

■いり豆腐

1 豆腐は水けをよくきっておく。
2 にんじんは薄いいちょう切り、しいたけは薄切り、ねぎとさやえんどうは斜め薄切りにする。ねぎ以外はゆでて湯をきる。
3 なべに油を熱してひき肉、2の順に加えていため、豆腐とAを加えて混ぜ、汁けがなくなるまでいり煮にする。

■もやしの梅肉あえ

もやしはゆでて湯をきる。青じそは細く切り、水にさらして絞る。以上をねりうめであえる。

■小松菜のお浸し

1 小松菜はゆでて水にとり、水けを絞って3cm長さに切る。
2 1にAをかけてあえ、器に盛って刻みのりをのせる。

■フルーツヨーグルト

缶詰のりんごは一口大に切り、みかんとともに器に盛る。ヨーグルトに砂糖を混ぜてかける。

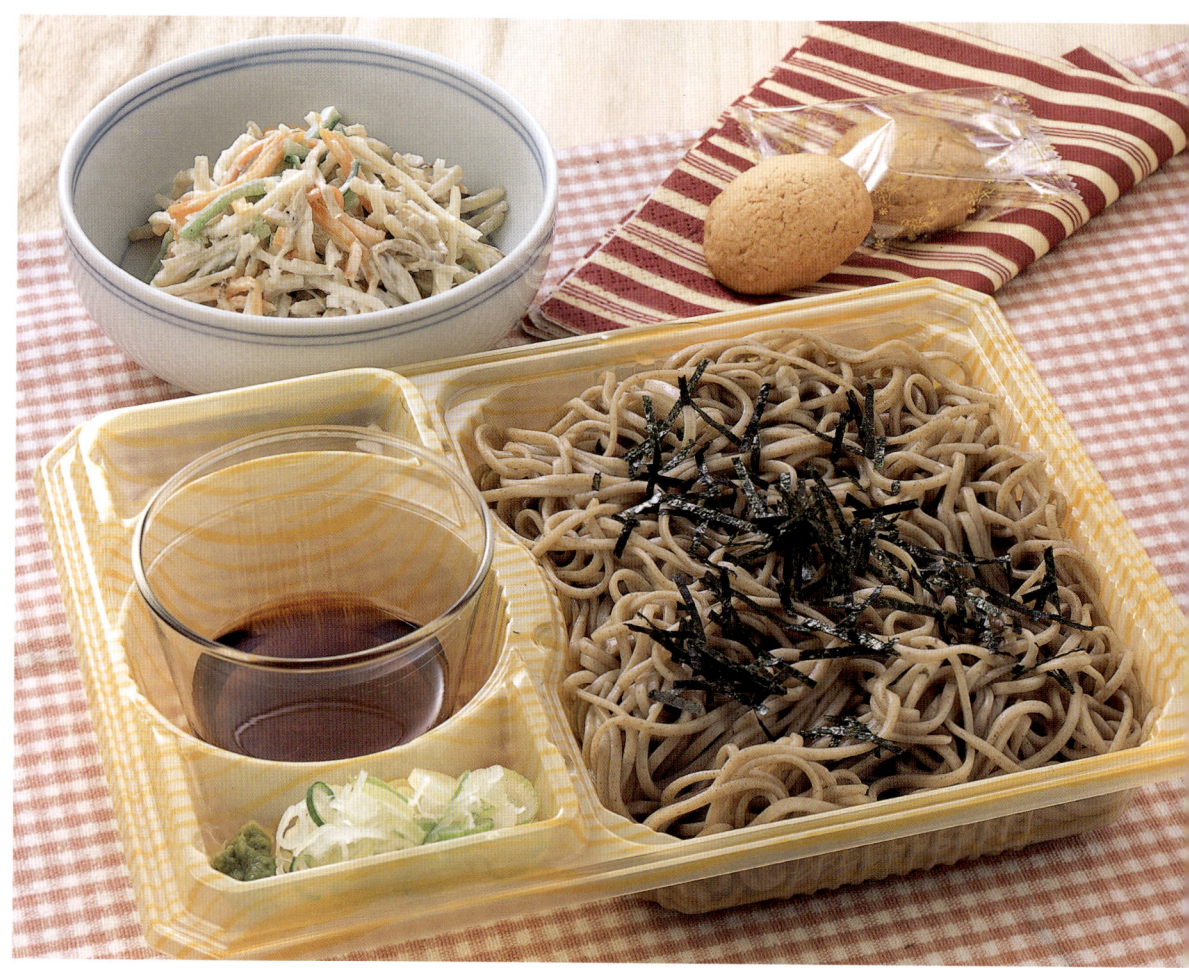

| 昼食 | Lunch [中食（市販品）] |

- ざるそばセット
- ごぼうサラダ
- クッキー（特殊食品）

材料 [1人分]
● ざるそばセット
そば………… 1人分全量（約240g）
そばつゆ…… 80mlにしてあとは残す
薬味（ねぎ、のり、わさび）
………………………… 1人分全量
● ごぼうサラダ
ごぼうサラダ…………… 85gまで
（ごぼう、きゅうり、にんじんなどを
ごま風味のマヨネーズであえたもの）
● クッキー（特殊食品）
※ ニューマクトンクッキー
………………… 18.6g（2枚）

memo

買ってきてすぐ食べられる料理は多種多様ですが、ここではコンビニで調う、比較的低たんぱくでエネルギーのとりやすい組み合わせ例を紹介しています。つけそばは汁の量を調節できるのがよい点です。おかずは栄養表示をよく見て、多ければ2回に分けるなどしましょう。
中食で人気のある巻きずしやいなりずしは標準的な1食で食塩量5g前後になるので、半量程度にして特殊食品のお菓子などを組み合わせるのが無難です。

中食をとる日のMenu（メニュー）

夕食 Supper

- サケの蒸し煮オーロラソース
- ブロッコリーのカニあんかけ
- ピクルス風サラダ
- ごはん
- 抹茶白玉のあずきかけ

材料 [1人分]

●サケの蒸し煮オーロラソース
生ザケ･････････････････････45g
塩･･････････････0.4g（ミニ1/3）
こしょう･･･････････････････少量
（玉ねぎ、セロリの葉など少量）

A ┌ マヨネーズ
  │ ･････････10g（小さじ2と1/2）
  │ トマトケチャップ･5g（小さじ1）
  └ こしょう････････････････少量
トマト（くし形切り）･････････30g
パセリ･････････････････････少量

●ブロッコリーのカニあんかけ
ブロッコリー････････････････60g
カニ風味かまぼこ･････････････5g

A ┌ 水･･････････30ml（大さじ2）
  │ 顆粒中華だし･0.3g（ミニ1/2）
  │ 塩････････････････････0.1g
  │ しょうゆ･････0.5g（ミニ1/2）
  └ 酒･････････2g（小さじ1/2弱）
B ┌ かたくり粉･･･1g（小さじ1/3）
  └ 水･･･････3ml（小さじ2/3）
しょうが汁･････････････････少量

●ピクルス風サラダ
セロリ･････････････････････20g
きゅうり･･･････････････････20g
にんじん･･･････････････････10g

A ┌ 酢･･････････････5g（小さじ1）
  │ 塩････････････0.2g（ミニ1/6）
  │ 砂糖････････1.5g（小さじ1/2）
  │ 油（あればしその実油）
  └ ････････････1g（小さじ1/4）

●ごはん
ごはん････････････････････150g

●抹茶白玉のあずきかけ
白玉粉･････････････････････20g
抹茶････････････0.1g（ミニ1/4）
水･･･････････20ml（大さじ1と1/3）
ゆであずき（缶詰）･････････････5g

■ サケの蒸し煮オーロラソース

1 サケは皿などにのせて塩、こしょうをふり、玉ねぎやセロリの葉などのくず野菜をのせ、蒸し器で蒸す。または湯せんか電子レンジで加熱してもよい。
2 くず野菜を除いて器に盛り、トマトとパセリを添え、Aを混ぜたオーロラソースをかける。

■ ブロッコリーのカニあんかけ

1 ブロッコリーは小房に分けてゆで、湯をきって器に入れる。
2 なべにAを合わせて温め、カニ風味かまぼこをほぐして加え、煮立ったらBでとろみをつけ、しょうが汁を加えて1にかける。

■ ピクルス風サラダ

1 野菜はどれも一口大の乱切りにし、セロリときゅうりは水にさらし、にんじんはゆでる。
2 1の水けをきり、Aであえる。

■ 抹茶白玉のあずきかけ

1 白玉粉と抹茶を合わせ、水を加えてよくこね、団子に丸めて中央を軽くくぼませる。
2 1を沸騰湯でゆで、水にとって冷やし、水けをきる。器に盛り、ゆであずきをかける。

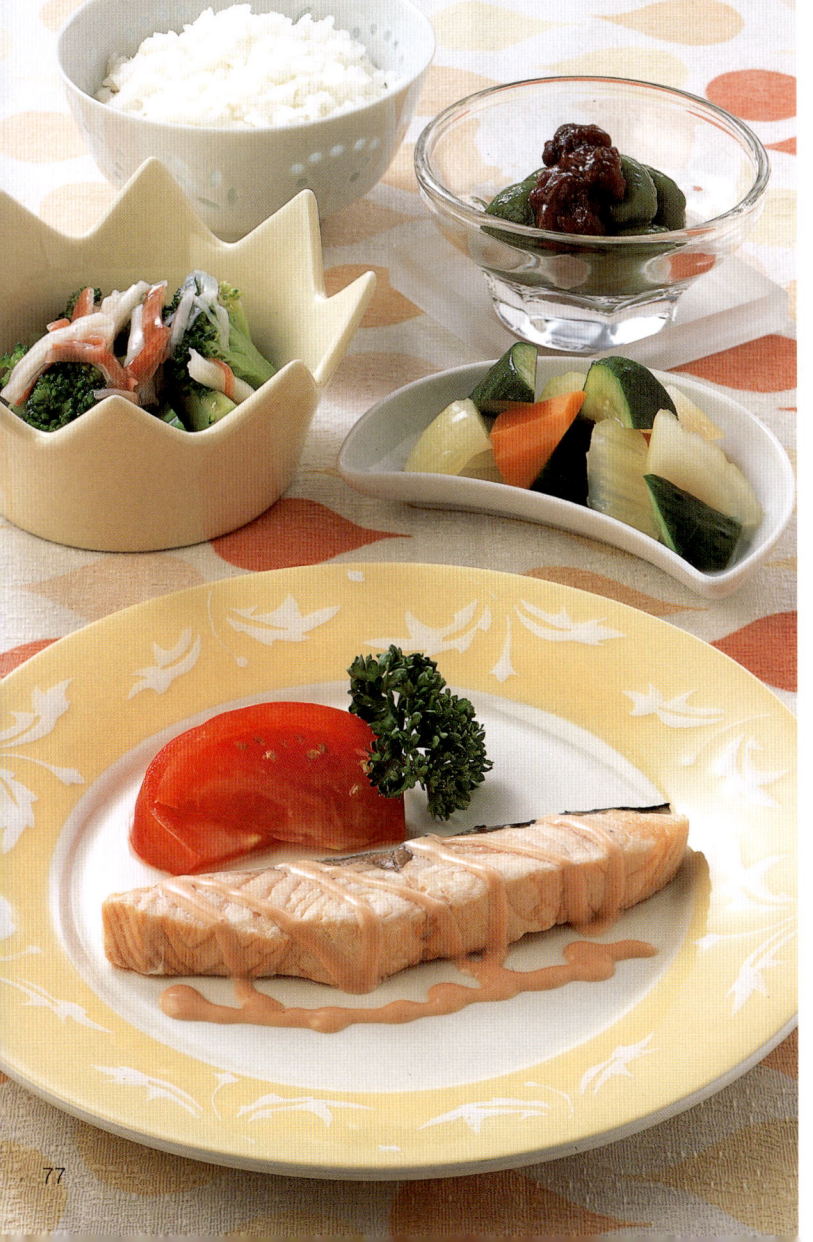

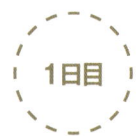

1日目

1泊旅行のMenu（メニュー）

旅先の夕食を楽しむために、朝昼は低たんぱく低塩に徹して

Total エネルギー**1532**kcal　たんぱく質**42.4**g　カリウム**1482**mg　リン**629**mg　食塩**6.0**g

朝食 Breakfast [自宅で]

白菜としらたきのいため煮　低たんぱくごはん（ふりかけ）
ミニゼリー（特殊食品）

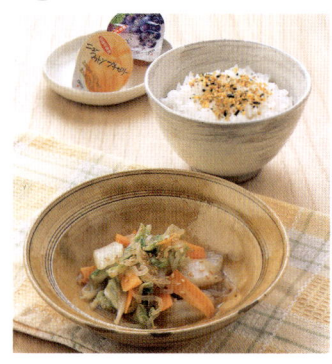

メニュー	エネルギー kcal	たんぱく質 g	カリウム mg	リン mg	食塩 g
白菜としらたきのいため煮	61	0.8	80	25	0.7
低たんぱくごはん（ふりかけ）	303	0.7	7	37	0.2
ミニゼリー（特殊食品）	100	0	3	1	0.1
合計	464	1.5	90	63	1.0

旅先での楽しみはやはり食事。そのために、出発前の朝は野菜料理と低たんぱくのごはん、特殊食品のゼリーでたんぱく質をできるだけおさえましょう。

昼食 Lunch [中食（市販品）]

おにぎり　ミニサラダ
栄養補給クッキー　緑茶

メニュー	エネルギー kcal	たんぱく質 g	カリウム mg	リン mg	食塩 g
おにぎり	219	3.7	54	47	1.1
ミニサラダ	40	1.2	170	28	0.4
栄養補給クッキー	200	4.0	46	40	0.4
緑茶	2	0.2	27	2	0
合計	461	9.1	297	117	1.9

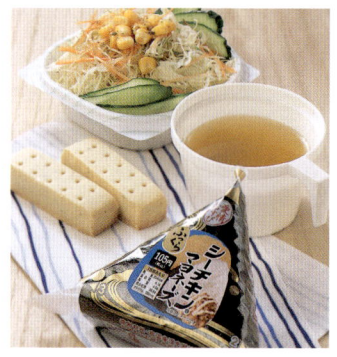

移動中にとるお昼も低たんぱくを心がけます。おにぎりやサラダなど、どこでも手に入る食品の組み合わせは、およその栄養価を覚えておくと便利です。サラダのドレッシングは半分残して食塩摂取をおさえます。お茶の飲みすぎにも気をつけて。

夕食 Supper [旅館食]

刺身盛り合わせ　天ぷら　野菜の炊き合わせ
ごま豆腐　きゅうりの酢の物　ごはん

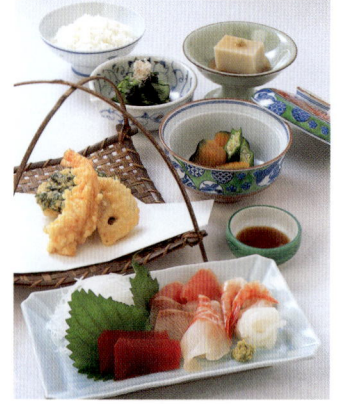

メニュー	エネルギー kcal	たんぱく質 g	カリウム mg	リン mg	食塩 g
刺身盛り合わせ	185	21.2	449	249	1.0
天ぷら	131	4.9	152	74	0.2
野菜の炊き合わせ	47	1.0	207	26	0.4
ごま豆腐	60	1.3	108	38	0.7
きゅうりの酢の物	16	0.9	150	28	0.8
ごはん	168	2.5	29	34	0
合計	607	31.8	1095	449	3.1

朝昼の食事をセーブすれば、旅館やホテルのごちそうを気持ちも豊かに味わえます。食事の内容は行き先・宿泊先により千差万別ですが、これくらい食べられるという目安量をつかんでおきましょう。

2日目

道中のお弁当も楽しんで、帰宅後は特殊食品で"体休め"

Total エネルギー**1604**kcal たんぱく質**43.1**g カリウム**1418**mg リン**550**mg 食塩**6.0**g

朝食 Breakfast [旅館食]

サバの塩焼き　だし巻き卵　なめこおろし
みそ汁　ごはん　くだもの

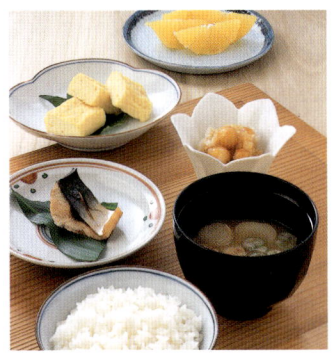

メニュー	エネルギー kcal	たんぱく質 g	カリウム mg	リン mg	食塩 g
サバの塩焼き	74	6.2	99	66	0.5
だし巻き卵	131	6.5	91	97	0.8
なめこおろし	12	0.7	146	23	0.4
みそ汁	20	1.4	84	24	1.0
ごはん	252	3.8	44	51	0
くだもの	20	0.5	70	12	0
合計	509	19.1	534	273	2.7

旅館の食事は、朝食もたんぱく質や食塩が多い傾向があります。塩けの少なそうなおかず3品と半量のみそ汁くらいが安全です。

昼食 Lunch [中食(市販品)]

照り焼き魚弁当　ウーロン茶

メニュー	エネルギー kcal	たんぱく質 g	カリウム mg	リン mg	食塩 g
照り焼き魚弁当	540	18.1	570	197	2.3
ウーロン茶	0	0	13	1	0
合計	540	18.1	583	198	2.3

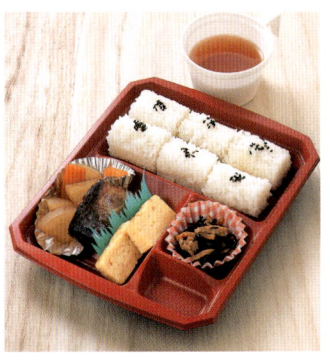

駅弁も旅の魅力の1つ。市販弁当は中身・量ともに多種多様ですが、ここに示した量を目安に楽しみましょう。しょっぱいと感じるおかずは残す思い切りのよさが大事です。

夕食 Supper [自宅で]

酢豚(特殊食品)　トマトのサラダ
低たんぱくごはん　ミニゼリー(特殊食品)

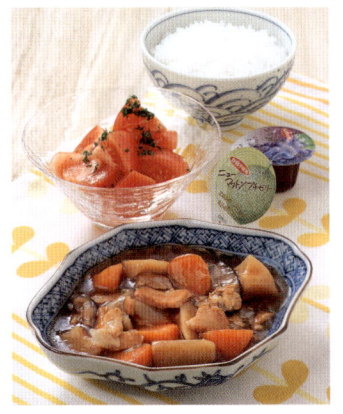

メニュー	エネルギー kcal	たんぱく質 g	カリウム mg	リン mg	食塩 g
酢豚(特殊食品)	144	5.0	78	24	0.9
トマトのサラダ	19	0.7	220	27	0
低たんぱくごはん	292	0.2	0	27	0
ミニゼリー(特殊食品)	100	0	3	1	0.1
合計	555	5.9	301	79	1.0

帰宅後は、低たんぱくのレトルト総菜とごはんにトマトなどを添えて手軽に調えましょう。骨休めと同時に、旅先での食事のバランスの乱れを調整する意味もあります。エネルギー不足にならないよう、マクトンゼリーで補給を。

1泊旅行の Menu
メニュー
1日目

朝食 Breakfast 【自宅で】

- 白菜としらたきのいため煮
- 低たんぱくごはん（ふりかけ）
- ミニゼリー（特殊食品）

材料 [1人分]

●白菜としらたきのいため煮
白菜	20g
にんじん	10g
しらたき	30g
油	4g（小さじ1）

A
- しょうゆ……4g（小さじ2/3）
- 塩…………0.1g
- 砂糖………2g（小さじ2/3）
- だし………20㎖（大さじ1と1/3）

いり白ごま……1g（小さじ1/3）

●低たんぱくごはん（ふりかけ）
※ゆめごはん1/25トレー
　………180g（1パック）
ふりかけ（のりたま）……2.5g

●ミニゼリー（特殊食品）
※ニューマクトンプチゼリー
　………50g（2個）

■ 白菜としらたきのいため煮

1 白菜は一口大に切り、にんじんは薄い短冊切りにする。どちらもゆでて湯をきる。

2 しらたきはゆでて湯をきり、食べやすく切る。

3 油を熱して**1**、**2**をいため、Aを加えて強めの火でさっと煮、器に盛ってごまをふる。

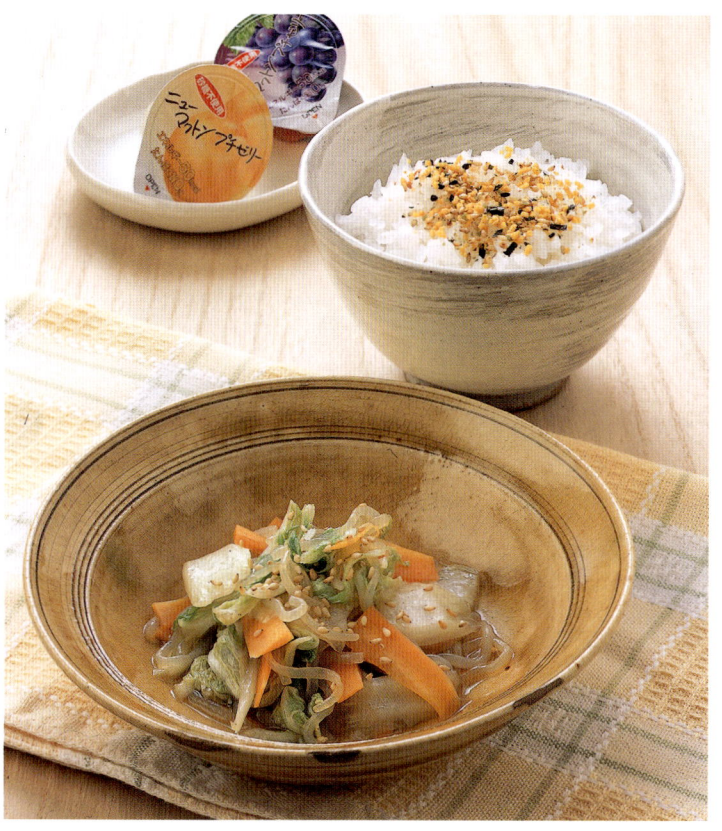

材料 [1人分の目安量]

●おにぎり
おにぎり（ツナマヨネーズ）……1個
（ごはん約100g、ツナ約5g）

●ミニサラダ
生野菜……約80g
（キャベツ、きゅうり、にんじん、コーンなど）
和風ドレッシング……10gまで
※包装表示を見て量を調節する

●栄養補給クッキー
カロリーメイト（ポテト味）
　………40g（2本）

●緑茶
緑茶……100㎖

昼食 Lunch 【中食（市販品）】

- おにぎり
- ミニサラダ
- 栄養補給クッキー
- 緑茶

memo

夜のごちそうのためにたんぱく質も食塩も控えます。昼も旅先の味覚を楽しみたいときは、夕食で食べられる量を参考にしてその一部を昼に回すように考えます。
お茶は飲みすぎないようにマイカップを持参して、100㎖までにしましょう。

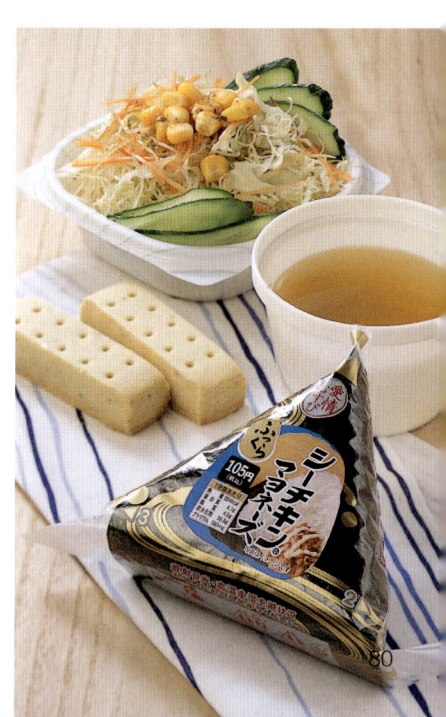

	エネルギー	たんぱく質	アップの対策	合計 エネルギー213kcal＋たんぱく質9.6g UP
朝	10kcal	4.3g	低たんぱくごはんを普通の白飯180gにする。	
昼	50kcal	0g	特殊食品のニューマクトンプチゼリー1個（25g）を添える。	
夕	154kcal	5.4g	刺身のマグロ脂身を20g増やして40gにし、ごはんを50g増やして150gにする。状況によっては、ごはんを増やすだけでもよい。	

夕食 Supper ［旅館食］

- 刺身盛り合わせ
- 天ぷら
- 野菜の炊き合わせ
- ごま豆腐
- きゅうりの酢の物
- ごはん

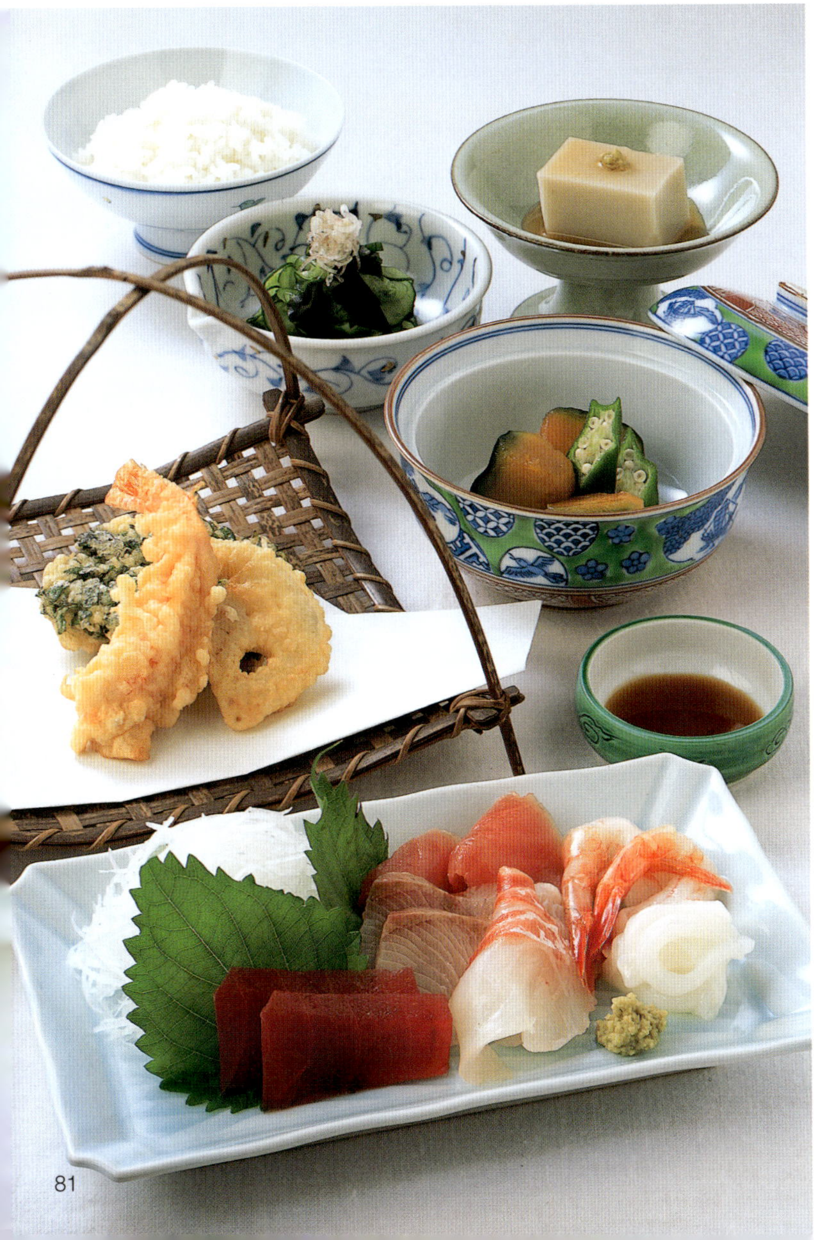

材料 ［1人分］

●刺身盛り合わせ
マグロ脂身（トロ）・マグロ赤身
　　　　　　…… 各2切れ（各20g）
タイ・ハマチ …… 各2切れ（各20g）
甘エビ …………………… 2本（10g）
イカ ………………………………… 10g
しょうゆ ………… 5g（小さじ1弱）
わさび・青じそ ………… 各少量
つまの大根 ………………………… 20g
※しょうゆの量にも注意する。

●天ぷら
エビの天ぷら ………………………… 1本
れんこんの天ぷら …………………… 1枚
春菊の天ぷら ………………………… 1個
塩 ………………… 0.3g（ミニ1/4）
※天つゆはつけずに塩で食べる。

●野菜の炊き合わせ
かぼちゃの煮物 ………… 小3切れ
オクラの煮物 ………………………… 1本
　（いろいろ合わせて50g程度）

●ごま豆腐
ごま豆腐 …………… 1人分（約50g）

●きゅうりの酢の物
きゅうりの酢の物
　　………………… 1人分（60～70g）
　（きゅうり、海藻、みょうがなど）

●ごはん
ごはん ………………………… 100g

memo

一般的な旅館の夕食を例に、食べてよい目安量を示しました（ただし、他の2食を右のようにセーブすることが前提）。刺身100gのほか、天ぷらや煮物も少し量を控える程度で楽しめます。ごはんは100g程度にしましょう。
肉料理が主役の場合は刺身の分を肉にあてるなど、この目安量を参考に調節してください。

1泊旅行のMenu 2日目

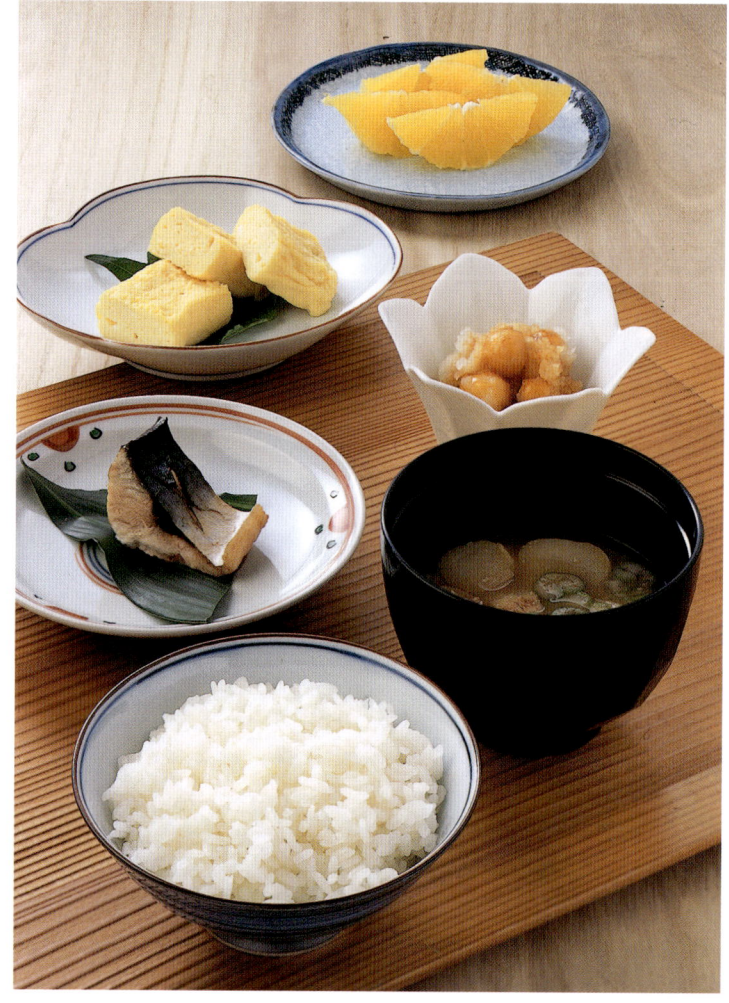

朝食 Breakfast 【旅館食】

- サバの塩焼き
- だし巻き卵
- なめこおろし
- みそ汁
- ごはん
- くだもの

材料 [1人分の目安量]

● サバの塩焼き
サバの塩焼き‥‥小1/2切れ（30g）
● だし巻き卵
だし巻き卵‥‥‥‥1人分（卵1個分）
● なめこおろし
なめこおろし‥‥‥‥1人分（約60g）
しょうゆ‥‥‥3g（小さじ1/2）まで
● みそ汁
みそ汁‥‥‥‥‥‥汁は100mLまで
● ごはん
ごはん‥‥‥‥‥‥‥‥‥‥‥150g
● くだもの
オレンジ‥‥‥‥‥‥小4切れ（50g）

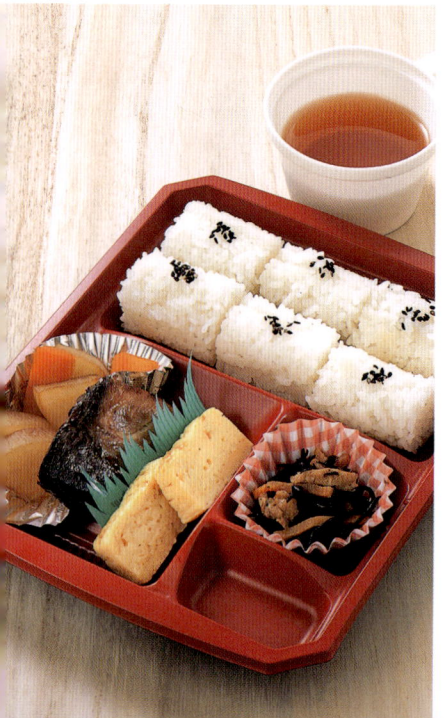

昼食 Lunch 【中食（市販品）】

- 照り焼き魚弁当
- ウーロン茶

材料 [1人分の目安量]

● 照り焼き魚弁当
ブリの照り焼き‥‥‥小1切れ（40g）
卵焼き‥‥‥‥‥‥‥1〜2切れ（25g）
野菜の煮物‥‥‥‥‥‥‥‥‥‥50g
（大根、にんじんなど）
ひじきの煮物‥‥‥‥‥‥‥‥‥20g
ごはん‥‥‥‥‥‥‥‥‥‥‥200g
※漬物、梅干は食べない（写真でははずしてある）。
● ウーロン茶
ウーロン茶‥‥‥‥‥‥‥‥‥100mL

memo

旅館の和朝食の場合、卵料理や少量の焼き魚、野菜小鉢、みそ汁（半量）程度にして、味の濃い煮つけや漬物は控えます。バイキング式だと調節がしやすいものです。塩干物では塩ザケより塩サバのほうがやや低塩です。

memo

駅弁の場合、梅干し、漬物などのごはんの友は最初に除いてしまい、他のおかずで味の濃いものも控えるのが賢明。魚（または肉）や卵は合わせて50〜60gを目安にしましょう。昼もごちそうを予定しているときは、朝のおかずを控えめにし、その分をプラスします。

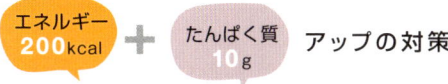

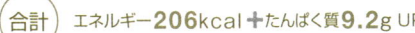

エネルギー 200kcal ＋ たんぱく質 10g アップの対策

合計 エネルギー206kcal＋たんぱく質9.2g UP

朝	50kcal	0.8g	ごはんを30g増やして180gにする。
昼	100kcal	0.2g	特殊食品のゆめせんべい しお味1袋（20g）を添える。
夕	55kcal	8.1g	トマトのサラダにむきエビ20g（ゆでる）とマヨネーズ4g（小さじ1）をプラスし、低たんぱくごはんを普通の白飯180gにする。

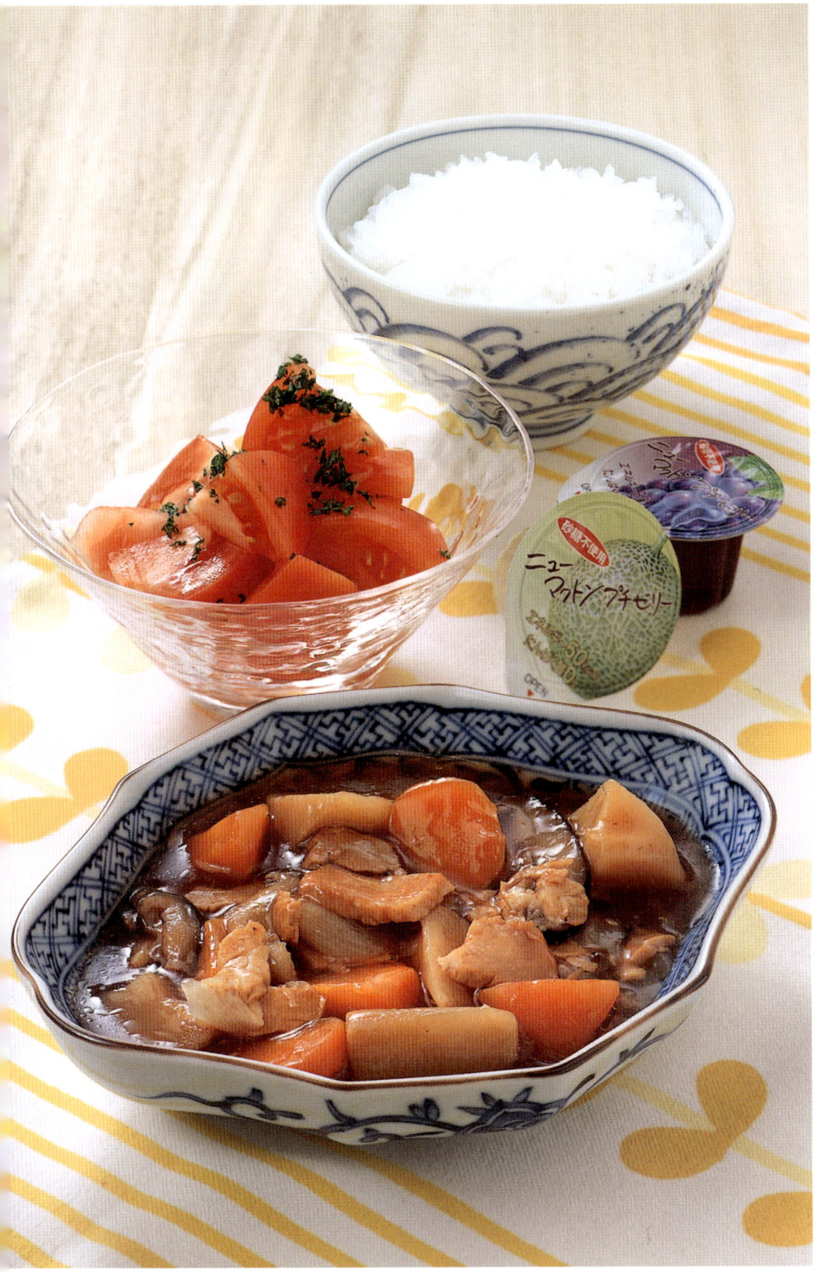

夕食 Supper 【自宅で】
・酢豚（特殊食品）
・トマトのサラダ
・低たんぱくごはん
・ミニゼリー（特殊食品）

材料［1人分］

●酢豚（特殊食品）
❇ピーエルシー酢豚…160g（1袋）

●トマトのサラダ
トマト…100g
パセリのみじん切り…少量

●低たんぱくごはん
❇ゆめごはん1/25トレー…180g（1パック）

●ミニゼリー（特殊食品）
❇ニューマクトンプチゼリー…50g（2個）

酢豚（特殊食品）
酢豚は包装の表示どおりに温めて器に盛る。

トマトのサラダ
トマトは乱切りにして器に盛り、パセリをかける。

memo
旅先から疲れて帰ったときのために、特殊食品は出発前に揃えておきましょう。旅行中は気をつけていてもたんぱく質や食塩、リンなどをとりすぎてしまいやすいので、その点でも特殊食品がおすすめです。翌日の食事も気を緩めずに節制を心がけましょう。

お正月のMenu（メニュー）

朝はお雑煮、昼は飲茶風おせち、夜はエビで新年の寿（ことほ）ぎを

Total エネルギー**1539**kcal　たんぱく質**48.1**g　カリウム**1526**mg※　リン**669**mg　食塩**5.8**g
※朝食のきんとんと黒豆をマクトンようかんにかえるとカリウム1500mg以下となります。

朝食 Breakfast

小ダイの塩焼き　三種盛り（きんとん、なます、黒豆）
小松菜のからしあえ　低たんぱくもちの雑煮　日本酒

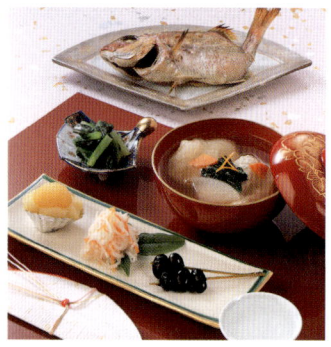

メニュー	エネルギー kcal	たんぱく質 g	カリウム mg	リン mg	食塩 g
小ダイの塩焼き	89	10.5	225	120	0.4
三種盛り（きんとん、なます、黒豆）	105	1.2	160	25	0.2
小松菜のからしあえ	4	0.4	31	11	0.2
低たんぱくもちの雑煮	229	1.5	140	40	1.0
日本酒	22	0.1	1	1	0
合計	449	13.7	557	197	1.8

元旦は、尾頭つきのタイや黒豆などに低たんぱくのもちのお雑煮、そして盃1杯のお酒で祝いましょう。お酒はおとそでもけっこうですが、量を守って。

昼食 Lunch

焼き豚　中国風だて巻き　海鮮ピリ辛いため　生春巻き
菊花かぶ　海鮮おこわ（市販品）　中国風蒸しカステラ

メニュー	エネルギー kcal	たんぱく質 g	カリウム mg	リン mg	食塩 g
焼き豚	77	7.2	133	78	0.5
中国風だて巻き	92	3.7	62	52	0.2
海鮮ピリ辛いため	74	4.9	110	64	0.5
生春巻き	100	0.3	68	12	0.4
菊花かぶ	13	0.2	67	7	0.1
海鮮おこわ（市販品）	68	3.5	74	47	0.4
中国風蒸しカステラ	81	1.4	20	21	0
合計	505	21.2	534	281	2.1

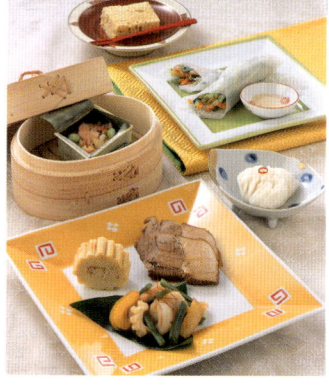

中国の飲茶感覚のおせちです。肉や魚介からおこわまで何種類もの料理を楽しめるので、充実感も満点。海鮮おこわ以外は手作りです。すべて手作りが大変なときは市販品を利用してもよいですが、食塩、たんぱく質を確認しましょう。

夕食 Supper

エビと野菜の串揚げ　根菜のいり煮
手まり麩と三つ葉のすまし汁　ごはん

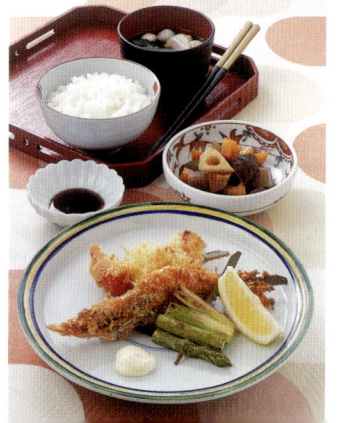

メニュー	エネルギー kcal	たんぱく質 g	カリウム mg	リン mg	食塩 g
エビと野菜の串揚げ	278	6.4	217	89	0.8
根菜のいり煮	29	0.9	101	27	0.4
手まり麩と三つ葉のすまし汁	26	2.1	73	24	0.7
ごはん	252	3.8	44	51	0
合計	585	13.2	435	191	1.9

新年向きに有頭エビを使い、野菜と組み合わせて串揚げフライに。たんぱく質控えめでも豪華で、エネルギーもとれます。副菜は伝統的おせちの1つ根菜の煮物。おせちもこうして3食に分けてとると多種類の料理が楽しめます。

| 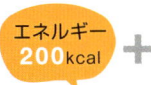 ＋ たんぱく質 10g | アップの対策 | エネルギー**175**kcal ＋ たんぱく質**9.2**g UP |

朝	24kcal	3.3g	お雑煮の低たんぱくもちを普通のもち100gにかえる。
昼	77kcal	7.2g	焼き豚を倍量食べる。
夕	74kcal	-1.3g	ごはんを30g増やして180gにし、デザートに特殊食品のマクトンプチゼリー1個を添える。吸い物は食塩量調整のため省く。

朝食　作り方>>P86

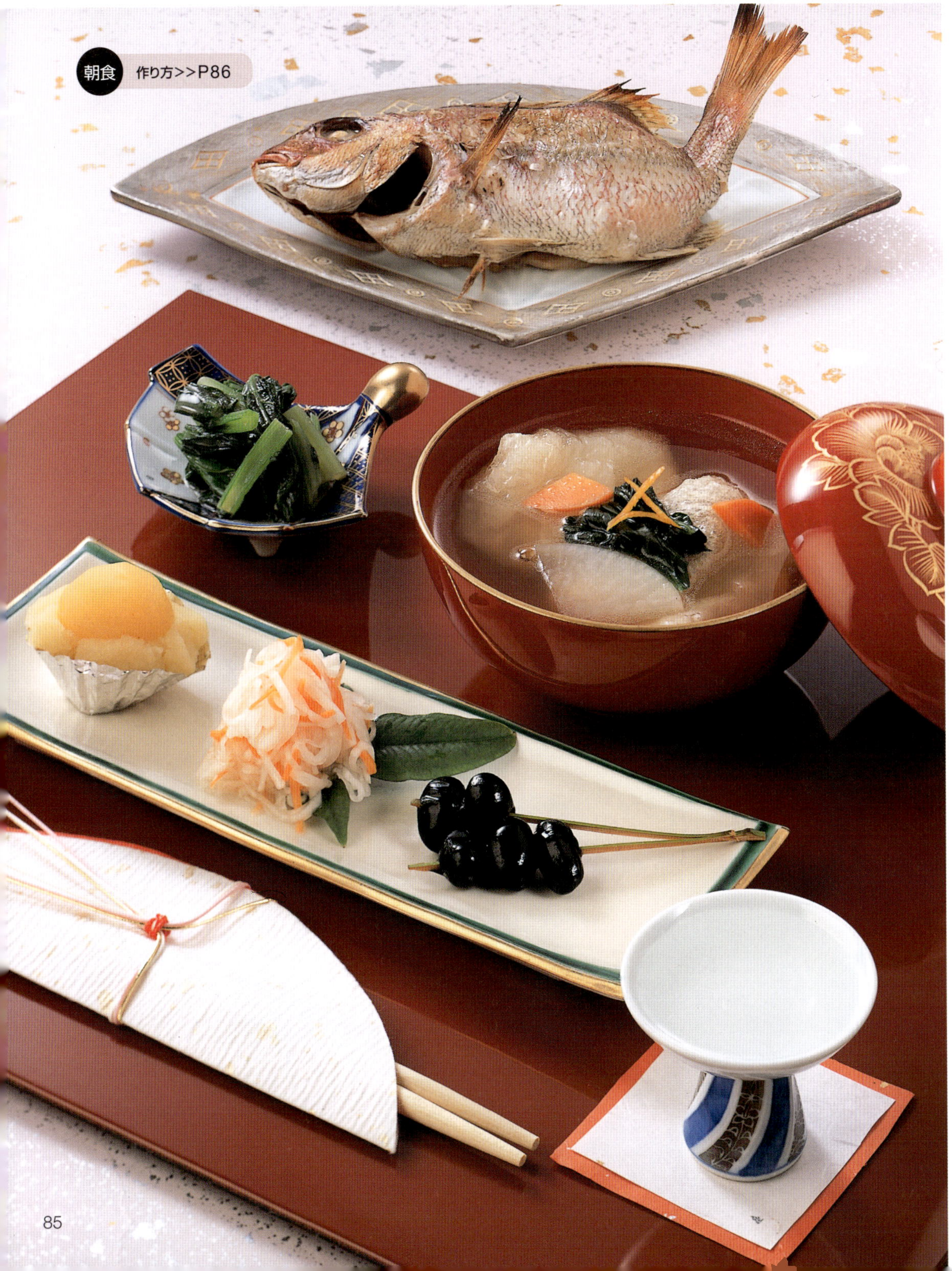

とろみがついたら器に盛り、糸とうがらしを飾る。

■ 生春巻き
1 はるさめはゆでて水にとり、約10cm長さに切る。にんじんはせん切りにしてゆで、きゅうりはせん切りにして水にさらす。
2 **1**の水けをきって合わせる。
3 生春巻きの皮はぬるま湯でもどして広げ、**2**をのせて巻き、2切れに切って器に盛る。Aを混ぜ合わせたたれを添える。

■ 菊花かぶ
1 かぶは皮をむき、葉つき側を下にして細かい格子状の切り目を深く入れ、ゆでて湯をきる。
2 Aを合わせた甘酢に漬け込む。

■ 海鮮おこわ
おこわは包装の表示どおりに加熱する。

■ 中国風蒸しカステラ
[10倍量での作り方]
1 Aは合わせてふるう。
2 ボールに卵を入れて泡立て、もったりとしたら砂糖を2、3回に分けて加えて泡立て、油を少しずつ加えてさらに泡立てる。
3 次にBを混ぜたものとバニラを加え、**1**の粉を1度に加えてゴムベラでさっくりと混ぜる。
4 オーブンシートを敷いたパウンド型などに**3**を平らに入れ（ふくらむので高さにゆとりを持たせる）、蒸気の立った蒸し器に入れて強火で20〜25分蒸す。
5 さましてから1/10量を切って器に盛る。

お正月のMenu（メニュー）

朝食 Breakfast 写真>>P85

- 小ダイの塩焼き
- 三種盛り（きんとん、なます、黒豆）
- 小松菜のからしあえ
- 低たんぱくもちの雑煮
- 日本酒

材料 [1人分]

● 小ダイの塩焼き
マダイ……………50g（小1尾110g）
塩…………………0.4g（ミニ1/3）

● 三種盛り（きんとん、なます、黒豆）
A ┌ さつま芋（皮をむく）…………20g
  │ ❋ 粉飴……………………10g
  └ 水…………………5mℓ（小さじ1）
栗の甘露煮…………………7g（小1個）
┌ 大根…………………………20g
│ にんじん……………………2g
│ A ┌ 酢……………3g（小さじ1/2強）
│   │ 砂糖…………1g（小さじ1/3）
│   │ 塩……………………0.1g
│   └ ゆずの絞り汁……………少量
黒豆の甘煮（市販品）………………10g

● 小松菜のからしあえ
小松菜または菜の花…………20g
A ┌ しょうゆ……1.5g（小さじ1/4）
  └ 練りがらし…………………少量

● 低たんぱくもちの雑煮
❋ 越後の丸餅………………100g（2個）
大根…………………………10g
にんじん……………………5g
ほうれん草…………………5g
油………………………1g（小さじ1/4）
A ┌ だし…………………………120mℓ
  │ しょうゆ……4g（小さじ2/3）
  └ 塩………………0.3g（ミニ1/4）
ゆずの皮……………………少量

● 日本酒
酒……………20mℓ（大さじ1と1/3）

■ 小ダイの塩焼き
タイはうろことワタを除いてよく洗い、水けをふく。尾から串を刺し（尾を上に向けて身を軽くうねらせるように）、塩をふって魚焼き用グリルなどで焼く。

■ 三種盛り（きんとん、なます、黒豆）
[きんとん] さつま芋は乱切りにしてゆで（くちなしの実少量を加えてゆでると黄色く染まる）、湯をきって裏ごしし、Aを加えて練る（多く作るときは火にかけて練る）。栗をのせる。
[なます] 大根とにんじんはせん切りにしてゆでて水にとり、水けを絞り、Aであえる。
[黒豆] 黒豆は、あれば松葉か松葉形のようじに刺す。

■ 小松菜のからしあえ
1 小松菜はゆでて水にさらし、水けを絞って3cm長さに切る。
2 Aをとき混ぜて**1**をあえる。

■ 低たんぱくもちの雑煮
1 大根とにんじんは薄いいちょう切りにし、どちらもゆでる。
2 ほうれん草は3cm長さに切ってゆで、水にさらして水けを絞る。
3 なべに油を熱して**1**をいため、Aを加えて煮立てる。
4 もちは焼いて椀に入れ、**3**を注ぎ、**2**とゆずの皮をのせる。

昼食 写真>>P88

Lunch

- 焼き豚
- 中国風だて巻き
- 海鮮ピリ辛いため
- 生春巻き
- 菊花かぶ
- 海鮮おこわ（市販品）
- 中国風蒸しカステラ

材料 [1人分]

●焼き豚　※[ ]は10倍量
豚ももかたまり肉 …… 30g [300g]
塩 …… 0.2g [2g（小さじ1/3）]
A ┌ ねぎ（青い部分）…… 3g [30g]
　├ しょうが …… 2g [20g]
　└ にんにく …… 1g [10g]
B ┌ しょうゆ …… 5g [50g]
　├ 酒 …… 3g [30g（大さじ2）]
　├ 砂糖 …… 2.7g [27g（大さじ3）]
　└ 水 …… 1.5㎖ [15㎖（大さじ1）]
油 …… 2g [20g（大さじ1と2/3）]

●中国風だて巻き　※[ ]は10倍量
卵 …… 20g [200g（4個）]
ホタテ貝柱 …… 4.5g [45g]
むきエビ …… 1.5g [15g]
山芋 …… 2.5g [25g]
酒 …… 1.5g [15g（大さじ1）]
みりん …… 1.8g [18g（大さじ1）]
砂糖 …… 2.7g [27g（大さじ3）]
顆粒中華だし
　…… 0.4g [4g（小さじ1と1/2強）]
うす口しょうゆ
　…… 0.6g [6g（小さじ1）]
油 …… 4g [40g（大さじ3と1/3）]

●海鮮ピリ辛いため　※[ ]は5倍量
イカ（胴）…… 8g [40g]
ホタテ貝柱 …… 8g [40g]
むきエビ …… 8g [40g]
A ┌ 塩・こしょう・かたくり粉
　└ 　…… 各0.05g [各0.2g]
黄ピーマン …… 5g [25g]
さやいんげん …… 10g [50g]
B ┌ 湯 …… 20㎖ [100㎖]
　└ 塩 …… 0.05g [0.2g（ミニ1/6）]
油 …… 3g [15g（大さじ1と1/3弱）]
にんにく・しょうが（各みじん切り）
　…… 各少量 [各少量]

C ┌ 水 …… 10㎖ [50㎖]
　├ カキ油 …… 1.2g [6g（小さじ1）]
　├ 砂糖 …… 1.2g [6g（小さじ2）]
　├ 塩・こしょう
　│　…… 各0.05g [各0.2g]
　├ ごま油 …… 1g [5g（小さじ1強）]
　├ しょうゆ
　│　…… 0.6g [3g（小さじ1/2）]
　└ かたくり粉
　　　…… 1.8g [9g（大さじ1）]
糸とうがらし …… 少量 [少量]

●生春巻き
生春巻きの皮 …… 1枚
はるさめ …… 乾10g
にんじん …… 10g
きゅうり …… 20g
A ┌ 塩 …… 0.2g（ミニ1/6）
　├ 酢 …… 2g（小さじ1/2弱）
　├ レモン汁 …… 2g（小さじ1/2弱）
　├ ごま油 …… 0.5g（ミニ1弱）
　├ 油（あればしその実油）
　│　…… 2g（小さじ1/2）
　└ しょうが汁 …… 少量

●菊花かぶ
かぶ …… 30g（小1個）
A ┌ 酢 …… 5g（小さじ1）
　├ 砂糖 …… 1.5g（小さじ1/2）
　├ 塩 …… 0.1g
　└ 赤とうがらし …… 少量

●海鮮おこわ（市販品）
冷凍海鮮おこわ …… 40g
（写真の製品はJT箱入りおこわ・海鮮、1個40g）

●中国風蒸しカステラ　※[ ]は10倍量
A ┌ 小麦粉 …… 5g [50g]
　└ ベーキングパウダー
　　　…… 0.1g [1g（小さじ1/4）]
卵 …… 7.5g [75g（1と1/2個）]
砂糖 …… 6g [60g]
油 …… 3g [30g]
B ┌ 牛乳 …… 0.8g [8g（大さじ1/2）]
　└ 重曹 …… 少量 [0.6g（ミニ1弱）]
バニラエッセンス …… 少量 [少量]
※焼き豚、だて巻き、カステラは10倍量で作る。海鮮いためは5倍が作りやすい。

■ 焼き豚
[10倍量での作り方]

1 豚肉は塩をすり込んで冷蔵庫で20分おく。これをビニール袋に入れ、Aの薄切りとBを加え、冷蔵庫で1時間漬け込む。

2 なべに油を熱し、肉を汁けをきって入れ、表面に焦げ目をつける。漬け汁（野菜は除く）を加え、ふたをしてときどき上下を返しながら弱火で30分ほど煮込み、最後に火を強めて煮汁をからめる。

3 さめてから、1/10量を薄切りにして器に盛り、煮汁を少しかける。

■ 中国風だて巻き
[10倍量での作り方]

1 エビは背ワタを除いてゆでて刻み、他の全材料とともにミキサーにかけてなめらかにする。

2 卵焼き器を熱して油（分量外）を薄く引き、1を流し入れ、ふたをしてごく弱火で（五徳と卵焼き器の間に網をおくとよい）、8～10分じっくり焼く。底が色づいて全体に固まってきたら裏返し軽く焼く。

3 巻きす（鬼すだれ）に最初に焼いた底面を上にしてのせ、手前に3本浅く切り目を入れ、巻きすを持ち上げてくるりと巻き込む。巻きすの上から両端を輪ゴムでとめてさます。

4 1/10量を切って器に盛る。

■ 海鮮ピリ辛いため

1 イカは表に斜めに切り目を入れて一口大に切り、貝柱も一口大に切る。エビは背ワタを除く。

2 1にAをまぶし、沸騰湯で8分通りゆでてざるに上げる。

3 黄ピーマンは一口大に、さやいんげんは4㎝長さに切る。油の半量でいため、Bを加えて軽くゆでて、ざるに上げる。

4 残りの油でにんにくとしょうがをいため、2と3を加えていため、Cを混ぜたものを加えてからめる。

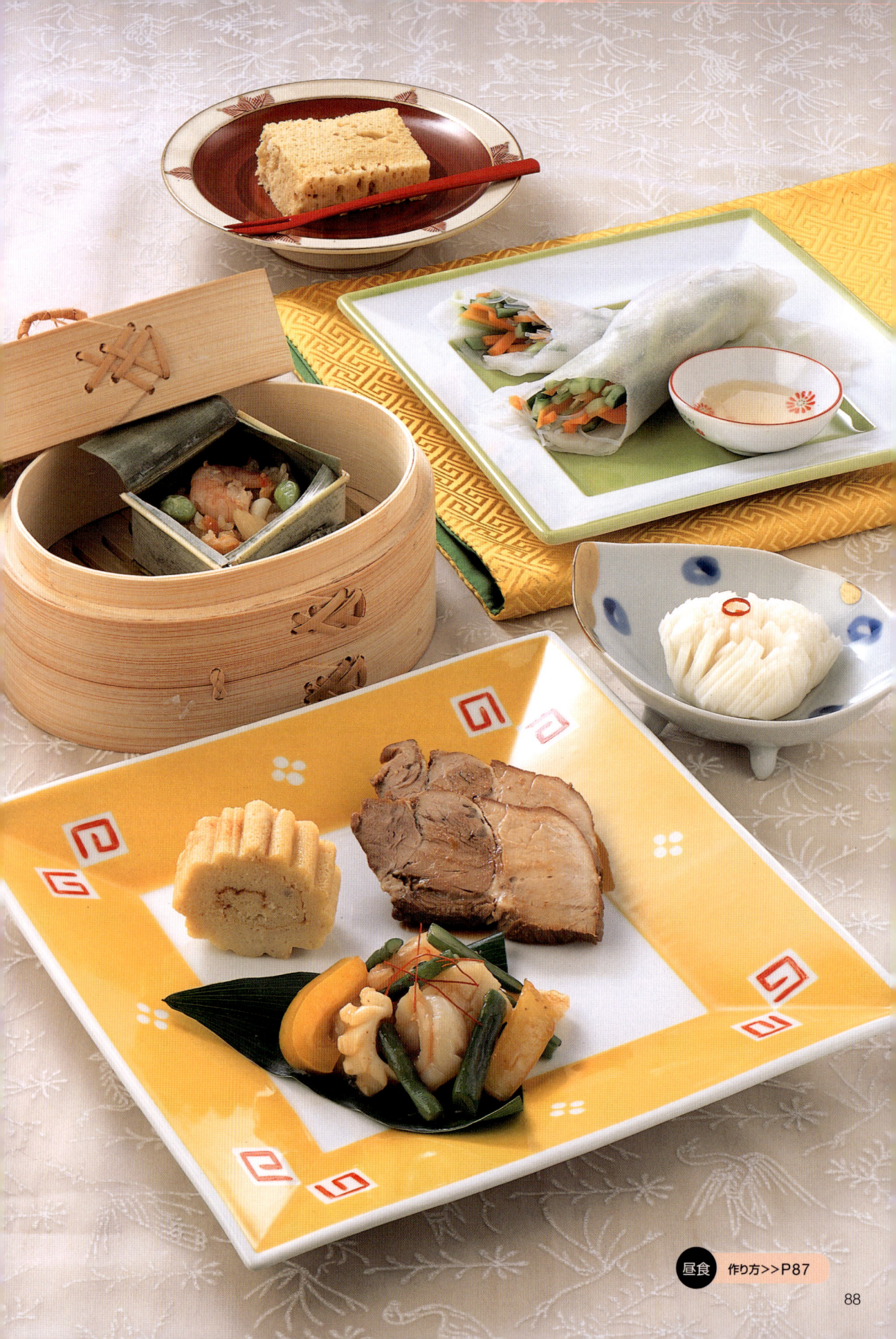

昼食　作り方>>P87

夕食 Supper

- エビと野菜の串揚げ
- 根菜のいり煮
- 手まり麩と三つ葉のすまし汁
- ごはん

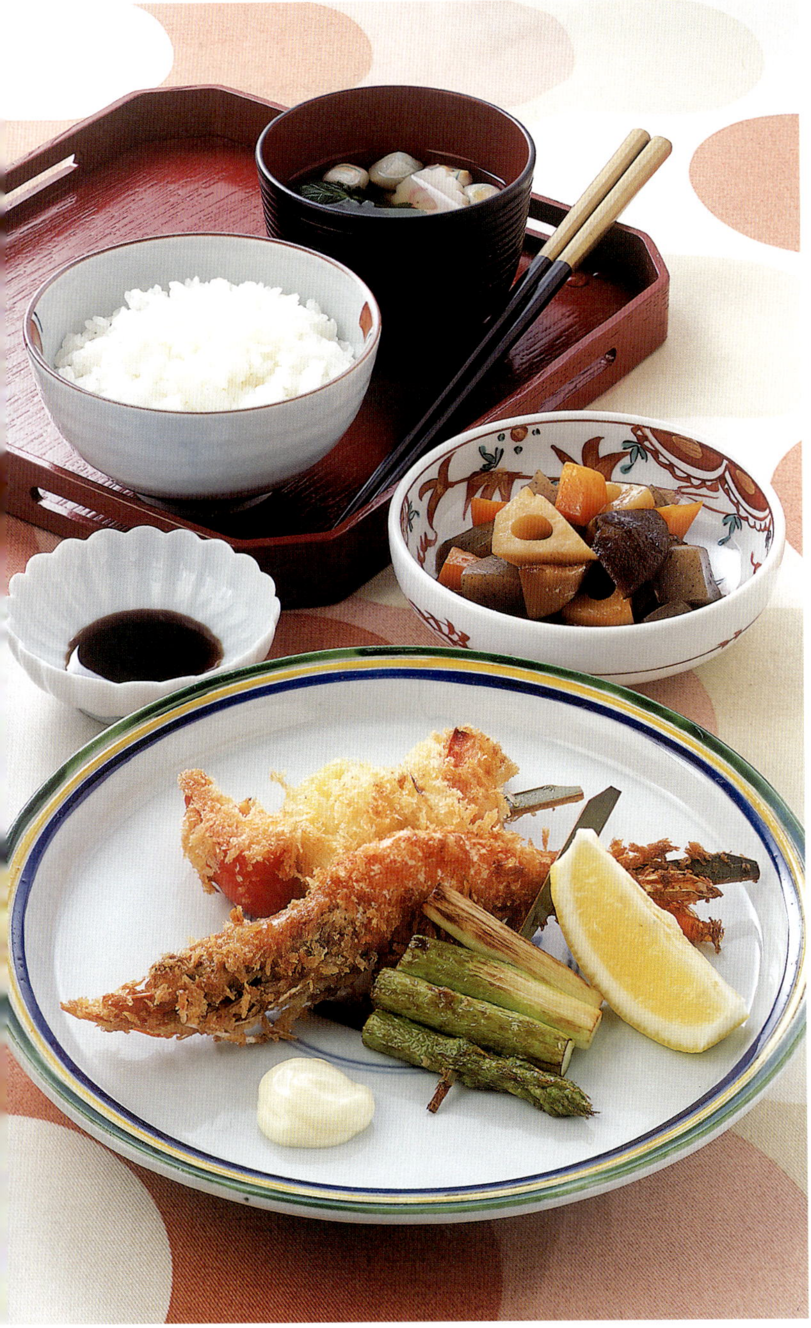

材料 [1人分]

●エビと野菜の串揚げ
- エビ ………………………… 15g
  （有頭殻つきで30gのもの1尾）
- 塩 ……………………………… 0.1g
- こしょう ……………………… 少量
- 玉ねぎ ………………………… 15g
- 赤ピーマン …………………… 15g
- グリーンアスパラガス ……… 20g
- A 小麦粉 …………… 9g（大さじ1）
  水 …………… 13mℓ（大さじ1弱）
- パン粉 ………………… 9g（大さじ3）
- 揚げ油 ………………………… 適量
- B レモン ………………… 1/6切れ
  マヨネーズ … 10g（小さじ2と1/2）
  中濃ソース …… 6g（小さじ1）

●根菜のいり煮
- れんこん ……………………… 20g
- こんにゃく …………………… 20g
- 干ししいたけ ………… もどして10g
- にんじん ……………………… 5g
- 油 ……………………………… 0.5g
- A しょうゆ ……… 3g（小さじ1/2）
  みりん ……… 1.5g（小さじ1/4）
  だし ………… 10mℓ（大さじ2/3）

●手まり麩と三つ葉のすまし汁
- 手まり麩 ……………………… 乾5g
- なると ……………… 5g（薄切り1枚）
- 三つ葉（ゆでる）……………… 5g
- A だし …………………… 65mℓ
  うす口しょうゆ
  ……………… 1.5g（小さじ1/4）
  塩 …………… 0.3g（ミニ1/4）

●ごはん
- ごはん ………………………… 150g

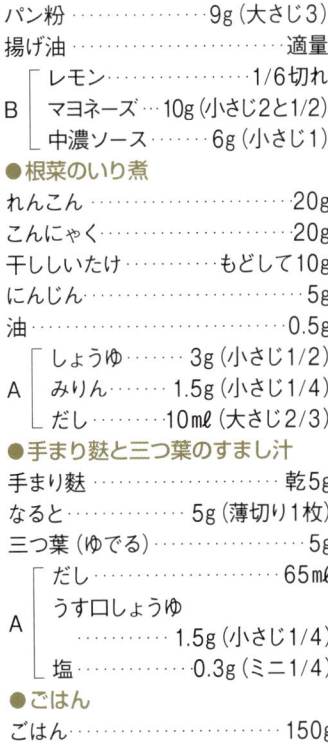

■ エビと野菜の串揚げ

1 エビは背ワタと殻を除いて塩、こしょうをふり、竹串に刺す。
2 玉ねぎはくし形に切り、赤ピーマンとともに竹串に刺す。
3 アスパラガスは根元の皮をむいて4〜5cmに切り、竹串に刺す。
4 1と2に、Aをとき混ぜたものをつけてパン粉をまぶす。
5 中温の揚げ油で3と4を揚げる。器に盛り、Bを添える。

■ 根菜のいり煮

1 野菜とこんにゃくは大きめの一口大に切り、全部下ゆでする。
2 油を熱して1をいため、Aを加え、煮汁がなくなるまで煮る。

■ 手まり麩と三つ葉のすまし汁

Aに麩となるとを加えて煮立て、椀に盛り、ゆでて食べやすく切った三つ葉を散らす。

お正月のMenu（メニュー）

お祝いの日のMenu（メニュー）

お祝いの集いの食卓は、和洋折衷のビュッフェ式スタイルで

Total エネルギー**1611**kcal　たんぱく質**42.9**g　カリウム**1293**mg　リン**636**mg　食塩**5.2**g

朝食 Breakfast

冷ややっこ　大豆とひじきの煮物　小松菜のしょうがあえ　低たんぱくごはん（梅びしお）

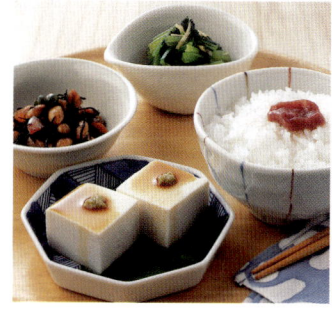

メニュー	エネルギー kcal	たんぱく質 g	カリウム mg	リン mg	食塩 g
冷ややっこ	32	2.7	91	46	0.5
大豆とひじきの煮物	50	2.9	122	43	0.4
小松菜のしょうがあえ	10	1.0	88	28	0.3
低たんぱくごはん（梅びしお）	297	0.2	0	27	0.6
合計	389	6.8	301	144	1.8

夕食のお祝いで魚介を多く使うので、主食は低たんぱくごはんに。1日の食材のバランスも考えて、朝は大豆製品や海藻（ひじき）をとり入れました。

昼食 Lunch

鶏肉のカレームニエル　夏野菜のみそマヨネーズ焼き　ごはん（のりのつくだ煮）　ミニゼリー（特殊食品）

メニュー	エネルギー kcal	たんぱく質 g	カリウム mg	リン mg	食塩 g
鶏肉のカレームニエル	105	10.1	212	101	0.7
夏野菜のみそマヨネーズ焼き	71	0.9	161	21	0.2
ごはん（のりのつくだ煮）	258	3.9	44	51	0.2
ミニゼリー（特殊食品）	100	0	4	1	0.1
合計	534	14.9	421	174	1.2

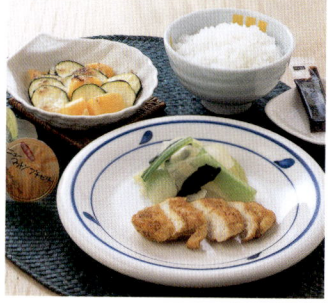

ムニエルはカレー粉の風味、野菜料理はみそとマヨネーズのコクで、うす味にアクセントをつけます。マヨネーズ焼きのズッキーニはなすにかえてもけっこうです。エネルギー補給に特殊食品のマクトンプチゼリーを。

夕食 Supper

花ずし3種　ピザ　貝柱とアスパラのソテー　ベビーリーフのサラダ　タピオカ入り豆乳ブラマンジェ

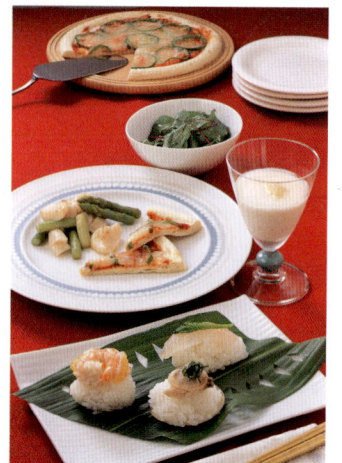

メニュー	エネルギー kcal	たんぱく質 g	カリウム mg	リン mg	食塩 g
花ずし3種	141	5.2	105	72	0.7
ピザ	141	6.8	130	126	1.0
貝柱とアスパラのソテー	70	5.8	190	87	0.4
ベビーリーフのサラダ	89	0.2	75	7	0.1
タピオカ入りブラマンジェ	247	3.2	71	26	0
合計	688	21.2	571	318	2.2

にぎりずしやピザなど和洋の料理を両方楽しめるお祝い膳です。おすしは3種の魚介をのせて彩りよくにぎりましょう。ピザは6分の1枚分食べられます。デザートに使うタピオカはたんぱく質をほとんど含みません。

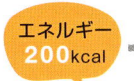＋たんぱく質 10g	アップの対策	合計 エネルギー**186**kcal ＋たんぱく質 **10.7**g UP

朝	98kcal	8.2g	低たんぱくごはんを普通の白飯200gにかえ、加糖ヨーグルト80gを添える。
夕	88kcal	2.5g	花ずしを2つ（ハマグリ、鯛と菜の花）増やす。

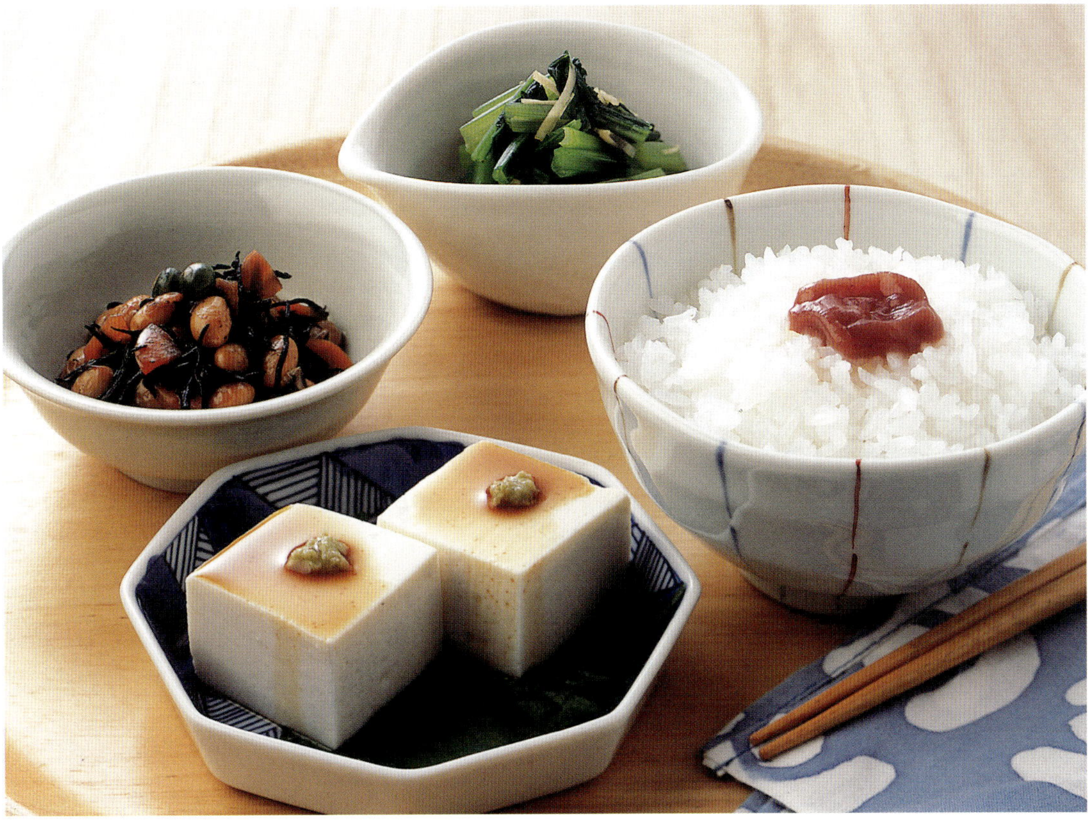

朝食 Breakfast

- 冷ややっこ
- 大豆とひじきの煮物
- 小松菜のしょうがあえ
- 低たんぱくごはん（梅びしお）

材料［1人分］

●冷ややっこ
- 絹ごし豆腐 ………………… 50g
- 青じそ ………………………… 1枚
- しょうゆ ………… 3g（小さじ1/2）
- 練りわさび ……………………… 少量

●大豆とひじきの煮物
- 大豆（水煮）………………… 20g
- 芽ひじき …………………… 乾0.5g
- にんじん …………………… 10g
- グリンピース（冷凍）…………… 1g
- 油 ……………… 1.5g（小さじ1/3強）
- A ┌ しょうゆ …… 2g（小さじ1/3）
    │ 砂糖 ………… 0.5g（ミニ1）
    └ だし ………… 15ml（大さじ1）

●小松菜のしょうがあえ
- 小松菜 ……………………… 60g
- A ┌ しょうゆ …… 2g（小さじ1/3）
    │ だし ……… 2ml（小さじ1/2弱）
    └ しょうが汁 ………………… 2g

●低たんぱくごはん（梅びしお）
- ❋ ゆめごはん1/25トレー
   ………………… 180g（1パック）
- ❋ 三島うめびしお ……… 8g（1袋）

■ 冷ややっこ

豆腐は食べやすく切って青じそを敷いた器に盛り、しょうゆをかけてわさびをのせる。

■ 大豆とひじきの煮物

1 ひじきはぬるま湯でもどし、ざるにあげて洗う。
2 にんじんはいちょう切りにしてゆで、湯をきる。
3 油を熱して1、2をいため、大豆とAを加えて汁けがなくなるまで煮、ピースを混ぜて一煮する。

■ 小松菜のしょうがあえ

小松菜はゆで、水にさらして水けを絞り、3cm長さに切る。Aを混ぜたものであえる。

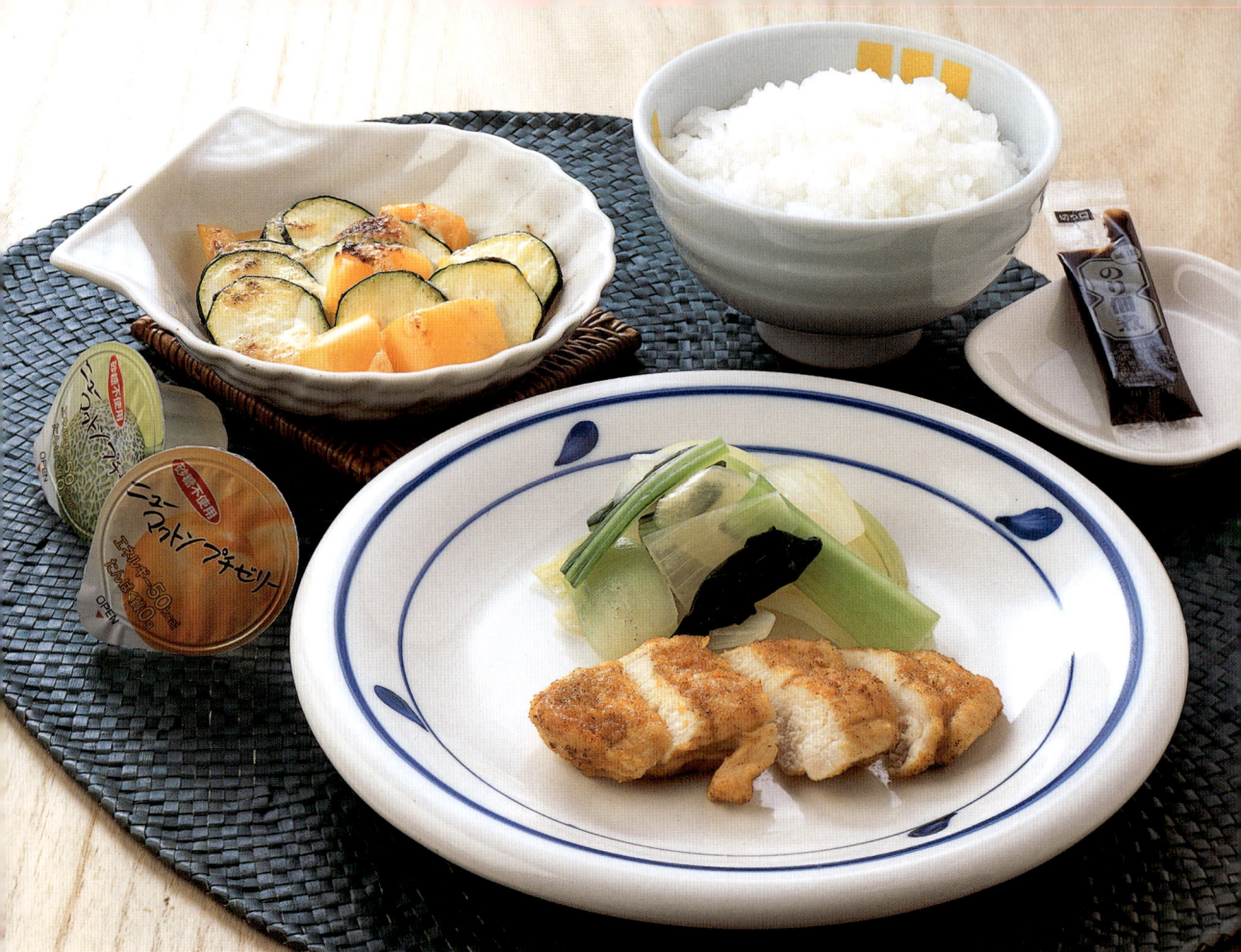

昼食 Lunch

- 鶏肉のカレームニエル
- 夏野菜のみそマヨネーズ焼き
- ごはん(のりのつくだ煮)
- ミニゼリー(特殊食品)

お祝いの日のMenu

材料[1人分]

●鶏肉のカレームニエル
- 鶏胸肉(皮なし)……40g
- 塩……0.3g(ミニ1/4)
- こしょう……少量
- A ┌ 小麦粉……5g(大さじ1/2強)
　　└ カレー粉……0.3g(ミニ1)
- 青梗菜……15g
- 玉ねぎ……25g
- 油……2.5g(小さじ1/2強)
- バター……1g(小さじ1/4)
- B ┌ 塩……0.3g(ミニ1/4)
　　└ こしょう……少量

●夏野菜のみそマヨネーズ焼き
- 黄ピーマン……30g
- ズッキーニ……30g
- A ┌ マヨネーズ……8g(小さじ2)
　　├ 白みそ……1g(ミニ1)
　　└ こしょう……少量

●ごはん(のりのつくだ煮)
- ごはん……150g
- ※三島減塩のり佃煮……8g(1袋)

●ミニゼリー(特殊食品)
- ※ニューマクトンプチゼリー……50g(2個)

■ 鶏肉のカレームニエル

1 鶏肉は塩とこしょうをふり、Aを混ぜた粉をまぶす。
2 青梗菜と玉ねぎは一口大に切り、どちらもゆでて湯をきる。
3 フライパンに半分弱の油を熱して2をさっといため、Bで調味して器の向こう半面に盛る。
4 フライパンをさっと洗って残りの油とバターを熱し、1の鶏肉の両面を色よく焼いて火を通す。
5 焼いた鶏肉を一口大に切り、3の器の手前に盛る。

■ 夏野菜のみそマヨネーズ焼き

1 黄ピーマンは大きめの角切り、ズッキーニは輪切りにする。
2 耐熱皿に1を入れ、Aを混ぜたものをかけ、オーブントースターでしんなりするまで焼く。

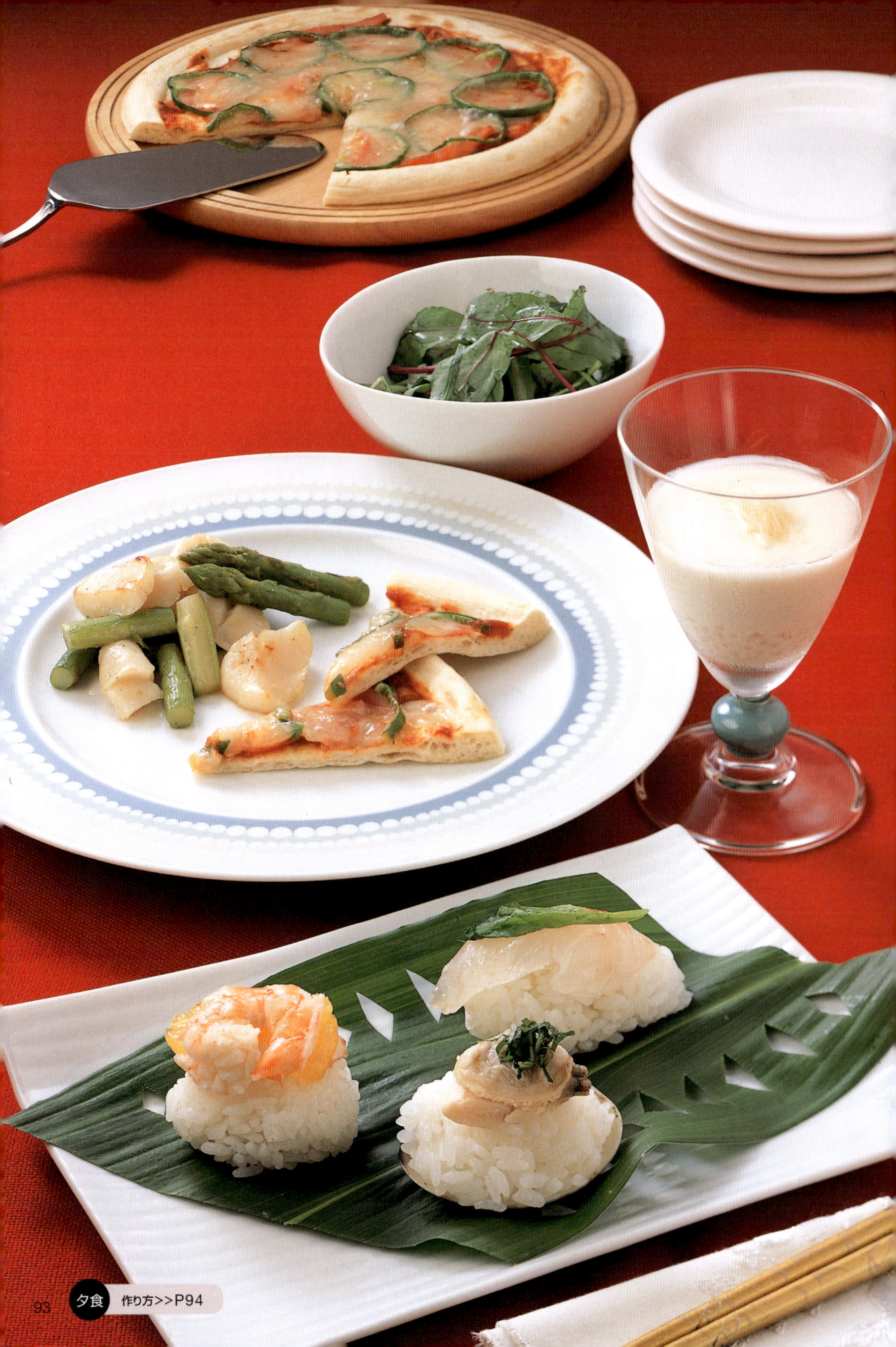

夕食　作り方>>P94

夕食 Supper

写真>>P93

- 花ずし3種
- ピザ
- 貝柱とアスパラのソテー
- ベビーリーフのサラダ
- タピオカ入り豆乳ブラマンジェ

材料［1人分］

●花ずし3種

ごはん	60g
A　酢	4g（小さじ1弱）
砂糖	0.6g（ミニ1）
塩	0.3g（ミニ1/4）
大正エビ	10g
酒	3g
B　塩	0.1g
砂糖	1g（小さじ1/3）
酢	3.5g（小さじ2/3）
夏みかん（袋から出す）	5g
タイの刺身	5g（薄切り1枚）
塩	0.1g
小松菜または菜の花（ゆでる）	少量
ハマグリ	5g（小1個）
酒	7g（大さじ1/2弱）
青じそのせん切り	1枚分

●ピザ

※[ ]は6倍量（1枚分）

ピザ生地	32g［190g（1枚）］
ロースハム	10g［60g］
ピーマン	10g［60g］
トマトソース	15g［90g］
ピザ用チーズ	8g［50g］

●貝柱とアスパラのソテー

ホタテ貝柱	30g
グリーンアスパラガス	30g
オリーブ油	4g（小さじ1）
塩	0.3g（ミニ1/4）
こしょう	少量

●ベビーリーフのサラダ

ベビーリーフ	15g
A　オリーブ油	9g（大さじ2/3強）
酢（あれば白ワインビネガー）	15g（大さじ1）
塩	0.1g
こしょう	少量

●タピオカ入り豆乳ブラマンジェ

タピオカ（大粒）	10g
粉ゼラチン	2g（小さじ2/3）
水	7mℓ（小さじ1強）
砂糖	12g（大さじ1と1/3）
豆乳	25g（大さじ1と2/3）
A　生クリーム 25g（大さじ1と2/3）	
アーモンドリキュール	少量
B　砂糖	10g（大さじ1強）
水	10mℓ（大さじ2/3）
しょうがのせん切り	少量

※ピザは1枚分を焼く。他の料理も集う人数を考えて多めに作るとよいが、透析療法中の人は上記の分量を超さないように注意する。

■花ずし3種

1 ごはんにAを混ぜてさましてすし飯を作り、3等分して丸く握る。
2 エビは殻、背ワタを除き、酒をふってさっと蒸し煮にし、Bをかけてさます。夏みかんとともに1の1つにのせる。
3 タイは塩をふり、1の1つにのせ、小松菜をあしらう。
4 ハマグリは殻つきをなべに入れ、酒をふって殻が開くまで蒸し煮にする。身を殻からはずしてさまし、1の残り1つにのせて青じそをあしらう。このすしはハマグリの殻にのせる。

■ピザ
［1枚分での作り方］

1 ハムは5mm幅に切り、ピーマンは薄い輪切りにする。
2 ピザ生地にトマトソースを塗り、1を散らしのせてチーズをかけ、200度のオーブンでチーズがとけるまで焼く。
3 6分の1切れが1人分。それを半分に切って器に盛る。

■貝柱とアスパラのソテー

1 貝柱は厚みをそぎ切りにする。
2 アスパラガスは4cm長さに切り、根元は皮をむく。熱湯でゆでて水にとり、水けをきる。
3 フライパンにオリーブ油を熱して貝柱をいため、火が通ったらアスパラガスを加えていため合わせ、塩とこしょうで調味する。

■ベビーリーフのサラダ

ベビーリーフはちぎってAを混ぜたドレッシングであえる。

■タピオカ入り豆乳ブラマンジェ

1 タピオカは沸騰湯で袋の表示時間を目安にゆで、ざるに上げて水で冷やし、水けをきる。
2 粉ゼラチンは分量の水にふり入れて混ぜ、ふやかす。
3 なべに砂糖と豆乳を入れて温め、2を加えてとかし、火からおろしてさます。
4 3にAを加え（生クリームはゆるく泡立ててもよい）、1も混ぜ、器に流して冷やし固める。
5 Bを小なべに合わせて軽く煮詰め、さます。
6 4に5のシロップをかけ、しょうがのせん切りをのせる。

お祝いの日のMenu

PART 3
透析ライフの食事アドバイス

腎臓専門医と管理栄養士による

透析中でも食べ物に気をつけなくてはいけないのはなぜ？

毎日なにをどれくらい、どんなことに注意して食べればいいの？

食事療法をきちんと理解することは、食生活を

そして体調を前向きにコントロールするための第一歩です。

食事について不安を感じるときや体調のすぐれないときも

ぜひこのページを開いてみてください。

Contents

- 食事療法の意義と血液検査の読み方…p96
- 高齢期の透析アドバイス…p106
- 食事療法のポイント…p110
- 外食・中食とのおつきあい…p122
- 透析ライフの食事　Q＆A…p129
- CAPD患者さんに向けて…p139
- 特殊食品ガイド…p143
- たんぱく質を多く含む食品のたんぱく質・エネルギー・カリウム・リン量…p146
- 植物性食品に含まれるカリウム量…p148
- 加工食品に含まれる食塩量…p149
- 調味料に含まれる食塩量…p149
- リンの多い食品例とそのリン量…p149
- 食事療法に役立つ本…p154

食事療法の意義と血液検査の読み方

田部井 薫

透析をしていてもたんぱく質制限は必要か

透析療法をしている患者さんはよくご存知のことでしょうが、透析療法とは、機能しなくなった腎臓に代わって、血液中の老廃物や毒素の除去、水分量や電解質（ナトリウム、カリウムなど）の調節、血液pHの改善などを行うものです。透析療法には、ダイアライザーという装置に血液を通して血液を浄化する血液透析療法と、自身の腹膜を利用して血液を浄化する腹膜透析療法とがありますが、9割以上の方が受けているのは血液透析療法です。

透析療法に入ると、人工的に血液を浄化するのだから食事制限はゆるくてもいい、と思っている人もいるかもしれませんが、そうではありません。透析に伴うつらい症状を軽減し、長く元気に過ごすには食事管理が非常に重要です。なぜ重要なのかを、これから具体的にお伝えしていきましょう。

※この話は、血液透析療法中の人を対象としています。腹膜透析（CAPD）療法中の方の食事の注意点は、134ページをごらんください。

● たんぱく質のとりすぎは尿毒症症状などを招く

透析導入になる前の腎不全保存期にはたんぱく質制限が必要なことは、本書の同シリーズ『腎臓病 たんぱく質30gの献立集』（女子栄養大学出版部）に記載しました。では、透析導入となった場合にもたんぱく質制限は必要なのでしょうか。

答えは「イエス」です。透析療法をしていてもたんぱく質制限は必要です。食事でたんぱく質をとると、体内で利用されたのちに尿素窒素などのたんぱく代謝産物に変換されます。たんぱく代謝産物は、尿毒症（＊1）の原因物質です。ですから、透析療法中の人でもたんぱく質をとりすぎると尿毒症症状がひどくなります。もちろん、透析効率を上げることによって透析後の血液データはよくなりますが、次の透析前には尿素窒素が高値になりますので、体に悪影響が出てきます。

たんぱく質を含む食品にはリンも多く含まれているので、たんぱく質を摂取するとリンも同時に体内に蓄積します。リンの蓄積は動脈の石灰化、骨の脆弱性の原因となります。つまり、たんぱく質を摂取するほど動脈硬化が強くなり、骨は弱くなるのです。

では、どの程度のたんぱく質摂取量が適当なのでしょうか。

(社)日本透析医学会の指標では、血液透析の場合、標準体重(＊2)1kgあたり0.9〜1.2gが推奨されています。体の大きい人は1kgあたり1.0gが望ましいと考えられます。たとえば標準体重が55kgの人なら、55gのたんぱく質摂取が適当であるということになります。

＊1 尿毒症……尿に出るべきたんぱく代謝物などが体内に蓄積してしまう状態で、吐き気などの消化器症状、頭痛、めまい、意識障害などの神経障害、統合失調症や鬱病などの精神障害、筋肉のけいれん、重篤な高血圧、心不全などの循環器症状、むくみ、視力障害などさまざまな障害を引き起こします。

＊2 標準体重
標準体重(kg) ＝ 身長(m)×身長(m)×22
で算出します(BMI＝22)。

透析をしていても食塩制限は必要か

● 食塩のとりすぎが体重増加の決定要因

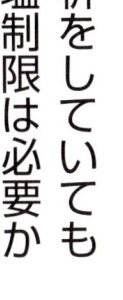

透析療法をしている人は、尿が出ないあるいは出ても少ないため、体内に水分が蓄積します。それが、透析間(透析をした直後から次の透析直前までの間)の体重増加として現れます。

では、体重増加(水分蓄積)量はなにに左右されるのでしょうか。じつは、食塩摂取量が最大の決定要因です。皆さんは、「体重が増えるのは水を飲むせいだから、水を飲むのをがまんすれば体重増加は起こらない」、と考えるかもしれません。しかし、気をつけているつもりでも知らない間

に水分をとってしまう原因となるのが、食塩のとりすぎなのです。

人間の血液中の食塩濃度は常に一定に保たれています。血清ナトリウム濃度140mEq/ℓ（正常値）では、食塩水としての濃度は8.2g/ℓに相当します。体内ではこの値を保つために、抗利尿ホルモン（ADH）、心房性ナトリウム利尿ホルモン（ANP）、RAA系（レニン・アンギオテンシン・アルドステロン系）などが複雑に関与しています（恒常性維持機構）。

腎臓が正常な人では、食塩を摂取すると図①のような変化が起こります。しかし、透析療法をしている人は腎臓からの食塩、水の排泄が起こりませんから、摂取した食塩と、その食塩を薄めて血清ナトリウム濃度を正常化するために飲む水は、体内に蓄積します。

透析間に3kgの体重増加がある場合は、3×8.2g＝24.6gの食塩が体内に蓄積したことを意味します。その食塩を3ℓの水によって薄めて8.2g/ℓ濃度に戻すよう、体が水を呼び込んだのです。つまり、食塩が体内にたまると水を呼び込んで食塩濃度が上昇しての

どが渇き、濃度が正常になるまで飲まずにはいられなくなるのです。

そのことを表すデータがあります。図②は、当院における透析患者とその他の患者の血清ナトリウム濃度をグラフにしたものですが、どちらもほぼ同様の血清ナトリウム濃度を示しています。

● **低ナトリウム血症の原因はおかゆや薬を飲む水分**

では、もしほとんど食塩をとらずに水を多く飲んでしまうと、どうなるでしょ

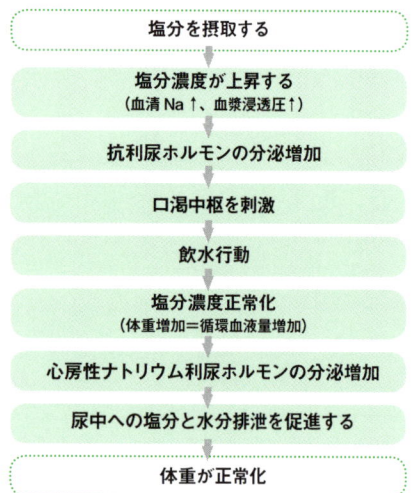

図① 食塩摂取に対する体の反応

塩分を摂取する
↓
塩分濃度が上昇する
（血清Na↑、血漿浸透圧↑）
↓
抗利尿ホルモンの分泌増加
↓
口渇中枢を刺激
↓
飲水行動
↓
塩分濃度正常化
（体重増加＝循環血液量増加）
↓
心房性ナトリウム利尿ホルモンの分泌増加
↓
尿中への塩分と水分排泄を促進する
↓
体重が正常化

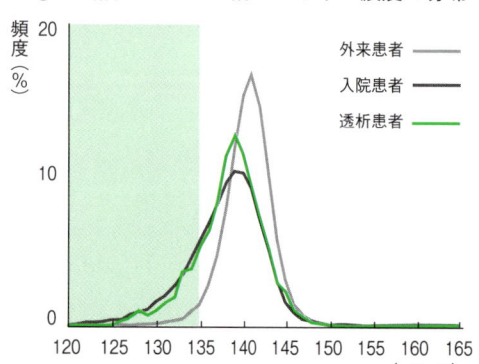

図② 当院における血清ナトリウム濃度の分布

頻度（％）

外来患者
入院患者
透析患者

注）入院患者では低ナトリウム血症が20％程度で、透析患者とほぼ同じである。透析患者でも、透析前血清ナトリウム値は、おおむね140mEq/ℓである。

食事療法の意義と血液検査の読み方

うか。当然、血液中の食塩濃度が薄められてしまいます。つまり、血清ナトリウム濃度が低下します。臨床的には血清ナトリウム濃度が135mEq/ℓ以下を低ナトリウム血症（＊3）といいます。しかし、透析患者の低ナトリウム血症の出現率は、他の入院患者とほぼ同程度ですから、とくに多いとはいえません。つまり、透析患者でも血清ナトリウム値を正常化しようとする機構は働いているのです。

当院での検討では、透析療法中の人の低ナトリウム血症の原因は、半分が「おかゆ食」による水分のとりすぎでした。その他には、点滴で体に入る水分や薬を服用するときの飲水などが原因となっていました。つまり、本人が飲みたくないのに水分を余分にとってしまうと、約500mℓの過剰水分で血清ナトリウム濃度は133mEq/ℓ以下となり、低ナトリウム血症になってしまうのです。

＊3 低ナトリウム血症……症状は、倦怠感、頭痛、食欲不振、精神錯乱などのほか、重度になると筋肉のけいれんや昏睡が起こります。

● 食塩1日5gなら
つらい症状も軽減

透析患者さんが入院すると、食塩制限は1日5gですから、隠れて食事をしないかぎり体重増加は1日0.8kgとなります。汗や便から合計1gの食塩が排泄される可能性があるので、体重増加はそれ以下と考えられます。米国の透析医学会は、食塩摂取を1日5g以下にすべきであると推奨しています。

食塩摂取量を5g以下にできれば、体重増加は1日0.8kg以下となり、中2日の透析でも2.4kg以下の体重増加に抑えられます。透析前に血圧が上がることも、透析中に血圧が下がることも少なくなり、透析後の立ちくらみや足のつれなども起こりにくくなります。

すなわち、透析に伴う血圧低下や足のつれ、嘔吐などのつらい副作用の最大の原因は、食塩の過剰摂取なのです。

透析医学会の指標では、透析間の体重増加は「適正体重の3〜5％の増加を目安とする」、また水分摂取量については「できるだけ少なく」と記載されていますが、食塩摂取量を5gに制限すれば適正体重の3〜5％以上の体重増加は起こりません。また、薬を飲む以外の水を飲みたいということもなくなります。

透析をしていてもカリウム制限は必要か

● **高カリウム血症で心停止することもある**

透析患者の死亡原因を表①に示しました。大多数の死因は感染症と心不全ですが、高カリウム血症（カリウム中毒）による死亡も年間約1200人にのぼることがわかります。

では、どうして血清カリウム濃度が高いことが死亡に結びつくのでしょうか。じつは、血清カリウムの値が7.0mEq/ℓ以上になると心電図異常が起こり、ついには心臓が停止してしまうのです。まだ腎機能が精確に測定できなかった30年以上前の時代には、夕方まで元気だった患者さんが夜寝入ってから2〜3時間したら急に静かになり、亡くなっていたということがありましたが、腎不全による高カリウム血症が原因での心停止であった可能性が高いのです。しかし、これも証明することはできません。というのも、どのような理由で心臓が停止しても、その後の血液検査では血清カリウム値は高くなるため、それが高カリウム血症による死亡であるとは証明できないからです。

表① 透析患者における2007年中の死亡患者の死亡原因（一部）

	人	％
心不全	7484	24.0
脳血管障害	1855	6.0
感染症	6556	21.1
消化管出血	436	1.4
悪性腫瘍	2802	9.0
悪液質／尿毒症／老衰等	1615	5.2
心筋梗塞	1197	3.8
カリウム中毒／頓死	604	1.9
合計	31145	

（社）日本透析医学会、2017

食事療法の意義と血液検査の読み方

透析療法中の血液検査の読み方

血液データは、透析をしている人の食事のとり方や生活がなにをよく映し出します。さまざまな数値がなにを意味するかをよく知って、食事・生活管理の参考に役立てましょう。ただし、目標値は個人差があるので、主治医の話をよく聞いてください。

1 BUN（血清尿素窒素）

正常値　20 mg/dℓ以下
透析目標値　60 mg/dℓ以下

尿素窒素は、食事でとったたんぱく質が体内で代謝されてできる最終産物です。排泄経路は腎臓しかなく、腎機能が低下すると血液中に蓄積します。通常は、たんぱく質80gの摂取で10gの尿素窒素が発生します。腎機能が低下した状態を尿毒症ということがありますが、これは読んで字のごとく、尿中に出なければいけない毒素が体内に蓄積して生ずる状態です。つまり、尿毒症の症状を引き起こすのは、おもにたんぱく質摂取によるということになります。

ですから、透析療法中の人の尿素窒素が高いということは、透析不足か、たんぱく質の摂取過剰ということになります。透析前の血液検査では尿素窒素は低いほどよいのです。

尿素窒素が上昇する理由には、他にも①消化管出血、②エネルギーの摂取不足、③代謝性アシドーシスという、血液中のpHが酸性に傾いた状態、④プレドニゾロンなどの副腎皮質ホルモンを服用した場合、などがあります。たんぱく質の摂取目安量は標準体重1kgあたり0.9〜1.2g/日ですが、過剰に摂取していないのに尿素窒素が高い場合には、前述のような原因を探す必要があります。

尿素窒素の至適濃度は、透析前で60 mg/dℓですが、血清クレアチニンとの比率で10倍を超える場合には異常高値と考える必要があります。

2 Cr（血清クレアチニン）

正常値　男性　0.6〜1.2 mg/dℓ
　　　　女性　0.4〜1.0 mg/dℓ
透析目標値　なし

クレアチニンは筋肉で産生される窒素化合物で、個人個人でほぼ一定の量を産生しています。すべてが腎臓から排泄されることから、腎機能の指標となります。

透析療法中の人では、尿素窒素と同様に透析効率の指標となります。透析効率がよいのにクレアチニンが高いのは、筋肉量が多いためなので悪いことではありません。1日のクレアチニン産生量が多いということは、筋肉量が多いことを表し、筋肉が多いほどクレアチニンは高くなるのです。

では、至適透析効率とはどの程度でしょうか。透析前のクレアチニン値が透析後に60％以上低下していれば、ほぼ満足できる透析効率と考えてよいでしょう。ただし、目標は70〜80％です。透析効率を上げるには、①血流量を多くする、②ダイアライザーを大きくする、③透析時間を長くするという3つの方法があり

ます。担当医とよく相談してください。

3 UA（血清尿酸）

正常値 男性 3.8〜7.5 mg/dl
女性 2.4〜5.8 mg/dl

透析目標値 7.0 mg/dl 以下

尿酸もたんぱく代謝産物の1つです。尿酸が蓄積すると痛風になります。痛風は、尿酸の結晶が大きな関節に蓄積して関節を覆う滑膜に炎症を起こして痛みを出すものですが、特徴は最初の痛みが下肢の母趾（親指）のつけ根に起こることです。

尿酸は、たんぱく質、とくにプリン体を含む食品を多く摂取すると産生が多くなります。肉、肉汁、魚介の内臓、きのこなどに多いようです。

また、筋肉運動でも産生が増加しますので、運動をしている人は高くなりやすいという特徴があります。

尿酸が高いと、動脈硬化が起こりやすいともいわれています。尿酸を下げるためには、食事療法と透析効率の改善が必要ですが、それでも高値の場合には、尿

酸産生抑制薬であるアロプリノール（製品名アロシトール®、ザイロリック®）、フェブキソスタット（製品名フェブリク®）、トピロキソスタアールット（製品名ウリアデック®）という薬を飲んでもらいます。しかし、副作用があるので、慎重に服用することが重要です。

4 Na（血清ナトリウム）

正常値 137〜147 mEq/l

透析目標値 正常値と同じ

食塩はNaCl（塩化ナトリウム）と表されます。したがって、ナトリウムはほぼ食塩と考えてよいのです。実際には、さまざまなナトリウム塩が自然界には存在しますが、食塩に比べると微量であり、体内のナトリウムの代謝には影響を与えません。ナトリウムは血清中の主たる陽イオンですが、細胞内には血清の10分の1、10〜20 mEq/lしかありません。前述（98ページ）のように、血清食塩濃度は、恒常性維持機構によって8.2 g と常に一定に保たれています。通常は、口からとった食塩の90%は尿中に排泄さ

れ、汗には1日に0.5 g、便にも0.5 g排泄されます。しかし、尿の出ない透析患者さんでは、食塩のほとんどが体内に蓄積されます。その結果血清ナトリウム濃度が上昇し、抗利尿ホルモンが分泌されて口渇中枢を刺激するため「のどが渇いた」と感じ、血清ナトリウム濃度が正常化するまで続きます。透析療法中の人の体重が1 kg増加するということは、食塩が8.2 g蓄積したことを表します。

もし、のどが渇いていない、つまり食塩をあまりとらずに水を飲むと、血清ナトリウム濃度は簡単に低下してしまいます。透析前血清ナトリウム値が135 mEq/l以下の症例では、そのような状態の可能性があります。前述したようにおかゆによる水分過剰、大量の薬を服薬することによる水のとりすぎ、また、お茶の飲みすぎなどが考えられます。

5 K（血清カリウム）

正常値 3.5〜5.0 mEq/l

透析目標値 正常値と同じ

血清中の主たる陽イオンはナトリウム

食事療法の意義と血液検査の読み方

ですが、細胞内の主たる陽イオンはカリウムです。体内にあるカリウムの98％は細胞内に存在します。食事などから摂取したカリウムの95％は尿中に排泄されます。ただし、腎機能障害により腎臓からの排泄が低下すると、便中へのカリウム排泄が主になります。尿の出ない透析患者さんでは、便中や汗などの腎臓以外のカリウム調節系が重要になるのです。

腎臓の機能が正常な人では、1度に8000mgのカリウムを口からとっても血清カリウムが1mEq/ℓしか上昇せず、数時間以内にはそのほとんどが尿に出てしまいます。しかし、透析療法中の人は1600mgとるだけで1mEq/ℓ上昇し、その後透析をしないかぎり低下することはありません。

血清カリウム値が7.5mEq/ℓ以上になると心臓が停止します。前述したように、透析患者さんでは高カリウム血症による突然死が年間1000人以上といわれています。カリウムはくだものや野菜、芋、豆などに多く含まれています。透析患者さんにとっては、くだものなど

のとりすぎは、ときに「猛毒」になるのです。

6 Ca（血清カルシウム）

正常値　8.8～10.4 mg/dℓ

透析目標値　血清補正Ca濃度 8.4～10.0 mg/dℓ

腎機能が正常な人でも、ビタミンDがないとカルシウムはほとんど吸収されません。透析患者さんでは、腎臓でのビタミンDの活性化が行われないためカルシウムの吸収は非常に悪く、食事からカルシウムをとろうとしてもほとんど吸収されません。そこで「活性型ビタミンD」を飲んでもらいます。それでも充分なカルシウムは吸収されません。

体内でカルシウムが不足すると、副甲状腺（甲状腺の裏にある小さな臓器）から副甲状腺ホルモン（iPTH）が分泌され、腸管からのカルシウムの吸収を刺激し、骨からのカルシウムの溶出を起こして血清カルシウムを保とうとします。ですから、透析患者さんはたんぱく質を制限し、活性型ビタミンDやリン吸着

薬を適正に使用して副甲状腺ホルモンを適正範囲に保つことが重要です。さらに適度の運動を行うことで、骨粗鬆症などの骨の病気を予防することが大切です。

透析目標値は、血清補正カルシウム濃度を用います。カルシウムは血液の中では、アルブミンと結合しているものがありますが、生理的に重要なのは、アルブミンと結合していないカルシウムです。ところが、アルブミンが低下するとカルシウム濃度は低下していても、アルブミンに結合していないカルシウム濃度が正常を示すことがあります。そこで、アルブミン濃度で補正した値を「血清補正カルシウム濃度」（*4）といい、これを目標値として用います。

*4 補正カルシウム濃度（mg/dℓ）
　＝［4－アルブミン濃度（g/dℓ）］＋
　　測定アルブミン濃度（mg/dℓ）

7 P（血清リン）

正常値 2.4～4.6 mg/dℓ
透析目標値 3.5～6.0 mg/dℓ

血液中のリンは、無機リン、たんぱく質と結合した有機リン、有機溶媒により抽出されるリン脂質に分類されます。血清中のリンのうちほぼ1/3が無機リンです。そのうち約15％がたんぱくに結合しています。

体内には、リンは体重の1％、約500～600g存在しますが、85％がCa₃(PO₄)₂(リン酸カルシウム)の形で骨や歯に存在し、14％が軟部組織や筋肉、1％が細胞外液中に分布しています。リンは、ヒトが生きていくのに必須なエネルギーを産生するのに必要な物質です。血液内のリンの濃度は、食べ物中のリンの腸管からの吸収、骨からの代謝、腎臓からの排泄のバランスによって決定されます。体内にリンが蓄積して高リン血症になると、体にリンを低下させようとしますが、そのとき同時にカルシウムが消費され、カルシウム濃度が低下してしまいます。リンの管理が不十分であるほど生命予後が短いことから、リン値の管理はとても重要なホルモンです。このホルモン清リン値が高いほど、副甲状腺機能亢進症の発症、(2)二次性副甲状腺機能亢進症の発症、(3)動脈硬化の進行など、重要な問題を引き起こします。

とくに二次性副甲状腺機能亢進症になると、①線維性骨炎になり骨痛・骨折を起こしやすくなり、②皮膚掻痒症が増し下肢のイライラ感が増し、④エリスロポエチン抵抗性貧血が強くなる、⑤心機能障害・心室性期外収縮の原因になる、⑥異所性石灰化を起こす、などさまざまな症状を引き起こします。また、動脈硬化症は、心機能障害、心筋梗塞、脳梗塞、閉塞性動脈硬化症など重大な病気の原因になります。したがって、血清リン値の管理は重要です。

リンはたんぱく質の多い魚介や肉類に多く含まれています。血液内のリンの濃度は、食べ物中のリンの腸管からの吸収、

8 PTH（副甲状腺ホルモン）

インタクトPTH 正常値 10～65 pg/mℓ
インタクトPTH 透析目標値 60～240 pg/mℓ

カルシウムとリンの管理に関わるホルモンです。血清カルシウムが低下するといういうホルモンが分泌され、血清カルシウム濃度を保つ最も重要なホルモンです。このホルモン清リン値が上昇すると、副甲状腺機能亢進症となって、先に述べたさまざまな症状を引き起こします。一方、低下しすぎると、無形成骨となって、骨が固くなり、やはり骨折が起こりやすくなります。透析医学会ではインタクトPTHという測定法を用いることを推奨しています。

9 Hb（ヘモグロビン）

正常値 男性 13.0～16.6 g/dℓ 女性 11.4～14.6 g/dℓ
透析目標値 10.0～12.0 g/dℓ

ヘモグロビンは、血液の中の赤血球に含まれるたんぱく質で、赤血球が赤く見えるのはヘモグロビンの色です。貧血の指標となり、数値が低いほど貧血が強いことになります。

腎臓は大量の酸素を消費しますが、酸素を供給する赤血球が少なくなると酸素不足になり、腎臓が働けなくなります。そのため、腎臓ではエリスロポエチンというホルモンを産生して貧血を改善しよ

食事療法の意義と血液検査の読み方

うとします。しかし、腎不全になるとこのホルモンが作れなくなり、貧血になります。この貧血は腎性貧血と呼ばれ、いわゆる悪性貧血です。レバーなどから鉄分をとっても、ビタミンを補給してもよくならない貧血です。

幸い1990年に遺伝子組み換えエリスロポエチン（製品名エスポー、エポジン、ネスプ、ミルセラ）が発売され、腎性貧血はかなり改善しています。ただ、副作用として高血圧、血小板過凝固があります。過剰な投与は脳梗塞やシャント閉塞の危険があり、適正使用が勧められます。

しかし、一部の患者さんでは、エリスロポエチンを投与してもなかなか貧血が改善しないエリスロポエチン抵抗性貧血もあります。その原因としてはエネルギー不足と鉄欠乏が多く、食欲の改善、鉄分の投与が必要となります。他にも、感染症や炎症（CRP持続陽性）、消化管出血などによる慢性的な血液の喪失、葉酸やビタミンB₁₂欠乏、栄養不良、透析不足なども原因となります。

10 Alb（血清アルブミン）

正常値 3.7～5.5 g／dℓ
透析目標値 3.5 g／dℓ以上

アルブミンは血液中を流れるたんぱく質の主要なものです。アルブミンは透析で除水をしたとき、血圧低下を防ぐのに必要な血管外から血管内への水の動きを調節する大切なたんぱくで、アルブミンが低下すると、除水によって血圧が低下しやすくなります。

総たんぱくは、アルブミン以外に免疫グロブリンを加えた数字です。アルブミンは栄養状態の指標として大切です。

アルブミンが低下するということは体内でのたんぱく質合成が減少したことを表します。エネルギー不足、栄養不良がおもな原因ですが、尿が出ている人では尿たんぱくの過剰喪失も原因となります。いわゆるネフローゼ症候群です。さらに、消化管の病気があるとたんぱく質の吸収が悪くなり、やはりアルブミンが低下します。また、肝臓機能が極度に低下した状態、特に肝硬変ではアルブミンの合成ができず、数値が低下します。

アルブミンが低下している場合には食事量、特にエネルギーを多くすることを考える必要があります。通常の食事で充分な栄養がとれない場合には、「レナウェル」などの高エネルギー補助食品を使用するのも一つの方法です。

●より上質の透析ライフのために

　長く透析療法を続けている維持透析患者さんでも、食事療法は重要です。貧血が強いほど、また、アルブミンが低いほど、あるいはリンが高いほど、生命予後が悪いことがわかっています。食塩摂取過剰による高血圧も生命予後に影響を与えますし、透析間体重が増えすぎても、やはり予後を悪くします。
　より良質の透析ライフを送るためには、適正な食事療法が重要です。111～128ページには、管理栄養士から、具体的な食事上の注意もくわしく記してあります。快適な透析ライフの一助としてお役立てください。

高齢期の透析アドバイス

大河原 晋

近年の透析開始時期の高齢化や透析療法の進歩による長寿化によって、透析を受けている皆さんは高齢になっても比較的健やかに生活を送ることができるようになりました。

しかし、それと同時に、高齢化が内在する諸問題、特に身体的および精神的活動性低下を特徴とする「サルコペニア・フレイル」が高頻度に認められるようになり、透析医療の現場では非常に大きな問題となっています。

ここではサルコペニア・フレイルとはどのような状態なのか、なぜ起こるのか、いったいどのような影響があるのか、さらにはどのような対応が必要なのか、についてお伝えします。

サルコペニア・フレイルとは

サルコペニアは全身の筋肉量と筋力が衰えていく病態であり、その診断は「筋肉量の減少、筋力（握力）の低下、歩行速度（身体機能）の低下」によりなされるのが一般的です。

しかしながら、特に筋肉量の評価は簡単ではなく、日常の診療では正確な診断ができない場合もあります。このような欠点を補うために、筋肉量の評価をBMI（*1）もしくは下腿周囲径（ふくらはぎ部分の太さ）の計測で代用する簡易基準も提案されています。

一方でフレイルは、心身の活力（運動機能、認知機能等）の低下とともに心身の脆弱性が出現した状態とされ、その診断は「体重減少」「疲れやすい」「歩行速度の低下」「握力の低下」「身体活動量の低下」の5項目中、3項目以上に該当する場合に、フレイルと判断されます。

さらにフレイルの早期発見ならびに早期介入を行うことができるように、簡易チェックと総合チェック全22項目から構成されるフレイルチェックが考案されています。ここでは、2つの簡易チェックをご紹介しましょう。「指輪っかテスト」（図①）は医療者の手助けがなくても確認ができます。また、身体的、精神的および社会的な3つの背景を評価することが

図① 指輪っかテスト

●指輪っかでふくらはぎを囲んだ時、どうなりますか？

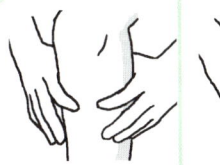
1. 囲めない

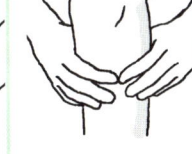
2. ちょうど囲める

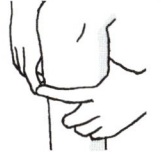
3. 隙間ができる

1，2の場合➡筋肉量が充分に維持できている可能性が高いです。
3の場合➡筋肉量が少なくなってきている状態（サルコペニア）の可能性があります。

出所）Tanaka T, Iijima K, et al. Geriatr Gerontol Int. 2018;18：224-232.

できる11の質問からなる「イレブンチェック」（表①）です。一般住民を対象とするような健康フェスティバルや健康教室などで、フレイルのスクリーニング（ふるい分け）として広く普及していくと考えられます。

＊1 BMI：Body mass index ＝体重（kg）÷身長（m）×身長（m）

表① イレブンチェック

●各質問に対して、「はい」か「いいえ」に〇をつけましょう。

		A	B
1.	ほぼ同じ年齢の同性と比較して健康に気をつけた食事を心がけていますか	はい	いいえ
2.	野菜料理と主菜（お肉またはお魚）を両方とも毎日2回以上は食べていますか	はい	いいえ
3.	「さきいか」「たくあん」くらいの固さの食品をふつうにかみ切れますか	はい	いいえ
4.	お茶や汁物でむせることがありますか	いいえ	はい
5.	1回30分以上の汗をかく運動を週2日以上、1年以上実施していますか	はい	いいえ
6.	日常生活において歩行または同等の身体活動を1日1時間以上実施していますか	はい	いいえ
7.	ほぼ同じ年齢の同性と比較して歩く速度が速いと思いますか	はい	いいえ
8.	昨年と比べて外出の回数が減っていますか	いいえ	はい
9.	1日に1回以上は、だれかといっしょに食事をしますか	はい	いいえ
10.	自分が活気にあふれていると思いますか	はい	いいえ
11.	なによりもまず、物忘れが気になりますか	いいえ	はい

B列の〇が5つ以上の場合➡フレイル、サルコペニアの危険度が高くなります。

出所）東京大学高齢社会総合研究機構、飯島勝矢「口腔機能・栄養・運動・社会参加を総合化した複合型健康増進プログラムを用いての新たな健康づくり市民サポーター養成研修マニュアルの考案と検証（地域サロンを活用したモデル構築）を目的とした研究事業」（平成27年度老人保健健康増進事業等補助金老人保健健康増進事業）より一部改変（東京大学高齢社会総合研究機構、飯島勝矢「フレイル予防ハンドブック」から引用改変）。

サルコペニア・フレイルの原因

これらの病態を来す原因として、加齢に伴う心身の変化に加えて、社会的および環境的な要因の関与も知られています。

一般的には、活動量の低下、社会交流等の接点の減少、身体機能の低下、筋力低下といった活動性の問題、易疲労感（疲れやすい）や精神的活力の低下、認知機能の低下といった精神的背景の問題、さらには慢性疾患への罹患、体重減少、栄養摂取の低下など、さまざまな要因が指摘されています。

慢性腎臓病では、腎機能低下による腎性貧血や代謝性アシドーシスといった病態や尿毒症そのものが発症に関与します。栄養摂取不良に伴う筋肉の減少や、さらには血液透析中の安静臥床・不動による廃用性の筋力低下（動かないことで筋力が落ちてしまうこと）など多岐にわたる因子の関与も知られるようになりました。

いったん筋肉量の減少・筋力の低下により身体的活動性が低下すると、エネルギー消費が下がり食事量の減少や精神的活動性および認知機能の低下につながり、そのことがさらなる身体的活動性の低下をもたらすといったいわゆる"フレイルサイクル"と呼ばれる悪循環に陥ってしまう危険性にも注意しなければいけません。

サルコペニア・フレイルの治療と予防

これらの病態の発症には個々人が抱える問題とともに、社会的要因も関与するために、治療と予防の関係は、「治療することが予防になり、予防することが治療になる」といった表裏一体の関係になると考えられます。特に一人暮らしのかたであれば、社会との接点は維持されているのか、食事は孤食になっていないか、単調な食生活になっていないか、などの確認がとても大切です。このような状況を避ける、もしくは改善するためには、医療者のみならず、周囲のかたがたの協力が大切になります。そのような中でも、「運動療法」と「食事療法」はサルコペニア・フレイルの治療と予防の中心となるものです。

● **運動療法**

運動療法を行うことにより、年齢にかかわりなく筋力が改善することが知られています。ただ、患者さんによってサルコペニア・フレイルの程度には差がありますので、画一的な運動療法ではなく、個々人の状態に合わせたものを行うことが大切となります。

具体的には、血液透析中に寝たままでも手軽にペダリング運動ができる電動サイクルマシンなどによる下肢運動から、立位・座位の繰り返し、歩行、さらには筋肉に負荷をかけるレジスタンス運動まで、多岐にわたります。むりのない範囲での運動を継続的に行うことが重要です。

高齢期の透析アドバイス

108

● **食事療法**

食事療法の基本は、三大栄養素である炭水化物・たんぱく質・脂質をバランスよく摂取することです。食事摂取基準として、「一日のエネルギー摂取は30～35kcal/kg標準体重、たんぱく質は0.9～1.2g/kg標準体重、食塩は6g未満」が推奨されています。これが筋肉量を維持するための目安です。

エネルギーの摂取

継時的な体重変化などを観察しながらエネルギー摂取量の適正化および調整を行っていく必要があります。特に透析療法を受けている人では、太ることより痩せることが体調の悪化につながる場合が多いので、痩せにつながるエネルギー摂取不足には注意することが大切です。

たんぱく質の摂取

透析患者さんのたんぱく質の摂取と生命予後の検討では、0.8g/kg/日～1.4g/kg標準体重/日の患者群で最も生命予後がよいことが報告されています。しかしながら日々の食事には、ある程度のばらつきが認められるため、その変動による摂取量不足を避けるために下限値は0.9g/kg標準体重/日に設定され、たんぱく質摂取過剰によるリン摂取量の増加を避けるために上限値は1.2g/kg標準体重/日に設定されているのです。

日本透析医学会からの報告によると、十分なエネルギー量をとっている非糖尿病の血液透析患者さんでは、このたんぱく質摂取量で筋肉量は維持されますが、糖尿病腎症や高齢の患者さんではその関連はまだ明らかではなく、今後の検討が待たれます。一方、1.3g/kg標準体重/日以上の摂取では、内臓脂肪の増加や高カリウム血症のリスクの上昇、さらには全死亡リスクも高まる可能性が指摘されています。

＊

食事療法では適切な栄養摂取が大切ですが、ともすると食事制限と捉えられがちです。昨今、高齢で透析療法を受けている人が増加している現状では、食事の摂取過剰より過少摂取が問題になることが多いようです。食事療法の適正化は、まずは〝しっかり食べること〟が重要であり、そのことがサルコペニア・フレイルの予防につながります。

120ページの「サルコペニア・フレイル予防のための食事チェックリスト」を使ってご自身の食事内容を確認してみましょう。

食事療法のポイント

佐藤敏子

透析療法中の食事、4つの柱

透析を開始されたばかりのかたも、透析療法の長いかたも、食事療法はなかなかむずかしいと感じておられませんか。医師の話にもありましたが、透析療法を行っているからといって食事はまったく自由というわけにはいきません。じつは、普段の食事が皆さん自身の透析療法に非常に影響しているのです。

はじめに、透析療法における食事療法の4つの柱を挙げておきましょう。体にやさしく正しい透析ライフを目指して参考にしてください。

1 食塩過剰は体重増加のもと

透析間の体重増加は、体内の食塩濃度を希釈して正常化するための水が原因です。まさしく、食塩のとりすぎが体重増加につながります。体重増加は、透析中に血圧が上がるなど皆さんの体に負担となります。

2 カリウムのとりすぎは心臓に負担

くだものや野菜などカリウムを多く含む食品をとりすぎますと、心停止につながることもあります。季節のくだものや生野菜のサラダなども、油断してとりますと透析患者さんにとっては危険な食品となりうるのです。

3 適正たんぱく・適正エネルギーで

透析患者さんにとって、たんぱく質は制限とはいかないまでも、とりすぎは尿毒症状をひどくします。また、たんぱく質を多く含む食品にはカリウムやリンも比較的多く含まれています。

一方、エネルギー（カロリー）については不足なくとり、栄養不良にならないようにします。1日に決められた栄養量を、3食に平均的に分けて規則的にとることも大切です。

4 リンの管理は長生きの秘訣

高リン血症は二次性副甲状腺機能亢進症や心血管系疾患の原因となり、また、生命予後にも関係するといわれています。小魚を好んで食べる習慣などはありませんか。高リン食品に要注意です。

高齢期の透析アドバイス

食事療法の指標——どの栄養素をどれくらいとるのがよいか

本書は、血液透析を行っているかたに活用していただくものです。

表①の食事療法の基準は、「慢性腎臓病に対する食事療法基準2014年版」（日本腎臓学会）に準じて作成したものですが、皆さんが主治医から指示されている栄養素量は、学会のガイドラインを参考に、皆さんの病態、栄養状態、体格などを考慮して設定されますので、主治医から指示された栄養素量に従ってください。これからの解説は、それを実践するときの参考としてご活用ください。

●たんぱく質について

健康な人のたんぱく質の1日あたりの摂取推奨量は、日本人の食事摂取基準（2020年版）によると50～60歳代の男性では65～60g、女性では50gとされています。表①に示した透析療法における食事療法のたんぱく質の目標量は健康人とほぼ同じ程度となりますので、腎不全保存期ほどの「制限」ではないことを理解しておきましょう。

ただし、2015年の厚生労働省の国民健康・栄養調査報告によりますと、たんぱく質の摂取量は50～60歳代の男性では約80g、女性では約70gと、推奨量より過剰にとられているのが現状です。したがって、実際には一般の人の食事の7

表① 食事療法基準　血液透析（週3回）

エネルギー *1	30～35 kcal/kgBW/day *1*2
たんぱく質	0.9～1.2 g/kgBW/day *2
食　塩	6 g/day 未満 *3
水　分	できるだけ少なく
カリウム	2000 mg/day 以下
リ　ン	たんぱく質（g）×15 mg/day 以下

*1 体重は基本的に標準体重を用いる。
*2 性別、年齢、合併症、身体活動度により異なる。
*3 尿量、身体活動度、体格、栄養状態、透析間体重を考慮して適宜調整する。

●アミノ酸スコアとは

体のたんぱく質を構成するアミノ酸20種類のうち、体内で合成することができず、栄養分として食品からとらなければならないアミノ酸を、必須アミノ酸といいます。アミノ酸スコアとは、その食品の最も不足している必須アミノ酸の割合で算出され、その割合が100に近いほど良質なたんぱく質とされています。肉、魚、卵、乳製品などの動物性たんぱく質と大豆製品のアミノ酸スコアは100またはそれに近いので、良質のたんぱく質といえます。

エネルギー量については、医師から指示が出ます。肥満は問題ですが、エネルギー量が不足して栄養不良にならないようにしましょう。エネルギー不足は、貧血や血清アルブミン値の低下の原因となります。

たんぱく質を含まないエネルギー源には、でんぷん類（かたくり粉やはるさめ、くずきりなど）、砂糖類、油脂類があります。あとでお話しするように、献立にじょうずにとり入れましょう。

また、食欲不振などで食事を充分にとれない場合は、腎臓病用特殊食品の濃厚流動食品（レナウェルなど）を使用してみましょう。

● 食塩について

1日の食塩摂取目標量は6g未満です。医師の解説にもあるように、透析間の体重増加は体内の水分蓄積であり、食塩のとりすぎによる血中の食塩濃度を希釈するための飲水が原因です。つまり、食塩の管理は体重増加を左右する大もとなるのです。この点は、このあとの「水分に

～8割のたんぱく質量が目安となります。

たんぱく質は、おかず（副食）の材料にする肉、魚介、卵、豆・大豆製品、乳・乳製品などに多いほか、主食のごはん、パン、めんなどにも多く含まれています。また、野菜類にも含まれています。中でも特に多いのは、おかずの中心となる肉、魚介、卵、豆・大豆製品、乳製品です。良質のたんぱく質をとるには、アミノ酸スコア（107ページコラム参照）のよい食材を選びます。たんぱく質摂取源のうち60％以上を肉、魚介、卵などの動物性たんぱく質でとるようにします。

● エネルギーについて

透析患者さんにとって、適切で充分なエネルギーの補給は、たんぱく異化亢進（エネルギーの不足により、体たんぱく質をエネルギーに換えようとすること）を防ぐ意味でも重要です。適切なエネルギー量とは、基礎代謝量（安静な状態で生命の維持に必要な、生理的に最小限必要なエネルギー代謝量）に身体活動量を加えたものです。皆さん一人一人の適正

ついて」でもお話しします。

食塩は、調味料以外の食品中にも含まれています。魚介や肉、卵などの自然の食品、また、パンやハムや塩干魚などの加工した食品にも含まれます。1日の食塩摂取量とは、こうした食品からとる食塩も含めたもの、すなわち「食品中および調味料に含まれる食塩」のことです。

一般的な食事で、1日に魚介や肉などの自然の食品中からとる食塩量は1～2gです。当然のことながら、加工品をとると「食品中の食塩量」はさらに増えてしまいます。そうした食塩量を6gから差し引いた量が、味つけの調味料に使える食塩量です。

たとえば加工食品をいっさい使っていないとしても、食品中からとる食塩は1～2gなので、調味用に使えるのは4～5gの食塩に相当する量となります。加工食品やおもな調味料に含まれる食塩量は149ページに紹介しています。コラムの食塩制限を達成するためのアドバイスも参考にしてください。（本書の献立では、食品中の食塩量を含みます。）

食事療法のポイント

112

● 水分について

1日に摂取してよい適正な水分量とは

食事以外で摂取してよい水分の目安量は、維持透析患者(週3回透析)さんの場合、15mℓ/kg DW/day以下(1日にドライウエイト1kgにつき15mℓ以下)です。ドライウエイトが50kgのかたの場合は750mℓ(15mℓ×50)、60kgの場合は900mℓ(15mℓ×60)ということになりますが、「できるだけ少なく」とされています。水分による体重増加は透析に負担であるとされていますので、とりすぎないようにしましょう。

この「食事外水分」には、飲水(内服用、氷、うがいなども含む)のほか、食事中の汁物(みそ汁やスープ)や飲み物(お茶類、ジュース、アルコールなど)も含まれていると考えてください。

食品・料理中の水分

食品中にはどのくらい水分が含まれているのでしょうか。

野菜やくだものに含まれる水分は90％と多く、100g食べると90mℓの水分をとったことになります。また、主食のごはんにも約60％の水分が含まれています。料理方法では、焼き物や揚げ物と比較して、汁物(みそ汁、シチューなど)、めん料理、なべ物、デザート(ゼリーなど)などには水分が多く含まれています。こうした水分の多い料理をとりすぎないように気をつけます。

この献立集では、特に水分の多い汁物(スープ、みそ汁など)や飲み物(紅茶など)は1日1回(1/2杯)程度を目安にしました(一部、特殊食品のスープはエネルギーアップ用に使用)。

おかゆは水分が80％以上あるので、と

● 食塩制限を確実に達成するには

- まずは、調味料を計量し、使用量を確認してみる。
- ゆで野菜や焼き魚などは味つけをせずに作り、食卓で決められた分量の調味料を使用する(食品の表面に味つけをすることになり、濃く感じる)。
- しょうゆやソースなどは料理にかけるより、小皿にとってつけて食べる。
- 食塩を多く含む食品や料理(漬物、練り製品、インスタント食品、煮物など)は減らす。
- 汁物は1日1回1/2杯までにする。汁椀は小さいものにするとよい。
- めん類はつゆを残す。「つけめん」タイプは食塩を減らしやすい。
- 外食(めん類、丼物など)は食塩が多いので回数を減らす。
- 特殊食品の調味料(→143ページ参照)を有効に使う。食塩量もわかりやすく、使いやすくなっている。

● 減塩料理をおいしくいただくくふう

- だしをきかせる。顆粒風味調味料は食塩量に注意して使う。
- 香辛料をじょうずに使って、味にアクセントを。
- 酢などの酸味を利用し、さっぱりと。
- 油の風味を生かす(減塩効果とともにエネルギーも確保できる)。
- 魚などは新鮮なものを活用して食材の持ち味を生かす。

りすぎると水分過剰となります。水分節約のためには、1回量を少量（100g程度）にし、パン（食パンの場合水分38％）をとり入れると主食の水分量を節制できます。雑炊、お茶漬けなども、おかゆと同様に水分とりすぎの原因になります。

水分と食塩との関係

体内に入る水分は、食事に含まれる水分、飲水、代謝水（摂取した炭水化物、たんぱく質、脂質が代謝されてエネルギーに変換されるときに発生する水分）です。

一方体内から出る水分は、尿、不感蒸泄（呼吸や皮膚からの水分発散として体表面から失われる水分）、便としての排泄分です（表②）。透析患者さんでは尿量が少ないか無尿ですので、多くの水分が体内に貯留することになり、これが透析間の体重増加となって表れます。

けたと思います。

透析患者さんの場合、食塩を1日6g に制限したとすると、汗や便から1g排泄され、残りの5gが体内に蓄積されます。この5gの食塩を希釈して正常ナトリウム濃度にするためには、5g÷8.2g／ℓ＝610㎖の水分が必要で、この水分が1日分の体重増加量となります。食塩摂取量が増えると、それに伴って体は正常ナトリウム濃度に希釈するのに必要な量の水分を欲するため、それだけ体重が増えることになります。透析間の体重増加量については、ドライウエイトの3～5％

ところで、血清中のナトリウム（Na）濃度は、食塩換算では8.2g／ℓ（ナトリウム＝140mEq／ℓ）であり、ナトリウム濃度が一定に保たれるような調節が働いていることは、医師の解説でおわかりいただ

表② 健常人の1日あたり水分出納量

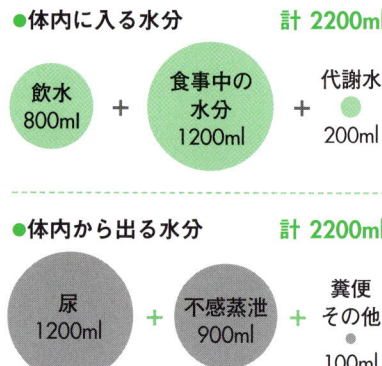

●体内に入る水分　　　計2200ml

飲水 800ml ＋ 食事中の水分 1200ml ＋ 代謝水 200ml

●体内から出る水分　　　計2200ml

尿 1200ml ＋ 不感蒸泄 900ml ＋ 糞便その他 100ml

内にするよう指導を受けますが、これを守るには食塩摂取量を制限しなければならないわけです。

● カリウム

腎機能が正常な場合は体内のカリウムの95％が尿中に排泄され、残りは便中への排泄となります。尿からの排泄が困難である透析患者さんでは、摂取するカリウムの量を節制するしかありません。

一般的に1日の食事に含まれるカリウム量は約3000mg、透析患者さんの目標はその2/3以下です。本書では、1500mgで献立を立てています。

カリウムは野菜、くだもの、芋類に多く含まれていますが、それ以外の肉、魚介、卵、大豆製品、乳・乳製品のような「たんぱく質の供給源」にも含まれています。

カリウムは水溶性で水に溶けやすいため、芋類や野菜は水にさらしたりゆでこぼしたりすることで半分程度減らせます。ただし、電子レンジによる蒸し物などの加熱調理ではカリウムは減らせませんので、ご注意ください。

食事療法のポイント

114

カリメート（高カリウム血症治療薬）は腸内に存在するカリウムを糞便中に排泄させ、カリウムの体内蓄積あるいは血清カリウムの上昇を抑制する働きをします。カリメート5gで200mgのカリウムを排泄させます。1日15〜30gを2〜3回に分けて服用しますが、この分量の服用で排泄されるカリウム量は600〜1200mgです。くだものや生野菜などカリウムを多く含む食品を頭に入れ（148ページ参照）、カリウムを減らすふうを充分に理解して、食事からカリウムを過剰にとらないようにしましょう。130ページのQ＆Aも参考にしてください。

● リン

1回の透析におけるリン除去量は800〜1000mg、また、1日の糞便中の排泄量は400mgといわれています。透析患者さんのリンの摂取目標は1日700〜800mgですが、血清リン値が高値になってくると透析だけでは除去できず、高リン血症治療薬が必要となります。

リンは、肉、魚介、卵、大豆製品、乳・乳製品のような「たんぱく質の供給源」に多く含まれています。ですから、これらのおかず（副食）の摂取量が多くなると、リンの摂取量も増加します。特にリンを多く含む食品は、シシャモ、シラス干しなどのように骨ごと食べる魚、ソーセージなどの加工品、そして乳製品です（149ページ参照）。

リンはカリウムのように調理方法で減らすことはできません。摂取量を減らすしかないのです。

● カルシウム

透析患者さんではビタミンDの活性化が行われないためにカルシウムの吸収が悪く、そのために「活性型ビタミンD」が、また、リンを除去するためにカルシウム製剤が投与されます。

このように、カルシウムが補給されていますので、食事からカルシウムをとる必要はありません。牛乳や小魚などカルシウムを多く含む食品にはリンも多く含まれますので、このような食品をとりすぎますと、高リン血症をきたしてしまいます。

● 鉄

透析患者さんの貧血の原因は、エリスロポエチンというホルモンの不足とされています。よって、鉄分の多い食品をとっても貧血の改善にはなりません。また、一部の透析患者さんではエネルギー・鉄不足が貧血の原因となることもありますが、この場合、鉄分は静脈投与となります。食事ではエネルギーを充分にとることが必要です。

鉄分の多い食品にはリンをたくさん含むものもあります。たとえばレバーは、豚レバー100gあたり340mgものリンを含みます。貧血改善のために鉄分の多い食品を摂取することは好ましくありません。

以上、血液透析中における各栄養素の摂取量や一般的な注意についてお話をしましたが、医師による「透析療法中の血液検査の読み方」（101ページ）を参考に、ご自身の血液検査などを考慮して、食生活を改善していきましょう。

食品はなにをどれくらいとったらよいか

表③は、1日のエネルギー量1600kcal、たんぱく質50g、カリウム1500mg、リン700mgと指示された場合に、各食品をどれくらいとればよいかを、食品群別に示した目安量です。

これくらいの食品を3食に分けてとると、他の栄養素もバランスよく整います。くだもの、野菜は118ページのカリウムやリンを参考に食品を選択します。

たんぱく質についての解説を考慮して、食品を選択します。参考までに「4つの食品群」による食品構成も示しておきます。次に、食品それぞれのとり方の注意をお伝えしておきましょう。

表③ 1日にとりたい食品構成例（6つの食品群による）

（1日のエネルギー 1600kcal、たんぱく質 50g の場合）

	食品群		たんぱく質(g)	食品構成例
たんぱく質を含む食品	表1	主食	10	ごはん 150g × 3回
	表2	くだもの・芋類	3	くだもの缶詰 100g じゃが芋 100g
	表3	野菜	3	野菜 200g
	表4	魚介、肉、卵、豆・大豆製品、乳・乳製品	35	サケ 50g 豚肉ロース脂身なし 50g 卵 50g 豆腐（もめん）50g 牛乳 100g
たんぱく質を含まない食品	表5	砂糖・甘味料 でんぷん	−	砂糖 15g かたくり粉 15g
	表6	油脂	−	植物油 15g マヨネーズ 10g

【参考】4つの食品群による食品構成

	食品群	重量(g)	たんぱく質(g)
第1群	卵	50	10
	乳・乳製品	牛乳 100	
第2群	魚介	50	25
	肉	50	
	豆・大豆製品	もめん豆腐 100	
第3群	野菜	200	6
	芋	100	
	くだもの	缶詰 100	
第4群	穀類	ごはん 150×3	10
	油脂	25	
	砂糖	15	
	でんぷん 他	15	

*たんぱく質を多く含む卵、乳・乳製品、魚介、肉、豆・大豆製品は、食品ごとにたんぱく質量は異なります。この表のたんぱく質量の範囲で組み合わせましょう。

*カリウム制限に関しては、144ページを参考に野菜・くだもので調整しましょう。

食事療法のポイント

●たんぱく質を含む食品のとりかた

主食（ごはん、パン、めんなど）

主食（ごはん、パン、めんなど）穀類はたんぱく質も含みますが、主要なエネルギー源です（表④）。エネルギー不足にならないためにも、毎食ごはんなら150ｇ程度とるようにしましょう。たんぱく質量は、主食だけでも1日10ｇ以上になります。

パンは、ごはんと比較してたんぱく質も食塩も多く含まれます（表④）。めんは「つゆ」も使用しますので、どうしても食塩量が増加してしまいます。

この献立集では、パン食は1日1回以内とし、また、めん料理には「減塩のつゆ」を使用しています。

くだもの、芋類

くだものはカリウムを多く含みますので、生のくだものは習慣的にとらないようにします。特にバナナ、メロン、スイカは含有量が多いので気をつけます。また、缶詰のくだものはカリウム含有量は生よりは少ないのですが、シロップにはカリウムが含まれていますので、シロップはとらないようにしましょう。

芋も比較的カリウムを多く含むので、ゆでこぼして使いましょう。表③では「1日100ｇ」と記してありますが、くだものや芋を生で使用する場合は50ｇ程度に減らします。特に、山芋はカリウムが多いので、少なめにします。

野菜

野菜はビタミン、ミネラル、食物繊維、水分などが多く含まれています。エネルギー、たんぱく質は比較的少ない食品ですが、「たんぱく質が多めの野菜（ブロッコリー、ほうれん草など。147ページ参照）」と「少ない野菜」があります。両方を組み合わせて1日200ｇ以内とします。野菜には水分が80〜90％も含まれていますので、その点でも1日200ｇ以内が望ましいのです。

野菜は、水にさらしたり、ゆでこぼしたりすることによってカリウムが溶け出しますので、ゆでられるものはなるべくゆでて、ゆで汁を捨てて使用します。

海藻やきのこは、たんぱく質はほとんどありませんが、エネルギーもとれません。カリウムは多く含まれますので、とりすぎには注意しましょう。

魚介、肉、卵、豆・大豆製品、乳・乳製品

これらの食品は偏りのないように選択し、前述のように、たんぱく質摂取源のうち60％以上を肉、魚介、卵などの動物性食品からとるようにしましょう。

表④ 主食の栄養素量（100ｇあたり）

食品	エネルギー（kcal）	たんぱく質（ｇ）	食塩（ｇ）
ごはん	168	2.5	0.0
食パン	264	9.3	1.3
うどん（ゆで）	105	2.6	0.3

動物性たんぱく質でとるようにし、食事全体のアミノ酸スコアを100に近づけます。

ただし、これらの食品はとりすぎるとリンも過剰となるので、注意します。

* 魚介

魚介は1日に50g程度を目安にします。魚の脂質には、n-3系多価不飽和脂肪酸であるドコサヘキサエン酸（DHA）やエイコサペンタエン酸（EPA）が多く含まれており、これらには動脈硬化を防ぐ働きがあります。特に青魚に多く含まれています。練り製品や干物などには食塩が多く含まれており、小魚や魚卵にはリンが多く含まれていることに気をつけましょう。

* 肉

肉も1日に50g程度にします。肉の脂質は血中のコレステロールを増加させる飽和脂肪酸が多く含まれていますので、脂質の少ない部位を主に選びます。ハムやソーセージなどの加工品は食塩が多く含まれています。

* 卵

アミノ酸バランスのよい食品ですが、リンも多く含まれており、1個（正味量約50g）で100mg程度です。1日1個までとし、他の高リン食品と重ならないようにしましょう。

* 豆・大豆製品

豆の中でも大豆や大豆製品（豆腐、生揚げ、油揚げ、納豆など）はアミノ酸スコアも高く、良質のたんぱく質を含む食品です。動物性たんぱく質の確保を考慮して、1日にもめん豆腐なら50g、納豆なら20gくらいを目安にとります。

* 乳・乳製品

たんぱく質、カルシウム、リンも多く含みます。牛乳やヨーグルトは水分が多いので、100gまでとしましょう。チーズはスライスチーズ1枚あたり約0.5gの食塩を含んでいる点に気をつけます。

● たんぱく質を含まない食品のとりかた

砂糖・甘味料・でんぷん

砂糖、甘味料、でんぷん（かたくり粉、はるさめなど）は、たんぱく質をほとんど含みません。エネルギー補給に使用します。

● 菓子、飲料について

菓子はエネルギー補給に役立ちます

砂糖類は、過剰にとると中性脂肪値にも影響します。低甘味重合甘味料（粉飴）は甘さが砂糖の1/7～1/3です。砂糖と同じ甘さで3～7倍使用できるため、エネルギーを3～7倍とることができます。飲み物（紅茶など）やかんてんゼリー、シャーベットなどに使用します。はるさめは、いため物やサラダに使用するとよいでしょう。

油脂

エネルギー補給に使用します。動脈硬化性疾患予防の観点から、動物性の脂を避け、植物性の油を使用するようにします。また、脂質のエネルギー比率（1日にとるエネルギー量のうち脂質の占める割合）を20～25％とします。具体的なくふうとしては、揚げ物はため物より油の摂取量が多いので1日1回以内にする、サラダにマヨネーズやオイル入りドレッシングを過剰に使わないようにする、などの調整をします。

食事療法のポイント

が、たんぱく質を含みます。和菓子と比較すると洋菓子の方がたんぱく質は多く含まれています。飴類はたんぱく質を含まないものが多いようです。

飲料では果汁やお茶、コーヒーなどにはカリウムが含まれています（148ページ参照）。また、1日にとってよい適正な水分量を考慮してとりましょう（113ページ参照）。

● アルコールについて

飲酒については医師の許可を得るようにしましょう。過度の飲酒は、肝機能障害はもちろんのこと、血圧の上昇、高尿酸血症、中性脂肪の上昇、糖尿病の悪化などの影響を及ぼすことが知られており、腎臓病にも悪影響があります。

透析患者さんの場合、お酒を飲んでも尿量が少ないか無尿であるために、水分管理の1つとしてアルコール量を考えることが重要です。つまり、酒類には水分が含まれているので、1日の飲水の一部として換算してください。とくに焼酎やウイスキーの水割りは、

その水分も考慮します。また、アルコールは飲みすぎるとのども渇きます。そのために水分がほしくなり、水分過剰の要因になります。

透析患者さんでは、多量のアルコール摂取に併せてつまみをたくさんとると、食塩過剰となり、体重増加を招きます。一方、つまみなしに（食塩摂取を伴わずに）アルコールを多量に飲むと、体液が希釈されて血清ナトリウム低下を招きます。適量の飲酒の場合でも、食塩量の多いつまみはとらないほうがよいでしょう。

また、アルコールには、醸造酒類（穀物・くだもの類を発酵させて濾過したもの。日本酒、ワイン、ビールなど）と蒸留酒類（発酵によって作った酒をさらに蒸留濃縮したもの。焼酎、ウイスキーなど）があります。アルコール分は醸造酒類で20％未満、蒸留酒類は20％以上です。

酒類は、醸造法の違いから、醸造酒類はわずかですがたんぱく質を含みます（100mℓ中に0.1～0.5g）。カリウムは赤ワインに110mg（100mℓ中、以下同）、ビールには34mg含まれま

す。リンも若干含まれており、ビールの場合は15mgです。一方、蒸留酒類はたんぱく質およびリンは含まれません（表⑤）。

このようなことを考慮して、各栄養素、水分ともに1日の制限摂取量に収まるようにくふうして、お酒を楽しみましょう。

表⑤　各種アルコールの栄養素量（100mlあたり）

	エネルギー (kcal)	水分 (g)	たんぱく質 (g)	カリウム (mg)	リン (mg)
清酒・本醸造酒	107	82.8	0.4	5	8
ビール・淡色	40	92.8	0.3	34	15
ぶどう酒・白	73	88.6	0.1	60	12
ぶどう酒・赤	73	88.7	0.2	110	13
焼酎・甲類	206	71.0	0.0	−	−
ウイスキー	237	66.6	0.0	1	Tr※

※Trは微量

●サルコペニア・フレイル予防のための食事チェックリスト

サルコペニア・フレイル予防と治療のための食事療法のポイントは、「たんぱく質」と「エネルギー」を不足なくとることです。1日の目標たんぱく質量が50gあるいは60gにおいて、不足がないか、食事チェックリストで確認してみましょう。これらの表では、カリウム、リンも過剰にならないように、設定されています。

		エネルギー1600kcal、たんぱく質50g目標量(1日あたり)の場合		エネルギー1800kcal、たんぱく質60g目標量(1日あたり)の場合	
1. たんぱく質を含む食品のとり方 *たんぱく質不足にならないために		食品の目安	チェック	食品の目安	チェック
①	毎食、動物性たんぱく質(魚介、肉、卵)を1つとる	魚 1切れ(たとえばサケ50g) 肉 50g 卵 1個		魚 1切れ(たとえばサケ70g) 肉 60g 卵 1個	
②	豆・大豆製品、乳・乳製品をとる	豆腐ミニ ½丁 牛乳 100ml		豆腐ミニ 1丁 牛乳 100ml	
③	芋類(ゆで)をとる	芋 1個(100g)まで		芋 1個(100g)まで	
④	野菜(ゆで)をとる	野菜 200gまで		野菜 200gまで	
⑤	くだものは缶詰でとる	くだもの缶詰 100g		くだもの缶詰 100g	
⑥	毎食、ごはん 150g または	朝:ごはん 150g		朝:ごはん 180g	
⑦	パン 40g(6枚切り⅔) または	昼:ごはん 150g		昼:ごはん 180g	
⑧	ゆでうどん 150g をとる	夕:ごはん 150g		夕:ごはん 180g	
2. たんぱく質を含まない食品のとり方 *エネルギー不足にならないために		食品の目安	チェック	食品の目安	チェック
①	砂糖をとる	15g		15g	
②	でんぷん類(はるさめ、かたくり粉など)をとる	15g		15g	
③	1日2回、油脂類(揚げ物、炒め物、マヨネーズなど)をとる	植物油 15g マヨネーズ 10g		植物油 15g マヨネーズ 10g	
④	①②③がとれない場合は、エネルギーアップのための特殊食品(p.143参照)をとる	適宜		適宜	

食事療法のポイント

災害時への備えと対応

災害時には、かかりつけの透析施設が被災し、他の施設で透析を受けることになるなど、十分な透析を受ける環境が整わないことも考えられます。また、避難所ではお茶やジュース、お弁当や菓子パンなど食事は一律に配給されることになるでしょう。店頭の食料品も品薄となります。災害に対してどのような備えや対応が必要でしょうか。

1 食塩や水分をとりすぎない習慣を

日ごろから塩分や水分をとりすぎない習慣が大切です。食塩、水分の適切なとり方については、112〜114ページを参考にしてください。ふだんから体重増加（水分の蓄積による）や高カリウム血症に気をつけることも、「災害時の備え」となります。また、避難所で配給される食品の中から、ご自分で食塩やカリウムの多い食品を残したり、水分を調節してとるなど配慮が必要となります。

2 カリウムに注意を

カリウムはさまざまな食品に含まれていますが、果物や生野菜など多く含まれる食品には注意しましょう（148ページ）。災害時には、避けるのが無難でしょう。

3 特殊食品を備えましょう

減塩用の調味料やたんぱく質やカリウムを抑えた特殊食品（おかず）を備えておきましょう。1週間分くらいストックしておき、ふだんから食事に使用し、使用した分の食材を補充しておきます。このような備蓄方法は、日ごろから食塩やカリウムを節制することにもつながります。

日本透析医学会のホームページでは、「透析をうけている患者さんへ〜災害に備えて」という災害対策を掲載しています。以上のような食事療法のポイントの他に、治療を受けるときの安全のために、アレルギー、特異体質についての情報、お薬手帳、透析時の体重記録を記した資料などは常に持ち歩き、非常用の薬や持ち出しを準備しておくことなどが紹介されています。

家族や親しい友人との食事会、小旅行の楽しみは透析生活であってもあきらめることはありません。もちろんちょっと手抜きをしたいときなども、ご近所のスーパーの総菜や、ときにはぜいたくをしてデパ地下での総菜の買い物も楽しもうではありませんか。

日本透析医学会誌にこんな報告がありました。みかん産地の愛媛県のある施設での実験です。当然、みかん大好き県民です。透析直前にみかんMサイズ5個を食べても透析中、透析後も、きちんとコントロールされていたかたが多かったということです。(日本透析医学会雑誌41(7)、415-420、2008)

ただし、ここで大切なことは、この実験の対象群は「日ごろから体重も血清カリウム値もほどほどにコントロールされていた」ということです。透析によって除去できるカリウム量には限界があります。したがって、ふだんのコントロールが悪いと危険が伴います。透析直前にカリウムの多い食品をとることについては、かならず医師に相談しましょう。

このように、日常の食事をきちんとしていれば、旅行や外食などで多少乱れがあっても、調整がしやすいのです。外食・中食とじょうずにおつきあいをするには、ふだんの食事をたいせつにすることが、なにより重要です。

検査値を見ながら体調管理を

外食・中食と仲よくするには、まずは自分がどのくらい食べてもだいじょうぶかを知ることです。食事療法の解説にあるように3食平均的にとることがすすめられています。ですから、1食の栄養量の目標は1日の1/3が目標の値になります。これを目標に、外食や中食をした場合、多少の食べすぎや不足を前後の食生活でいかに補うかということです。それには、検査値をみることがたいせつです。では、「どのくらいの検査値なら、どのくらい食べすぎても安心なの?」

外食・中食とのおつきあい

宮本佳代子

外食と仲よくするために

これには明快な回答はありません。個人差があって、一般化しにくいからです。この解決には、自分の体を、ご自身がよく知ることです。「むずかしい」「たいへんだ」と思われるかもしれませんが、そんなことはありません。

透析時に病院から受け取る検査結果がいつもと違う場合に、その前の生活や体調の変化を見直す習慣をつけること、思いあたることがなかったら医師や看護師にたずねることから始めればよいと思います。

これが習慣になると、自然に体調のコントロールができるようになります。また、体調の変化を医師に早めに伝えることができるようになります。医師や看護師は皆さんが少しでも快適な療養生活を送れることを願っていると思います。そのためのお手伝いは喜んでしてくれるはずです。

● 外食の食べ方を知る

「戦いに勝つには相手を知ること」が定法です。外食の栄養量に関する書籍はたくさん出ています。また、日ごろから冷凍食品・加工食品や、コンビニ弁当などの栄養成分表示を見る習慣をつけて、外食の栄養量を知る参考にされるとよいでしょう。

では、外食をするさいに必要な基本的知識を身につける方法を、ご紹介しましょう。

1 食品の分量を知るには

これは、普段の食事のときに「g」を意識して身につけるしかありません。めんどうだと思われるかもしれませんが、そこほどの正確さを求めようと思わなければ、思いのほか簡単です。魚も肉もたとえば約60gといえば、だいたい大きさは同じです。むしろ、骨がついているかいないかで違います。野菜は、葉ものであればほうれん草でも小松菜でもあまり変わりませんが、ブロッコリーやカリフラワーなどは違ってきます。ごはんは同じ量を茶碗に盛ったときとお皿に盛ったときでは違って見えます。これらのことは2〜3回計量すればわかってきます。あせらず、ゆっくり身につけていけば自信がついていきます。

2 カリウムを減らすには

加工食品の栄養成分の表示には「カリウム」の記載はほとんど見られません。外食では野菜や芋をゆでこぼしてあることは期待できません。くだものや芋類(とくに芋やかぼちゃ)を使ったポタージュ、デザートは気づきにくい)はやめておくほうが賢明でしょう。また、野菜は1食に全部で50〜70gにするか、外食する日は家庭の食事で野菜や芋は控えて、その分を外食へまわすようにします。緑黄色野菜はカリウムが多いので控えめにすることもおすすめします。ジュースやコーヒーなどの飲み物も要注意です。決められた水分のなかで、水を飲むのが一番安心です。

3 食塩を減らすには

味覚は人それぞれですので、同じ料理を食べても濃く感じる人と薄く感じる人がいます。うす味でもたくさん食べれば、体に入る食塩は多くなってしまいます。外食ではどうしても食べる量が多くなりがちですので、食塩をとりすぎてしまいます。

漬物、つくだ煮、汁物は残すほうがよいでしょう。また、焼き魚では干物や西京漬けなど、肉類ではみそ漬けやハム、ソーセージなどは選ばないほうがよいでしょう。

めん類、すし、カツ丼・天丼などの丼物は食塩を調整しにくいメニューです。あまりおすすめではありませんが、それが名物であれば食べたくなるものです。前後の食事で調整して1人前召し上がるか、旅行中であれば半分にして、持参のエネルギーを補充する治療用特殊食品で一時の空腹を調節するなどのくふうをしましょう。

4 同じメニューでも店によって栄養量が異なる

おいしさ・食材の品質などは同じ料理名でも店によってさまざまです。たしかに調味料ひとつとっても、値段はピンからキリまで。魚や肉にいたっては「0」の数が違いますから、味や品質が違って当然です。しかし、品質はどうであれ素材自体の栄養量は大きくは変わりません。

むしろ、使われている素材の分量がポイントです。シューマイ、ギョーザ、カレーは値段によって肉の量がずいぶん違います。皆さんが日ごろの外食で感じておられるように、すしだね、天丼のエビなども、値段の高いもののほうが魚介の分量は多くなり、たんぱく質量も多くなります。

以上のように、分量の感覚を身につけると栄養量の推測ができるようになります。また、日ごろから味の濃い食べ物を食べないようにしておくと、味の濃さもわかるようになります。

● 特別な日の外食とふだんの外食

外食をする理由はさまざまです。単身赴任で食事作りがめんどうなので、外出先で食事時間になったから、親しい友人が訪ねてきたから、家族記念日だから……。それぞれの外食で、予算も内容も違うことでしょう。

皆さんがグルメの食事をしたいのは、おそらく「友、遠方より来る」とか「家族記念日」ではありませんか？ そんなときは「なにを食べたいか」を中心に考えるとよいでしょう。グルメの食事はたんぱく質、食塩、カリウムすべてが多くなってしまいがちです。前後の食事で調整するのもむずかしいこともあります。食べたいものを1〜2品決め、それを楽しみましょう。おいしいものを楽しむ機会は、いずれまた、あります。

一方、ふだんの食事で外食するときは、「栄養」を考えましょう。ふだんの外食は食べる店が決まっている場合が多いので、食べるものをいくつか決めておくと、毎回、栄養のことを考えずに食べること

● 外食をとるときの1食あたりの栄養量の目安とアドバイス

(医師からの1日当たりの指示量:エネルギー1600kcal　たんぱく質50g　食塩6g　カリウム1500mg)

エネルギー　500～600kcal

エネルギー調整のために覚えておくと便利な目安量は、白飯150g(大きめの飯茶碗1杯):約250kcal、コンビニのおにぎり1個100～150g:約180～270kcal、にぎりずし1個分のすし飯20～25g:35～45kcalです。おにぎり、すし飯などには食塩が含まれます。食塩のとりすぎを防ぐためにも主食は白飯がいちばんおすすめです。

また、ごく大雑把ですが、主食の1回の適量は、ごはんなら150gくらい、コンビニ弁当やカレーライス等のごはんでは⅓を残すくらいの量です。パンはロールパンなら2個程度、めん類は⅔人前程度です。

エネルギーをとるためには、揚げ物・いため物・マヨネーズやドレッシングを使った料理を選びます。油を使った料理を選ばなかったときは、家へ帰ってから、低たんぱくのお菓子を召し上がるとよいでしょう。シャーベット、かんてんやくずを使った和菓子などが比較的無難です。

食塩　2～3g

外食で食塩2gにおさえるのはかなりむずかしいのですが、3gですとメニューが広がります。家庭の食事の食塩を控える、減塩のしょうゆ・ソースを持参する、丼物・めん類は選択肢からはずす、などが食塩コントロールのコツです。

たんぱく質　15～20g

主食と野菜でたんぱく質5～7gとなってしまうため、主菜のたんぱく質としては10g程度をとることになります。これは魚や肉の量にすると40～50g程度です。この量では、魚や肉を½～⅓量を残すことが必要になります。もっと楽しみたい場合には、次の方法があります。

案1:朝食にたんぱく源となる食品を食べない。これで1人前は食べられることになります。

案2:低たんぱくのごはんやパンを準備して主食のたんぱく質を少なくし、主菜のたんぱく質を15g程度にする。これは魚や肉の量にすると60～75g程度となり、小さめの1人前です。デザートを楽しみたい人は、魚や肉をこの分量からさらに1～2口控えておくようにします。

カリウム　500mg

外食する日は、家で芋・くだものを食べないようにしておけば、野菜を100g程度食べられます。ただし、ブロッコリー、ほうれん草、青梗菜などの緑黄色野菜は30g程度にします。この分量は1人前のお浸しの半分程度です。

野菜の100gの目安は、魚や肉についているつけ合わせのほかに、サラダ、煮物、酢の物などの野菜料理1皿(70g見当)をとるくらいの量です。

くだもの、芋、かぼちゃ、抹茶、黒砂糖、種実(ごま、アーモンドなど)のデザートは、カリウムが多くなります。コーヒーやジュースはやめておきます。

ができます。また、食べる店が決まっていないかたは、食べるものを決めておくとよいでしょう。定食や幕の内風のものは栄養管理しやすいものです。

● 残しじょうずになろう

患者さんからこんな言葉をよく耳にします。「残すのはもったいない」「作ってくれた人に悪いから」「せっかく、ごちそうしてくださっているので」。これらはとても大事な気持ちです。この思いを相手に充分伝えてから、多いと思うものは残しましょう。

皆さんは透析をしているために食事制限がありますが、今はいろいろな理由で食事制限をしている人がいます。最近はいろいろな場面で「なにか、アレルギーや、お嫌いなものはありますか」と聞かれるようになりました。

残したものは、仲間に分けても、お店の人がいいといってくれるなら持ち帰っても、あるいは神様に「ごめんなさい」をしても。意識していれば"残しじょうず"は自然に身についてくるものです。

失敗したら、「明日はなにを気をつければいいのかな」と、考えればよいのです。

● お店の人と話をしよう

お店の人と親しくなると、注文を聞いてくださるものです。流行をとり入れた意外なメニューもあるかもしれません。プロの料理人は予期しないくふうを提案してくれるかもしれません。これがまた楽しみになります。最初から食事療法の話がしにくければ、故郷の食材の話、旅先で出会ったおもしろい話など、ご自分の話したいことからはじめてみればよいと思います。

● 「中食の情報通」になってみては?

皆さんは、どんなところで中食を買いますか。近所のスーパー、コンビニ、それとも職場近くのコンビニ、勤め帰りのデパートですか。「○○の△△がおいしいよ」「××の□□が安いよ」など、主婦仲間ではけっこう話題に上ります。

一度にすべての料理の情報通になるのはたいへんです。中食にしたいもの、たとえば「ギョーザ」「八宝菜」「酢豚」「天ぷら」などひとつひとつについて、なにがどのくらい入っているかを注意して見るようにします。気が遠くなる作業だと思いませんか?

ウムの表示はありませんので、前項の外食のところで述べたように、芋類を避け、野菜が多くならないように気をつけましょう。

では、スーパーやデパ地下の栄養成分表示のない中食メニューはどうしたらよいのでしょう。こんな悩みに答える中食のくふうを紹介しましょう。

中食利用のコツ

コンビニ弁当や総菜などを外で買ってきて食べる中食について、最も簡単に実行できるのは、栄養成分表示のあるものだけを買うことです。これはだれでもできることです。しかし多くの場合、カリふだんから自分で料理をされているか

どうかで違ってきますが、何度かくり返していると見ただけでおよその中身がわかるようになるものです。

これもめんどうな人は、中食の栄養量が書かれた本を何冊かご覧になることです。本によって、同じ料理でも数値があまり変わらないものと違うものがあることに気づくでしょう。数値の違いは、魚や肉の量や調味料の違いによる場合が多いので、魚や肉の分量当てがじょうずになります。

もう1つの方法は、コンビニやスーパーなどに行ったとき、栄養成分表示のウオッチャーになることです。続けてみると、これもけっこう楽しいものです。さらに、中食情報を仲間（ご近所、友人、透析仲間）や病院の栄養士から集めてみてはいかがですか。集めたら、かならずメモしましょう。ご自分の「中食ガイドブック」ができ上がります。興味を持ち始めると、情報が情報を呼ぶものです。

● 最初は栄養量がわかりやすい中食を選ぶ

「焼き魚」「野菜の煮物」「焼き鶏」のように食材の分量がわかりやすい料理と「酢豚」「八宝菜」「グラタン」などのように食材の内容や分量がわかりにくい料理があります。

中食名人としてまだ自信のない人は、まずは食材の分量がわかりやすい料理を選び、名人になるに従って、わかりにくい料理を選ぶようにしていきます。

● 「中食＋家庭の総菜」がおすすめの食べ方

中食はどうしてもたんぱく質や食塩が多くなりがちです。中食をよく利用する人は組み合わせ方や食べる量をくふうして、不足した栄養を家庭の総菜で補うようにします。この本では、74ページで紹介していますので、参考にしてください。

また、中食の総菜にひと手間加えるのもくふうの一つです。買ったごまあえに ゆでたキャベツを混ぜて1人前を2人前

● 栄養成分表示

栄養成分表示は、100gあたりで示されているもの、1袋あたり、1食あたり、1個あたりなどさまざまです。また、揚げ物など料理の最終仕上げをご自分でするものは、揚げる前のものと、揚げた後の表示（調理する前と後）がありますので、読む前に、注意をしてみましょう。

栄養成分表示の炭水化物は、本書ではでんぷんや砂糖類の総称にあたります。でんぷんと砂糖は炭水化物を作っている分子の大きさの違いによるもので、栄養の分類では同じものです。加工食品などの食塩表示はナトリウム量で示されている場合があります。食塩相当量への換算は次のように。

食塩相当量（g）＝ Na量（mg）× 2.54 ÷ 1000

にすれば、味が薄くなります。

● 治療食の宅配・レトルト総菜を利用してみよう

特殊食品のレトルト総菜や治療食の宅配食は、一般のそれと比べると割高です。でも、なによりも安心・簡単というメリットがあります。忙しかったり体調が悪かったりして料理が作れないときなどは助かります。また、レトルトの総菜は長期の旅行のときなどに持参すると、栄養の調整に役立ちます。

宅配の治療食はその料理に使用した食材や調味料の分量が明記されていますから「この分量で作ると、見た目にこのくらいの量になって、こんな味になる」という体験学習するのにも役立ちます。ときには試してみてはいかがでしょう。

  ＊

この「外食・中食とのおつきあい」を読まれ、「けっこうたいへんそうだ」と思われましたか。やってみるとそれほどでもありません。コツは一度にがんばらないことと、料理を作ってくれる人、お店の人とおしゃべりすることでしょう。

●外食・中食の選び方・食べ方のワンポイントアドバイス

●定食タイプで、シンプルな料理を選ぶのがポイントです。丼物・すし・めん類は、栄養量の推定や調節がむずかしいので、外食の多い人は避けるようにしましょう。

●定食では、主食（ごはんやパン）のたんぱく質量は5g前後、野菜類は2g前後となります。メニューなどに栄養成分表示のあるものを選ぶと1食の総量が示されているので、このたんぱく質量を引くと、おもなおかずである肉や魚・卵等のたんぱく質量がわかります。また、栄養成分表示がない場合には、魚・肉は1切れ（60～100g）につきたんぱく質15～20gが目安となります。146ページをご覧になって、いつも食べる食品のたんぱく質量を覚えておくとよいでしょう。

●食塩については、漬物・つくだ煮・塩蔵品（塩ザケ、塩ホッケなど）・汁物が食塩量を押し上げています。これらを控え、揚げ物類はついているレモン等ですませ、ソース・しょうゆを控えます。これでかなり食塩が減ってきます。

●カリウムについては、芋類（フライドポテト、里芋の煮物、コロッケなど）、緑黄色野菜、海藻（おでんのこんぶ、こんぶ巻きなど）、種実（アーモンド焼き、ごまだれなど）、くだものを控えます。

●リンについては、ちりめんじゃこ、魚のフライや天ぷら、子持ちししゃも、たらこなど骨や内臓、魚卵をいっしょに食べる魚を控えるようにします。

●これだけ読んで"うんざり"されましたか。簡単なのは、魚（小魚、内臓ごと食べる魚はやめる）・肉類を2/3にし、芋類、種実類、漬物・つくだ煮、汁物をやめる。これだけでも、124ページに示した1食の栄養量の合格ラインに近くなります。

外食・中食とのおつきあい

透析ライフの食事 Q&A

回答者
田部井　薫
宮本佳代子

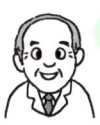
ドクターの田部井です

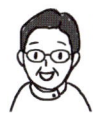
管理栄養士の宮本です

Question 1

卵や牛乳はリンが多いので、食べないようにするなど気をつけているのですが、血液検査のリンの値が高くなってしまいます。なにがいけないのでしょうか。

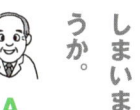
A ドクターから

血清リン値が高くなるのは、ともかく食事で摂取するリンの総量に問題があるためです。卵や牛乳以外にもリンを多く含む食品は多数あります。私が患者さんから聞きだしたなかで、血清リン値を上昇させた原因と判明した食品の第1位は「しらす干し」でした。次に「ウインナーソーセージ」、第3位が「魚の缶詰」です。

そのほか、ワカサギなど骨ごと食べる魚も要注意です。魚の骨には大量のリンが含まれており、それほど食べた気がしない程度の量でもリンの値が上がりやすいのです。

ただし、食事から摂取していないのにリンの値が上がる場合もあります。1つは消化管出血です。胃潰瘍がある場合には消化管出血が慢性的に起こり、尿素窒素の上昇、貧血の進行とともにリンの上昇がみられます。

筋肉運動のあとや、血液が酸性に傾いている場合（代謝性アシドーシス）、エネルギー不足で体内のたんぱくをエネルギーに変換してしまう「たんぱく異化亢進状態」などがある場合も、血清リン値が高くなります。しかし、リンの値が高い場合には、まず食事の見直しをすることと、リンを下げるための薬剤の適正な服用が重要です。

A 管理栄養士から

血清リン値が高い原因が食事にある場合は、次の2点を見直してみましょう。

Question 2

くだものは食べていないし、野菜もゆでこぼして気をつけてとっているのに、カリウムの値が高くなってしまうのは、なにがいけないのでしょうか。

A ドクターから

カリウムは、くだものや野菜以外に「芋類」、「豆類」などにも多く含まれています。血清カリウム値が高い場合には、まず食事を見直してください。

カリウム値を上げる原因となる食事はなにかを調べるためのヒントとして、次のようなチェック方法があります。

透析前の血清尿素窒素（BUN）値と血清リン値を見てください。

①尿素窒素値も血清リン値も同時に上昇している場合→外食のとりすぎ（とくにフルコースや懐石料理など）、肉や豆類のとりすぎ

②尿素窒素値は上昇しているが、血清リン値は上昇していない場合→刺身（赤身）のとりすぎ、消化管出血

③血清リン値は上昇しているが、尿素窒素値は上昇していない場合→アーモンドなどのナッツのとりすぎ

④尿素窒素値も血清リン値も上昇していない場合→くだもの、野菜のとりすぎ

ただし、カリウムを摂取していないのにカリウム値が高い場合があります。胃潰瘍などの消化管出血、血液が酸性に傾いている場合（代謝性アシドーシス）、筋肉が崩壊している場合（横紋筋融解症）、糖尿病で高血糖がある場合などです。さらに、極度の便秘でもカリウムが上がりやすい場合がありますので、便通にも注意が必要です。

A 管理栄養士から

カリウムの多い食品に気をつけていても血清カリウム値が高く、しかもその原因が食事にある場合は、3つの原因が考えられます。

1つは、リンと同様にたんぱく質のとり方が多くなっていることです。カリウムは細胞の中にあるミネラルのため、細

1つはたんぱく質のとり方が多くなったか、です。リンはエネルギー代謝（食べたものがエネルギーに変えられていく過程）に関係するミネラルのため、筋肉に多く含まれています。筋肉はたんぱく質でできていますから、たんぱく質の多い食品、すなわち肉や魚を食べすぎているとリンを多くとってしまいます。

もう1つはハムやソーセージなどの肉類の加工品の摂取量です。これらの食品は製造過程でリン酸塩を加えているため、リンの含有量が多くなっています。ソフトドリンクの中にもリン酸塩が使われているものもあります。食品の表示をよくご覧いただき、うっかりとりすぎていないか、気をつけてみてください。

また、つい見逃しがちなのが、ドクターの回答にもあるように丸ごと食べる魚（しらす干し、ワカサギ、シシャモ、アユなど）で、こういう魚は骨や内臓を食べるため、リンを多くとってしまいます。お心当たりがありましたか。

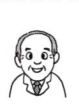

透析ライフの食事 Q&A

胞の成分であるたんぱく質を多くとると自然にカリウムを多くとってしまうことになります。

もう1つは、ドクターの回答にあるナッツ（種実）類のとりすぎです。チョコレート、ココア、ごまを使ったお菓子、栗、ピーナッツバターなどは、意外に見逃しがちです。チョコレートやココアは種実とは思っていないかたもいるかもしれませんが、その主原料であるカカオ豆は、カカオの木の種子で、カリウムが多く含まれているのです。

3つ目は、飲み物や間食の問題です。青汁などがカリウムを多く含むことは用材料からわかりやすいのですが、モロヘイヤや抹茶成分などカリウムの多い食材を加えてあって、それと気づきにくい飲み物も売られています。たとえば、抹茶入り玄米茶、粉末のお茶（一般名グリーンティーなど）もその1つです。最近は健康によいということで、茶葉や抹茶を使ったさまざまな飲み物やお菓子も多く売られていますので、注意しましょう。

Question 3

のどがかわいて、水分の制限がつらいです。透析の日に病院にいくと、体重が増えていることを注意されます。どうしたら、のどがかわかなくなるでしょうか。

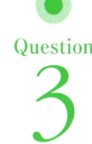

A ドクターから

のどがかわく原因は、じつは食塩にあるのです。食塩をとると食塩が血管内に入り、食塩濃度が上昇します。すると下垂体から抗利尿ホルモンが分泌され、抗利尿ホルモンは延髄の口渇中枢に作用して口渇を刺激します。つまり、のどがかわくということは、食塩を多く摂取したことを意味しています。

くわしくは97ページをお読みいただきたいのですが、人間の血液中の食塩濃度は常に一定の8.2g／ℓに保たれています。透析間で体重が1kg増加するということは、8.2gの食塩が体内に入り、それを薄めて正常の濃度になるようにするために、1ℓの水もいっしょに体内に蓄積したことを表します。「透析間に増えた体重kg×8.2g」が透析間に体にたまってしまった食塩なのです。

ですから、のどがかわかないようにするには、摂取する食塩を少なくすることです。食塩摂取量を1日に5g以下（米国透析医学会の推奨値）にすれば、中2日の透析日でも体重は2kgを超えることはありえません。

食塩以外で口渇を刺激するものとしては、①高血糖、②薬剤、特にβ-遮断薬、胃薬、③総入れ歯などがあります。しかし、このような場合は、食塩をとらないで水分を多くとった場合と同様に、水中

透析ライフの食事 Q&A

A 管理栄養士から

毒（低ナトリウム血症）になり、透析前血清ナトリウム濃度が135mEq／ℓ以下になります。

ドクターの回答にあるように、食塩のとりすぎを改めることで、のどのかわきはやわらぎます。食塩摂取量を見直してものがかわいて水が飲みたいときには、氷を口に含ませると、口のなかでゆっくりとけて満足度が高まります。また、水の中にレモン汁やペパーミントを1滴落とすと、口の中がさっぱりします。のどのかわきをいやしてくれる製品（商品名「ウェットケア」などの口腔湿潤剤を使う方法もあります。口腔湿潤剤は、口腔ケア用品を扱っている店や、歯科や口腔外科のある病院の売店などにおいてあります。ただし、成分を確認して、食品アレルギーのあるかたは購入時には薬剤師などに透析をしていることを伝えて相談しましょう。また、甘いものやアルコールものどのかわきを誘います。

まずは食塩をとりすぎていないか、日々の食事を見直してみてはいかがでしょうか。塩分を感じにくい酢飯や、少しならと思って口にしているスナック菓子やお酒のつまみなどで案外気づかずにとっている場合があります。

Question 4

町内会で一泊の温泉旅行に行く計画があります。隣のかたに「たまにはいっしょに行こうよ」と誘われました。ちょうど透析日に当たっていないし体調もいいので、行こうかと思っています。旅先で気をつけることはありますか？

A ドクターから

旅先での注意点を、3つあげておきましょう。

①食事に注意──旅先では飲みすぎ、食べすぎには注意してください。外食では食塩摂取量が多くなり、旅先で緊急透析を受ける患者さんもおります。

②お風呂に注意──長い入浴は気をつけてください。透析患者さんは汗が出にくく、熱が体にこもりますので、長湯をすると気分が悪くなります。

③薬を忘れずに──いつもと違う生活をすると、薬の服用を忘れてしまうことがあります。透析患者さんは血圧が上がりやすいので、血圧を下げる薬は忘れずに飲みましょう。

A 管理栄養士から

夕食が心配ですね。その旅館の自慢料理をおもに味わうようにしてはいかがですか。新鮮な刺身、それとも牛肉でしょうか。ご自分が食べてみたい料理は1人前召し上がり、ほかの魚や肉の料理は一

口だけ味わう程度にします。家でも食べられそうな茶碗蒸しや煮物は、遠慮しておきましょう。八寸（1皿に2〜3種のものが盛りつけられた酒のつまみ）や漬物や汁物は食塩が多いので残しましょう。あるいは、「なんでも半分食べる」という方法もあります。この場合でも、八寸・漬物・汁物はやめておきましょう。

ごはんは白いごはんがおすすめです。「外食・中食とのおつきあい」の124ページに記したように、外食1食のごはんの量は150ｇ（飯茶碗に1〜1.5杯）が適量です。レトルトの低たんぱくのごはんを持参して、旅館の方に温めてもらうと、なおよいでしょう。そのぶんおかずを楽しめます。また、旅行には減塩しょうゆを忘れずに持ちましょう。旅館の食事はたいてい下味がついています。しょうゆははじめからかけずに、味をみてからかけるようにしましょう。

旅館の朝ごはんは、夕食ほどではないものの豪華で、たんぱく質も食塩も過剰です。一般に定番料理としては、卵料理や納豆、地魚や旅館自慢の豆腐料理など

が多いのではないかと思います。そうした料理は、どれか1品にしておきましょう。そのほかは野菜料理程度ですませましょう。エネルギーが足りないようであれば、低たんぱくのお菓子（これもぜひ持参しましょう）で補います。もうおわかりかと思いますが、みそ汁や漬物、つくだ煮、梅干し、山菜の塩漬けなどは食塩量が多いので、残しましょう。朝ごはんを控えめにしておくと、旅館を出発してから思いがけずおいしいそうなものに出会ったときに、それを味わうことができます。せっかくの旅行ですから、じょうずにお楽しみください。

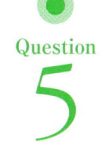
Question 5

以前は、主人といっしょにときどき海外旅行に行っていました。もう海外旅行をするのは無理でしょうか。

A ドクターから

透析患者さんが海外旅行をする場合は、事前の調査が重要です。最近は、透析患者さん用の海外旅行を準備している旅行会社も少なくないので、お問い合わせください（インターネットでも情報が得られます。「海外旅行　人工透析」と入力して検索してみてください）。欧米やアジアなどいろいろなコースがあります。ただし、以下の点は注意が必要です。

① 旅費が高い――透析療法は海外では自費になりますので、かなりの医療費が必要となります。

② 透析の治療方法が違う――ハワイなどでは、患者さんが自分で透析回路を組む必要のある透析センターもあります。また、透析条件は自分で設定しなければなりませんので、かかりつけの透析医療機関や旅行会社のスタッフとよく打ち合わせをしてください。

③ 海外ではリンの多い食事やカリウムの多い食事になりやすいので、注意が必要です。

A 管理栄養士から

旅行カバンに、腎臓病の食事療法用のレトルト総菜・ごはん・めん類・お菓子などを、忘れずに詰めましょう。旅先で食べられるものがなかったとき、疲れて食事に出るのがおっくうになったときなどに助かります。出番がなくて持ち帰れば、それはむしろ喜ぶべきことでしょう。

旅先の食べ物では、まず感染症に気をつけましょう。これは旅行会社のかたが教えてくれるはずです。一般には生ものや内臓類、貝類に注意が必要です。

行く前には、その国の食品や料理事情を調べましょう。せっかく訪れる国のおいしいものを食べ忘れないためです。その国を訪れたことのある人に聞くのもよいでしょう。そして、日本にもあるものなら、本場の味は少しだけ楽しむようにすれば食べすぎを防げます。

料理はそれぞれのお国によって違うので具体的な助言はできませんが、穀類は精白されたもののほうがカリウムやリンが少なく安心です。塩蔵・燻製・ソーセージ類などの加工食品、骨や内臓ごと食べる魚はリンの摂取が多くなりやすいので避けたほうがよいでしょう。芋類・種実類はカリウムが多いので、残すことをおすすめします。芋や種実はポタージュスープや煮込み料理・デザートに使われていることがあり、見ただけではわかりません。使用材料がわからない場合には、ツアーコンダクターなどにお願いしてお店の人に聞いてみてください。

野菜やくだものを使った飲み物にも注意が必要です。びんや缶に入ったものは、多くの場合ラベルに原材料が記されています。読めない場合には、ツアーコンダクターに読んでもらうとよいでしょう。加工食品のラベルには栄養量の記載もあります。エネルギー(海外ではエネルギーはキロジュール（kJ）の表示が多くなっています。目安として示されている数値を¼にすると、ほぼ日本で使われているキロカロリー（kcal）に相当します）、たんぱく質、食塩（ナトリウム）は多くの場合記載されています。読み始めるとけっこう楽しいですよ。

食材のわからない加工食品や知らない食品は避けるようにしましょう。日本でも諸外国の食材や料理が食べられる時代です。きっと、食べるチャンスはあります。旅先の景色、文化、人々との触れあいを楽しんでください。

Question 6

カリウムを減らすために野菜をゆでると、ビタミンもなくなってしまうようで、ビタミン不足にならないかと心配です。

A 管理栄養士から

たしかに、野菜をゆでるとビタミンは減ってしまいますが、ゼロにはなりません。また、ビタミンは野菜だけでなく魚や肉からもとることができます。ビタミンは薬剤で補うこともできますから、心配であれば主治医にご相談ください。

透析ライフの食事 Q&A

Question 7

鉄やカルシウムの不足で貧血や骨粗鬆症にならないかと心配です。なにかよいサプリメントはないでしょうか。

A ドクターから

透析患者さんの貧血は、赤血球の産生を促進するエリスロポイエチンの補充によって多くは改善します。透析患者さんでは貧血を改善しすぎる（ヘモグロビン（Hb）で12g／dℓ以上）と、シャントが閉塞したり脳梗塞を起こしたりすることがありますので、注意が必要です。

エリスロポイエチンを充分に補充し、透析を充分に行っているのに貧血がある場合（Hbが8g／dℓ以下）には、まずエネルギー不足を解消します。次に鉄分を補充しますが、口からの補充では効果がないことがわかっていますので、静脈投与が必要です。

それでも貧血が改善しない患者さんにかぎり、「カルニチン」をおすすめします。カルニチンは、現在は薬剤としてよりもサプリメントとして多く販売されています。貧血の改善、心機能の改善が期待できます。主治医に相談のうえで服用してください。

骨粗鬆症に対するサプリメントはありません。透析患者さんでは、本来「活性型ビタミンD」が不足しているため、経口的に補充されています。骨粗鬆症に対する対策は、①歩くこと、②歩くこと、③歩くこと、です。運動しないでサプリメントをとっても、骨粗鬆症の予防にはなりません。適切な運動が骨粗鬆症の予防には最も重要なことです。

Question 8

先生から、少し運動するようにいわれました。運動はどんな運動でもよいのですか。また、運動をするさいに気をつけることはありますか。

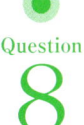

A ドクターから

基本的には、透析患者さんはどのような運動をしてもかまいません。しかし、筋肉が弱っている状態では、急に運動をすると関節を痛めたり肉離れを起こしたりすることがあります。運動をする場合には、準備体操をしてから徐々に始めてください。

透析ライフの食事 Q&A

まずは歩くことから始めてください。時速4kmくらいから始めて、徐々に早足にしていくとよいでしょう。運動する時間は、最初は15分くらいから始めて、徐々に長くしていきます。最初から走ることはやめましょう。そのように段階を追って始めれば、野球、ゴルフ、テニス、卓球、水泳、サイクリング、ピクニックなどなんでもできます。私の患者さんには、週3回の透析をしながら週3回のゴルフをしている人もいます。

ただし、次の点にはよく気をつけてください。

① 健常者より汗をかきにくいため、熱中症、鬱熱症などになりやすいので、無理は禁物です。

② 無酸素運動は高カリウム血症を起こしやすいので、有酸素運動にしてください。

③ 運動後の飲水に注意してください。ビールなどがおいしくなりますが、飲みすぎには注意してください。

Question 9

糖尿病性腎症ですが、腎臓が悪くなってから、それまで使っていたインスリンを使わなくなりました。糖尿病が治ったのでしょうか?

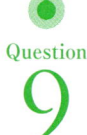

A ドクターから

腎臓の機能が低下すると、インスリンの必要量が減少する患者さんが多くみられます。

糖尿病にはインスリン依存性と非依存性があります。インスリン依存性は若年発症で、インスリンを分泌する能力が低下するため、早期からインスリンを投与して血糖を管理しなければなりません。

一方のインスリン非依存性は肥満などが原因で、初期はインスリン抵抗性(インスリンは充分分泌されても作用しにくい状態)を生じ、体内では過剰なインスリンが分泌されますが、血糖は下がりません。その後インスリンの分泌も低下してきます。

インスリンは血糖を感知して膵臓から分泌され、腎臓で壊されます。産生されてから壊されるまでの時間は短く、15分程度と考えられています。しかし、腎臓の機能が低下するとインスリンが壊されにくくなり、産生されたインスリンがいつまでも血液中に残るため、インスリンの効果が増強されます。また、腎臓の機能が低下すると、食欲が低下してエネルギー摂取量も減少しますし、体重も減少しますので、インスリンの必要量も低下します。

したがって、インスリンを使わなくなったからといって糖尿病が治ったわけではなく、単に血糖の管理がよくなっただけですから、引き続き注意が必要です。

一部の患者さんでは、透析導入後インス

Question 10

もっと太りたいのですが、先生は「体重を増やすな」といいます。こんなにやせていてもだいじょうぶなのでしょうか。

A ドクターから

標準体重までは太ってもかまいません。体重とは、体内水分と骨と筋肉、脂肪の合計です。透析と透析の間の体重増加は水分ですから、透析と透析の間の体重増加はドライウエイト（むくみや血圧異常などのない良好な体調時の体重で、これを目標に透析で水分などを除く。この体重は定期的に見直される）の3〜5％にしなければなりません。先生が「体重を増やすな」といわれるのは、透析間の体重増加を多くしてはいけないということです。透析間の体重の増加は、Q3の回答にあるように食塩摂取量によるものですから、食塩は控えなければなりません。

しかし、やせた人のドライウエイトが徐々に上がるのはよいことです。ドライウエイトを増やすには筋肉量を増やすことが肝要です。それには運動をして必要充分なエネルギーをとることが重要になります。

A 管理栄養士から

ドクターの回答にもあるように、筋肉を作ることは重要なことです。一定量以下の筋肉量の減少は「サルコペニア」（106ページ参照）と呼ばれ、この予防は透析を受けているかたにとって大切なこととされています。予防のためには、まずきちんと食べることです。食事制限に注意を払うあまり、必要な量を食べていないかたもいます。まず、たんぱく質、エネルギーがきちんととれているかを確認してみましょう。わからないときは栄養士にたずねてみましょう。

たんぱく質が不足しがちであれば魚や肉類をきちんととるようにします。その結果としてカリウムやリンが増えてしまうようであれば、リンやカリウムの少ない食品を選んだり、特殊治療用食品をとり入れるのもよいでしょう。同時に穀類や野菜、飲料、加工食品からのリンやカリウムの摂取を見直すとよいでしょう。たんぱく質がとれている場合は、エネルギーだけを増やすようにします。そう

リンが必要なくなり、血糖も安定してしまう患者さんがいます。しかし、そのような患者さんでも、食事摂取量が増加すると再び血糖は上昇してきます。

1つ注意が必要なのは、糖尿病の管理に用いるヘモグロビンA1c（HbA1c）の数値は、貧血があると低めに出やすいことです。腎機能が低下して貧血がある場合や透析患者さんで貧血がある場合には、血糖が高いのにヘモグロビンA1cが低めに見えることがありますので、注意してください。このような場合にはグリコアルブミンを指標とします。

Question 11

栄養士さんから、「もっと食べてください」といわれたのですが、たくさん食べて糖尿病が悪くなることはありませんか。

A ドクターから

糖尿病が悪くなるかどうかは、摂取エネルギーと消費エネルギーのバランスによります。消費エネルギーは生命維持に必要な基礎代謝量（体重kg × 25 kcal）と生活活動に必要な活動代謝量の和ですから、普通の生活をしている場合には、おおよそ体重kg × 30 kcalになります。これを超えるようなエネルギー摂取は、血糖値を上昇させて糖尿病を悪化させる可能性があります。

ここで注意していただきたいのは、糖尿病は血糖の利用が悪い、つまり、血液中のエネルギー源であるブドウ糖が細胞内にとり込まれにくいために起こる病気ですから、血糖値が高くても細胞内のエネルギーは不足している場合があることです。細胞内のエネルギーを補給するためにはインスリンが必要なので、インスリンに対する反応性が低下している場合やインスリンが欠乏している場合、血糖値が高くても細胞内はエネルギー不足になっています。細胞内のエネルギー

不足があるかどうかの判断は、体重の減少、血清アルブミンの減少、貧血の進行、血清コレステロールの低下などにより判断します。さらに、エネルギーが不足すると、体の中ではたんぱく質を壊してエネルギーにしてしまいますので、筋肉が衰え、体力が低下します。このような状態を「たんぱく異化亢進状態」といい、たいへん危険な状態です。ですから、糖尿病であっても必要なエネルギーは確保しなければなりません。

栄養士がもっと食べなさいという場合には、エネルギーが不足して体重が減少していたり、貧血が進行していたりする場合だと思います。体力を維持するためにも充分なエネルギー補給は重要です。もし血糖が上がり、糖尿病の管理が悪くなったら、積極的にインスリンを利用して細胞内エネルギー不足を解消することも重要です。血液内のブドウ糖濃度（血糖値）だけに気をとられてはいけません。

しないとリンやカリウムの摂取量が多くなりがちになります。簡単な方法としては、3食のうち1食くらいを低たんぱくのごはんやパンにすると、カリウムやリンの心配をしないでエネルギーを増やせます。食欲があれば、揚げ物やマヨネーズを使った温野菜のサラダ、マリネなど、油脂類を使う方法が比較的簡単でしょう。たんぱく質を調整したお菓子類でもよいでしょう。たんぱく質の制限は十分なエネルギー摂取のもとに行うことが基本となります。

CAPD患者さんに向けて

田部井　薫

本書の献立は、維持血液透析患者さんを対象としたものです。CAPD（自分の腹腔内に透析液を入れて腹膜を利用して透析を行う透析療法）患者さんの場合は、食事療法が少し異なるので、本書は参考にする程度にしてご利用ください。

食事療法の一番の違いは、CAPD患者さんでは多くの場合カリウム制限がないことです。維持血液透析患者さんでは、カリウム摂取量は1日に1600mg以下にしないと高カリウム血症になりますが、CAPD患者さんではカリウムの制限はありません。

もう一つの違いはエネルギー量です。CAPDの場合は腹腔内に入れる透析液にブドウ糖が入っているため、透析液からエネルギー補給がされてしまいます。その量は使用する透析液によって異なりますが、1.5％ブドウ糖液2ℓでは、およそ75kcalです。2.5％ブドウ糖液では120kcal、4.25％では220kcalになりますので、エネルギー過剰になりやすい点に注意が必要です。なお、ブドウ糖を含まないエクストラニールという透析液の場合でも1回で150kcalのエネルギー補給になります。

たんぱく質制限、食塩制限についても、維持血液透析と少し異なりますのでご注意ください。

次に、CAPDと血液透析の違いをもう少しくわしくお話ししましょう。

● 血液透析との注意したい相違点

CAPDとはContinuous Ambulatory Peritoneal Dialysisの略語で、日本語では「持続的携行式腹膜透析」と訳されます。

血液透析と異なる点は、①内シャントを作成せず、腹腔にカテーテルを挿入する、②透析センターに通院せず、自宅で行う、③体重の変動がない、④血液データもほぼ安定している、などです。しか

CAPD患者さんに向けて

腹膜透析患者の食事療法指標

エネルギー	30～35 kcal/kgBW/day*1*2*3
たんぱく質	0.9～1.2 g/kgBW/day*2
食塩	尿量（ℓ）×5＋PD除水量（ℓ）×7.5 g/day
水分	尿量＋PD除水量 ℓ/day
カリウム	制限なし*4
リン	たんぱく質（g）×15 mg/day 以下

*1 体重は基本的に標準体重を用いる。
*2 性別、年齢、合併症、身体活動度により異なる。
*3 腹膜吸収ブドウ糖からのエネルギー分を差し引く。
*4 高カリウム血症を認める場合には血液透析同様に制限する。

し、これらすべてが利点とは限りません。透析効率は体内から尿毒症物質を除去する能力を示すものですが、1週間あたりで計算すると血液透析のほうが、はるかに効率よく大量の物質を除去しています。透析前の血液データだけを見ると、血液透析患者さんよりもCAPD患者さんの方がよいように見えますが、CAPD患者さんでは1週間ほぼ同じ値を示すのに対して、血液透析患者さんでは、透析終了後には透析前と比べてBUNやクレアチニンなどの値は低値で、次の透析に向けて徐々に上昇していくという違いがある点に注意が必要です。単純に血液データをみて血液透析患者さんよりよいからといって、安心はできません。

また、体重についても同様です。血液透析の場合は、透析前の体重と透析後には、透析間に増加した水分の除去がドライウエイトと呼ばれる状態まで行われています。しかしCAPDの場合は、除水量を管理するのはかなりむずかしい面があります。

● **CAPDの食事療法のポイント**

では、CAPD患者さんの食事療法のポイントをお伝えしましょう。

日本腎臓学会から出されている「慢性腎臓病に対する食事療法基準2014年版」では、CAPDなどの腹膜透析患者の食事療法の指標として、上表のように示されています。

1 食塩について

尿量がない場合には、1日に摂取した食塩のうち、汗と便にそれぞれ0.5 g、合計1 gが排泄され、残りが体内に蓄積されます。この蓄積した食塩はCAPDにて除去されなければなりません。

ところで、透析液の食塩濃度は8.2 g／

ℓ（1ℓ中に8.2g）で、血液中の食塩濃度とほぼ同じです。腹腔内に注入した水分量と排液量の差、すなわち除水量中に食塩が排泄されるわけですが、除水量も多くならなければなりません。つまり、患者さんの食塩摂取量は、「透析液（ℓ）×8.2（g）＋1g」ということになります。しかし、CAPDの除水量はおおむね1日に600～1000mℓですから、9g以上の食塩は除去できません。したがって、食塩摂取量が9g以上になると、除去できない食塩量が体内に蓄積して、むくみの原因となります。

むくみのある人は、食塩制限を行わなければなりません。CAPD患者さんでも食塩摂取量を6g程度に制限する必要が出てきます。

およその指標としては、食事療法ガイドラインに示されているように1日に「尿量（ℓ）×5＋PD除水（ℓ）×7.5（g）」です。たとえば1日の尿量が0.2ℓ、PD除水量が1ℓの場合は、「0.2×5＋1×7.5＝8.5g」ということになります。

2 たんぱく質について

CAPDでは、腹腔内にたんぱく質が漏れます。その量は1日に5～10gですので、その分余分に摂取する必要があります。しかし、とりすぎるとBUNが上昇したり血清リン値が上昇したりするので、ご注意ください。目安は、1日に「標準体重1kgあたり1.1～1.3g」です。

3 エネルギーについて

前述のようにCAPDでブドウ糖入りの透析液を用いている場合は、透析液からエネルギー補給がされますので、血液透析の場合に比べて摂取エネルギーを少なめにする必要があります。目安は、「1日に標準体重1kgあたり27～39kcal、ただし透析液からの吸収エネルギー分を差し引く」ということになります。

ただし、身体活動が少ない人、または50歳以上の人では、男性で1日に標準体重1kgあたり28～32kcal、女性で27～31kcalを目安とします。

4 カリウムについて

CAPDでは透析中に持続的にカリウムが除去され、その量は、血液透析患者さんの2倍にもなりますので、低カリウム血症になる人が多くいます。また、腹腔内に透析液があるため、腸管の運動が刺激されて下痢ぎみになり、便中にもカリウムが出やすい傾向があります。そのためカリウム制限はありません。むしろカリウムは少し多めにとるように努力してください。ただし、高カリウム血症がある場合には血液透析と同様に制限する必要があります。

5 リンについて

リンの除去能力はあまり高くありませんので、控えめにする必要があります。おおむね、1日に800mgを目安にしてください。

CAPD患者さんに向けて

6 水分について

水分は、血液透析患者さんに比べるとCAPD患者はゆるくなりますが、それは、CAPD患者さんでは、透析開始後尿量が保たれる（尿が出ている）時期が長いからです。

長期間CAPDを行っていて尿量が減少した患者さんでの水分摂取量は、血液透析患者さんと同様になります。目安は、1日に「尿量＋除水量」(ml) です。

● 毎日の食事で気をつけたいこと

エネルギーやたんぱく質を増やさずにカリウムを増やすには、薬剤ではカリウムを含む製剤（スローケーや塩化カリウム）、抗アルドステロン薬（アルダクトン）などがありますが、できれば食事で行いたいものです。

カリウムの多い食品としては、野菜、くだもの、芋類などがあります。ただし、くだもの類はたんぱく質はわずかですがエネルギー源になってしまうのでとりすぎる人がいるので、気をつけましょう。また、CAPDでは水の管理がむずかしいため、食塩の多い食品にも注意する必要があります。とくにむくみが出ているようなときは食塩を制限する必要があります。

血中のリン値を上昇させやすいものです。これらは魚や肉そのものに比べるとたんぱく質が少ないためにうっかりとりすぎる人がいるので、気をつけましょう。

また、CAPDでは水の管理がむずかしいため、食塩の多い食品にも注意する必要があります。とくにむくみが出ているようなときは食塩を制限する必要があります。

食塩を知らないうちにとってしまう料理としては、「漬物、ラーメン、ギョーザ、おでん、おすし」などが多いようです。

たとえば、体重管理の悪い人をみると、毎日のようにラーメンを食べていた、ということがよくあります。血液透析患者さんの場合では、「ラーメン＋ギョーザ」で1kgの体重増加（水分の体内蓄積）が起こってしまいます。

CAPDでは食事制限がない、とお考えの患者さんもいますが、長期間快適なCAPDを続けるためには、やはり適切な食事管理が必要なのです。

血液透析患者さんでは、生野菜が最適ということになります。しかし、カリウムのとりすぎも問題となりますので、常に血液中のカリウム値に注意しながら医師と相談して調節してください。

その他の栄養素のとり方も、血液のデータに合わせての食事管理が重要になります。なかでも、CAPDの場合に気をつけたいのはリンです。リンはCAPDでは特に抜けにくいためです。リンを多く含む食品、たとえば「魚の骨が入ったしらすや干しやジャコ、天ぷらなどにすることの多いワカサギ、魚の練り製品であるかまぼこ、ちくわ、さつま揚げ、ソーセージ、肉の練り製品であるハム、ウインナーソーセージ」などをとりすぎると、

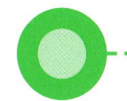

食事療法の助けとなる 特殊食品ガイド

栄養成分値は表示分量あたり

	商品名		分量	たんぱく質 (g)	エネルギー (kcal)	カリウム (mg)	リン (mg)	食塩相当量 (g)
ごはん・もち	ゆめごはん 1/25 トレー	キッセイ薬品工業（株）	1パック180g	0.2	292	0.4	27	-
	1/12.5 プチ越後ごはん	木徳神糧（株）	1パック128g	0.26	200	2	9.2	0.01
	ピーエルシーごはん炊き上げ一番 1/10	ホリカフーズ（株）	1パック180g	0.45	300	4	23	0
	サトウの低たんぱくごはん 1/5	ハウス食品（株）	1パック180g	0.9	310	0	29	0
	お祝い越後ごはん（赤飯風）	木徳神糧（株）	1パック180g	0.7	284.9	7.2	14.4	-
	たんぱく質調整米真粒米 1/50	木徳神糧（株）	1個100g	0.1	345	0	26.9	0.04
	げんた速水もち	キッセイ薬品工業（株）	1枚8g	0.02	28	0.1	0.4	0
パン	ゆめベーカリーたんぱく調整食パン	キッセイ薬品工業（株）	1枚約100g	0.5	260	15.8	25	0.07
	ゆめベーカリーたんぱく調整丸パン	キッセイ薬品工業（株）	1個約50g	0.2	146	8.3	13.7	0.06
	越後の食パン	（株）バイオテックジャパン	2枚約100g	0.37	268	14	6	0.7
	生活日記パン	ニュートリー（株）	1個約50g	1.9	221	33	18	0.3
めん	アプロテンたんぱく調整シリーズスパゲティタイプ	ハインツ日本（株）	100g	0.2	339	10	7	0.025
	ジンゾウ先生のでんぷん細うどん	（有）オトコーポレーション	1袋100g	0.3	310	7	18	0.5
	げんたそば	キッセイ薬品工業（株）	100g	2.4	352	93	51.5	0.01~0.02
	しょうゆラーメン（カップめん）	ホリカフーズ（株）	1個72.2g	3.2	325	112	66	2.7

	商品名		分量	たんぱく質(g)	エネルギー(kcal)	カリウム(mg)	リン(mg)	食塩相当量(g)
調味料	食塩濃度5%減塩しょうゆ	キッコーマン食品(株)	1袋5ml	0.5	5	4	10	0.3
	からだ想いだしわりしょうゆ	キッコーマンニュートリケア・ジャパン(株)	1袋3ml	0.1	3	0.74	1.26	0.19
	げんたつゆ	キッセイ薬品工業(株)	1袋5ml	0.3	7	11.6	5.5	0.5
	タケヤ減塩みそ	タケヤ(株)	100g 大さじ1(18g)	12.3 2.2	211 38	442 80	- -	5.2 0.9
	減塩中濃ソース	キユーピー(株)	1袋5ml	0	6	17	2	0.1
	塩分50%カットソースウスターソース	ブルドッグソース(株)	190g	1.1	118	-	-	3.6
	からだ想いだしわりぽんず	キッコーマンニュートリケア・ジャパン(株)	1袋5ml	0.1	3	1.2	1.71	0.24
	塩	ヘルシーフード(株)	1袋0.3g	0	0	0	0	0.3
	減塩だしの素	(株)マルハチ村松	1袋4g	0.9	15	7	17	0.3
粉飴・油脂	粉飴顆粒	(株)H+Bライフサイエンス	1袋13g	0	50	0~0.7	0~0.7	0
	マクトンオイル	キッセイ薬品工業(株)	100g 大さじ1(12g)	0 0	900 108	- -	- -	- -
ふりかけなど	ふりかけ鉄之助プラス亜鉛(たまご)	ヘルシーフード(株)	1袋3g	0.6	13	11	12	0.2
	三島ペーストうめびしお	三島食品(株)	1袋8g	0.048	4.8	8.8	0.8	0.61
	三島ペースト減塩のり佃煮(鉄強化)	三島食品(株)	1袋5g	0.11	6	10	3	0.21
	ジャネフねりうめ	キユーピー(株)	1袋5g	0.04	2	-	-	0.4
	忠勇漬物しば漬	盛田(株)	120g	1.9	36	48	18	4.1

調理ずみ食事セット

1食分のおかずをお弁当風に詰め合わせた冷凍のセットメニューは、めんどうな栄養価計算をしなくてもよく、調理の手間も省けるのが利点。低たんぱくのごはんやパンと組み合わせるとより安心。

● たんぱく質調整おかずセットいきいき御膳

1食あたりたんぱく質9.5g、エネルギー300～350kcal、食塩量2.0gに調整し、カリウムやリンも低くおさえた冷凍のおかずセット。和洋中豊富な種類がある。ごはん料理やめん料理、丼の素などもある。[ヘルシーフード(株)]

● スマイル御膳

1食あたりたんぱく質約10g、食塩量約1.8gに調整し、カリウムやリンも低くおさえた冷凍の食事セット。昼食は主食つき、夕食はおかずだけのセットと主食つきがある。[タイヘイ(株)]

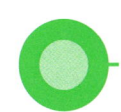

	商品名		分量	たんぱく質 (g)	エネルギー (kcal)	カリウム (mg)	リン (mg)	食塩相当量 (g)
レトルト総菜	ピーエルシー酢豚	ホリカフーズ（株）	1袋160g	5	144	78	24	0.9
	MCCたんぱく調整スープ かぼちゃのポタージュ	エム・シーシー食品（株）	1袋100g	0.8	150	81	13	0.4
	ゆめシリーズ 粒入りコーンスープ	キッセイ薬品工業（株）	1袋140g	2.7	163	120	50	0.6
	たんぱく調整まろやかカレー	ハウス食品（株）	1袋170g	2.5	245	224	52	0.76
	ゆめシリーズ 麻婆豆腐	キッセイ薬品工業（株）	1袋135g	5.3	144	171	70	1.0
	ピーエルシー牛肉すき焼	ホリカフーズ（株）	1袋160g	4	109	64	30	1.5
	ゆめシリーズ おでん	キッセイ薬品工業（株）	1袋150g	4.4	139	65	50	1.2
菓子	ニューマクトンプチゼリー	キッセイ薬品工業（株）	1個25g	0	50	1〜1.8	0.25	0.03
	ニューマクトンクッキー	キッセイ薬品工業（株）	1枚9.3g	0.3	50	4	3	-
	たんぱく調整ビスコ	江崎グリコ（株）	2個10g	0.3	55	6	6	0.03
	カルシウムぼんせんえび	ヘルシーフード（株）	1枚5.6g	0.2	19	2.4	7.2	0.1
	たんぱく質調整純米せんべい（甘醤油味）	木徳神糧（株）	5枚（約16g）	0.2	100	2	5	0.05
飲み物	低リンミルク L.P.K.（粉末タイプ）	（株）クリニコ	1本20g	3	92	80	16	0.1
	低リン乳	（株）いかるが牛乳	1パック125ml	4	84	130	54	0.27
	レナウエル3	テルモ（株）	1パック125ml	3	200	20	20	0.15
	元気ジンジン コーヒー味	ヘルシーフード（株）	1パック100ml	0	125	37	6	0.05

※㈱ヘルシーネットワーク「いきいき食品」(2019年秋冬号) カタログより

特殊食品などの通信販売（全国配送）の一例

商品の通信販売やおかずセットの宅配を行っています。
一部配送できない地域もあるので、かかりつけの病院の管理栄養士にお尋ねください。

（株）ヘルシーネットワーク
（特殊食品・冷凍おかずセット）
☎ 0120-236-977
https://www.healthynetwork.co.jp

Dr.（ドクター）ミール
（特殊食品）
☎ 078-332-3970
http://www.dr-meal.com/

（株）療食サービス 在宅部門
ケアーフーズプラザ アールエス（特殊食品）
☎ 0120-638-331
https://shop.a-ruesu.co.jp/

（株）武蔵野フーズ
（冷凍食・冷蔵食）
☎ 0120-634-023
http://www.kenko-webshop.jp/

たんぱく質を多く含む食品の たんぱく質・エネルギー・カリウム・リン量

	食品	たんぱく質 (g)	エネルギー (kcal)	カリウム (mg)	リン (mg)	備考*
		可食部100g あたり				
卵	鶏卵	12.4	156	150	170	1個 50g
乳製品	牛乳	3.3	67	150	93	1カップ 210g
	ヨーグルト(加糖)	4.3	67	150	100	1個 100g
	クリームチーズ	8.2	346	70	85	
	プロセスチーズ	22.7	339	60	730	スライス1枚 18g
魚介類	アジ(マアジ)	19.7	126	360	230	1尾 70g
	イカ(スルメイカ)	17.9	83	300	250	
	イワシ(マイワシ)	19.2	169	270	230	1尾 60g
	ウナギ(かば焼き)	23.0	293	300	300	1尾 100g
	エビ(ブラックタイガー)	19.6	91	270	220	1尾 15g
	カキ	6.9	70	190	100	1個 15g
	カツオ(春獲り)	25.8	114	430	280	3切れ 50g
	カレイ(マガレイ)	19.6	95	330	200	1尾 100g
	ギンダラ	13.6	232	340	180	1切れ 80〜100g
	キンメダイ	17.8	160	330	490	1切れ 80〜100g
	サケ(シロザケ)	22.3	133	350	240	1切れ 80〜100g
	サバ(マサバ)	17.4	247	330	220	1切れ 80〜100g
	サンマ	18.1	318	200	180	1尾 100g
	タラ(マダラ)	17.6	77	350	230	1切れ 80〜100g
	ブリ	21.4	257	380	130	1切れ 80〜100g
	ホタテ貝柱	16.9	88	380	230	1個 25g
	ホッケ(開き干し)	20.6	176	390	330	食塩 1.8g
	マグロ(クロ・赤身)	26.4	125	380	270	5切れ 70g
	マグロ(クロ・脂身)	20.1	344	230	180	5切れ 70g
	マダイ(養殖)	20.9	177	450	240	
	メカジキ	19.2	153	440	260	1切れ 100g
肉類	牛ヒレ肉	20.8	195	380	200	
	牛もも肉(脂身つき)	19.5	209	330	180	
	牛肩ロース肉(脂身つき)	16.2	318	260	140	
	豚もも肉(脂身つき)	20.5	183	350	200	
	豚ヒレ肉	22.2	130	430	230	
	豚ロース肉(脂身つき)	19.3	263	310	180	
	鶏もも肉(皮つき)	16.6	204	290	170	
	鶏胸肉(皮つき)	21.3	145	340	200	
	鶏ささ身	23.9	109	410	240	1本 40g
	鶏レバー	18.9	111	330	300	
	ロースハム	16.5	196	260	340	食塩 2.5g
	ウインナーソーセージ	13.2	321	180	190	食塩 1.9g
	ベーコン	12.9	405	210	230	食塩 2.0g

*備考欄の分量は食べられない部分を除いた正味重量です。あくまでも1つの目安です。

	食品	たんぱく質 (g)	エネルギー (kcal)	カリウム (mg)	リン (mg)	備考*
		可食部100gあたり				
豆・大豆製品	豆腐(もめん)	7.0	80	110	88	1丁300g
	豆腐(絹ごし)	5.3	62	150	68	1丁300g
	納豆	16.5	200	660	190	
	油揚げ	23.4	410	86	350	
	生揚げ	10.7	150	120	150	
	大豆・ゆで	14.8	176	530	190	
	豆乳(調製豆乳)	3.2	64	170	44	
	きな粉	36.7	450	2000	660	大さじ1=5g
	いんげん豆・ゆで	9.3	147	410	140	
種実類	ピーナッツ・いり	25.0	588	760	390	
	ごま・いり	20.3	599	410	560	大さじ1=6g
野菜	枝豆・ゆで	11.5	134	490	170	
	そら豆・ゆで	10.5	112	390	230	
	さやえんどう・ゆで	3.2	34	160	61	
	春菊・ゆで	2.7	27	270	44	
	竹の子・ゆで	3.5	30	470	60	
	とうもろこし	3.6	92	290	100	
	菜花(和種)・ゆで	4.7	28	170	86	
	ほうれん草・ゆで	2.6	25	490	43	
	ブロッコリー・ゆで	3.5	27	180	66	
芋	さつま芋	1.2	134	480	47	
	里芋	1.5	58	640	55	
	じゃが芋	1.8	70	420	46	
	山芋(長芋)	2.2	65	430	27	
	山芋(いちょう芋)	4.5	108	590	65	
穀類	ごはん	2.5	168	29	34	1ぜん140g
	もち	4.0	234	32	22	1個50g
	ロールパン	10.1	316	110	97	1個30〜40g
	食パン	9.0	260	88	68	6枚切り60g
	うどん・ゆで	2.6	105	9	18	1玉240g
	そば・ゆで	4.8	132	34	80	1玉180g
	蒸し中華めん	5.3	198	86	100	1玉170g
	中華めん・ゆで	4.9	149	60	29	1玉230g
	スパゲティ・ゆで	5.8	167	14	53	1皿分250g
	そうめん・ゆで	3.5	127	5	24	1皿分200g
菓子類	アイスクリーム(普通脂肪)	3.9	180	190	120	
	あられ	7.9	381	150	150	
	カステラ	6.2	319	79	96	
	シュークリーム	6.0	228	120	150	
	どら焼き	6.6	284	120	80	
	肉まん	10.0	260	310	87	
	ミルクチョコレート	6.9	558	440	240	

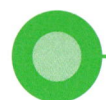

植物性食品に含まれるカリウム量

	食品	カリウム (mg) (可食部100gあたり)	備考*
	えのきたけ	340	
	えのきたけ・ゆで	270	
	しいたけ（生）	280	1枚10～15g
	しいたけ（生）・ゆで	200	
海藻	塩蔵わかめ・塩抜き	10	
	ひじき・干し	6400	
	沖縄もずく・塩抜き	7	
くだもの	アボカド	720	1個140g
	バナナ	360	1本120g
	メロン	340	
	キウイフルーツ	290	1個70g
	ネーブルオレンジ	180	1個200g
	いちご	170	
	みかん	150	1個80g
	ぶどう（皮なし）	130	
	りんご	120	1個210g
	白桃缶詰め	80	
	みかん缶詰め	75	
種実類	ピーナッツ・いり	760	10粒10g
	アーモンド・乾	760	
	くり・ゆで	460	
	くるみ・いり	540	
お茶類	玉露液	340	
	ミルクココア（粉末）	730	
	コーヒー液	65	
	番茶液	32	
	煎茶液	27	
	紅茶液	8	

	食品	カリウム (mg) (可食部100gあたり)	備考*
緑黄色野菜	かぼちゃ	400	
	かぼちゃ・ゆで	480	
	小松菜	500	1束300～350g
	小松菜・ゆで	140	
	トマト	210	1個190g
	にら	510	1束100g
	にら・ゆで	400	
	にんじん（皮むき）	270	1本150g
	にんじん（皮むき）・ゆで	240	
	ブロッコリー	360	1株200～300g
	ブロッコリー・ゆで	180	
	ほうれん草	690	1束250g
	ほうれん草・ゆで	490	
淡色野菜	キャベツ	200	大1枚80～100g
	キャベツ・ゆで	92	
	きゅうり	200	1本100g
	ごぼう	320	
	ごぼう・ゆで	210	
	大根（皮むき）	230	
	大根（皮むき）・ゆで	210	
	玉ねぎ	150	1個190g
	玉ねぎ・水さらし	88	
	なす	220	1本80～100g
	なす・ゆで	180	
	白菜	220	
	白菜・ゆで	160	
きのこ	エリンギ	340	
	ぶなしめじ	370	1パック100g
	ぶなしめじ・ゆで	280	

*備考欄の数値は食べられない部分を除いた正味重量です。あくまでも一つの目安です。146～147ページも参考にしてください。

● 調味料に含まれる食塩量
（分量あたり）

調味料	分量	食塩相当量(g)
食塩	ミニ1弱・1g	1.0
	小さじ1・6g	6.0
しょうゆ	ミニ1・1.2g	0.2
	小さじ1・6g	0.9
みそ（淡色辛みそ）	小さじ1・6g	0.7
ウスターソース	小さじ1・6g	0.5
中濃ソース	小さじ1・7g	0.4
トマトケチャップ	小さじ1・6g	0.2
めんつゆ（3倍希釈用）	小さじ1・7g	0.7
めんつゆ（ストレート）	小さじ1・6g	0.2
ポン酢しょうゆ	小さじ1・6g	0.5
焼き肉のたれ（甘口）	小さじ1・6g	0.5
和風ドレッシング（ノンオイル）	小さじ1・5g	0.4
フレンチドレッシング	小さじ1・5g	0.2
マヨネーズ	小さじ1・4g	0.1
オイスターソース（カキ油）	小さじ1・6g	0.7
ナンプラー	小さじ1・6g	1.4
顆粒だしのもと	小さじ1・3g	1.2
固形ブイヨン	1個・5.3g	2.3

● 加工食品に含まれる食塩量
（目安量あたり）

加工食品	目安量	食塩相当量(g)
塩ザケ	1/2切れ・40g	0.7
マアジ開き干し	1/2枚・40g	0.7
塩サバ	30g	0.5
シラス干し・微乾燥品	10g	0.4
ツナ油漬け（缶詰め）	30g	0.3
ウナギのかば焼き	30g	0.4
タラコ	20g	0.9
焼きちくわ・さつま揚げ	30g	0.6
ロースハム	1枚・15g	0.4
プロセスチーズ（スライス）	1枚・18g	0.5
梅干し・調味漬け	1個・16g	1.2
白菜塩漬け	30g	0.7
きゅうりのぬか漬け	3切れ・20g	1.1
たくあん漬け・早漬け	3切れ・20g	0.9
甘酢らっきょう	小5個・10g	0.2
こんぶのつくだ煮	5g	0.4
食パン・6枚切り	1枚・60g	0.8
蒸し中華めん	1玉・170g	0.7
串団子・甘辛だれ	1本・60g	0.4

＊食塩量は製品により若干異なります。

● リンの多い食品例とそのリン量
（目安量あたり）

食品	目安量＊	リン(mg)
ワカサギ	5尾・50g	175
シシャモ	2〜3尾・50g	215
ウルメイワシ・丸干し	5尾・20g	182
イワシ・味つけ缶詰	40g	152
シラス干し（半乾燥品）	10g	86
イクラ	30g	159
魚肉ソーセージ	1本・75g	150
ウインナーソーセージ	小3本・45g	86
ボンレスハム/ロースハム	2mm厚さ2枚・30g	102
プロセスチーズ	1cm厚さ・20g	146

＊概量はあくまでも一つの目安です。

この本に載っている
献立の栄養成分値一覧

献立名・掲載ページ		エネルギー	たんぱく質	脂質	炭水化物	無機質					ビタミン					コレステロール	食物繊維総量	食塩相当量
						ナトリウム	カリウム	カルシウム	リン	鉄	A(レチノール活性当量)	D	E(トコフェロールα)	B₁	C			
		kcal	g	g	g	mg	mg	mg	mg	mg	μg	μg	mg	mg	mg	mg	g	g
デイリーメニュー1 ▶P8～11	朝食	543	12.6	10.2	97.2	418	458	120	210	1.7	90	0.1	2.3	0.15	14	0	4.6	1.0
	昼食	563	15.2	21.9	72.7	751	397	169	215	1.4	75	0.5	3.1	0.24	36	156	3.5	1.9
	夕食	527	21.9	15.7	73.4	1037	546	116	225	1.2	232	0.6	1.8	0.18	15	47	4.3	2.7
	合計	1633	49.7	47.8	243.2	2206	1401	405	650	4.4	398	1.2	7.3	0.56	66	204	12.4	5.6
デイリーメニュー2 ▶P12～15	朝食	518	14.5	13.7	84.9	663	465	99	184	1.1	59	0.8	2.5	0.12	27	19	3.9	1.8
	昼食	655	17.2	20.2	94.6	141	472	177	301	1.2	107	0.2	3.3	0.13	29	80	3.4	1.7
	夕食	446	20.0	11.6	62.9	585	583	53	255	1.2	124	0.1	1.6	0.69	11	40	3.3	1.6
	合計	1619	51.7	45.5	242.3	1389	1520	329	740	3.5	289	1.1	7.3	0.94	67	139	10.5	5.1
デイリーメニュー3 ▶P16～19	朝食	558	16.1	12.9	89.1	532	486	158	268	2.6	80	1.3	2.0	0.18	19	210	3.4	1.3
	昼食	512	15.3	17.3	69.6	878	367	43	160	1.2	114	0.5	2.1	0.45	9	28	3.1	2.2
	夕食	556	19.8	14.0	84.6	702	593	44	249	4.4	93	16.2	2.6	0.21	35	44	2.6	1.8
	合計	1626	51.2	44.2	243.4	2111	1446	245	677	8.2	287	18.0	6.6	0.84	63	282	9.1	5.3
デイリーメニュー4 ▶P20～23	朝食	491	8.6	20.5	67.7	513	364	86	167	0.9	58	0.5	1.2	0.09	15	121	2.8	1.3
	昼食	489	13.9	13.7	73.8	791	553	58	178	1.0	11	2.0	1.6	0.09	14	32	2.7	2.0
	夕食	651	23.9	15.2	100.0	744	476	59	265	1.7	29	0.5	0.9	0.65	23	94	3.8	2.2
	合計	1631	46.4	49.4	241.5	2048	1393	203	610	3.7	99	3.0	3.7	0.84	52	247	9.4	5.5
デイリーメニュー5 ▶P24～27	朝食	456	14.0	8.9	77.5	657	521	131	221	1.8	82	0.0	0.6	0.11	5	7	4.0	1.7
	昼食	541	16.6	19.4	73.6	1384	538	67	210	2.3	49	0.5	2.3	0.42	8	25	7.3	1.8
	夕食	626	19.6	15.3	98.0	595	500	89	247	2.8	131	0.9	1.4	0.15	18	241	2.9	1.5
	合計	1623	50.4	43.6	249.1	2637	1559	286	678	6.9	262	1.4	4.4	0.67	32	272	14.2	5.0
デイリーメニュー6 ▶P28～31	朝食	465	14.0	8.7	79.8	672	531	107	218	1.8	200	0.5	0.8	0.17	18	92	4.4	1.9
	昼食	549	16.0	21.2	71.9	1004	475	84	263	1.2	153	0.1	4.2	0.09	52	90	4.6	2.5
	夕食	612	19.7	20.0	83.4	522	505	45	206	2.6	279	0.4	1.7	0.39	14	67	3.5	1.3
	合計	1626	49.7	49.9	235.1	2198	1511	236	687	5.6	632	1.0	6.7	0.64	84	248	12.5	5.7
デイリーメニュー7 ▶P32～35	朝食	444	17.7	11.0	68.1	856	510	127	241	2.8	280	0.9	2.7	0.26	38	215	4.7	2.1
	昼食	583	15.9	19.2	83.6	865	547	55	185	2.4	69	0.1	1.1	0.15	23	41	4.3	2.2
	夕食	576	15.8	17.0	84.2	529	381	60	196	1.5	89	7.6	1.7	0.09	9	54	3.2	1.3
	合計	1603	49.4	47.2	236.0	2249	1438	243	622	6.6	438	8.5	5.4	0.50	70	309	12.2	5.6
デイリーメニュー8 ▶P36～39	朝食	454	13.2	10.2	73.2	822	404	50	194	1.0	764	1.8	2.4	0.09	5	25	2.4	2.0
	昼食	611	21.0	21.2	79.8	1484	593	104	263	2.1	257	0.3	3.0	0.26	46	79	6.3	2.1
	夕食	580	18.7	15.3	89.6	675	504	143	266	2.4	48	0.4	2.0	0.13	13	108	4.7	1.8
	合計	1645	52.9	46.7	242.6	2981	1501	297	723	5.5	1069	2.5	7.4	0.49	63	211	13.4	5.9
デイリーメニュー9 ▶P40～43	朝食	504	17.7	10.9	84.2	915	418	84	215	2.5	114	1.0	1.3	0.20	13	214	4.0	2.3
	昼食	544	15.2	12.8	89.1	622	512	50	189	2.1	155	0.1	1.2	0.16	31	34	3.3	1.9
	夕食	589	19.1	20.5	75.2	469	628	53	265	1.9	190	3.1	3.0	0.25	14	41	3.5	1.5
	合計	1637	52.0	44.3	248.5	2006	1558	186	669	6.5	459	4.2	5.5	0.61	57	289	10.8	5.7
デイリーメニュー10 ▶P44～47	朝食	519	12.3	15.5	78.7	771	421	66	189	1.7	239	0.9	2.5	0.11	12	210	3.0	2.0
	昼食	514	17.9	15.8	72.9	803	440	70	252	2.0	46	0.5	3.5	0.13	11	157	4.9	2.0
	夕食	576	17.6	14.5	89.0	748	551	95	224	1.8	82	0.2	0.6	0.45	13	37	3.1	1.8
	合計	1609	47.8	45.7	240.6	2321	1412	231	665	5.5	367	1.6	6.6	0.68	36	404	11.1	5.8

献立名・掲載ページ		エネルギー kcal	たんぱく質 g	脂質 g	炭水化物 g	無機質					ビタミン					コレステロール mg	食物繊維総量 g	食塩相当量 g
						ナトリウム mg	カリウム mg	カルシウム mg	リン mg	鉄 mg	A(レチノール活性当量) μg	D μg	E(トコフェロールα) mg	B_1 mg	C mg			
デイリーメニュー 11 ▶P48〜51	朝食	475	16.5	14.3	70.4	895	422	117	206	1.1	107	0.2	1.6	0.17	20	37	3.7	2.2
	昼食	493	15.5	11.9	78.2	636	441	73	205	3.9	167	2.8	1.6	0.15	30	45	2.6	1.6
	夕食	674	19.4	15.4	103.3	661	571	64	210	2.1	132	4.1	3.2	0.23	19	37	4.4	1.6
	合計	1642	51.4	41.6	251.8	2192	1434	254	621	7.1	405	7.1	6.4	0.55	69	119	10.7	5.4
デイリーメニュー 12 ▶P52〜55	朝食	525	17.8	14.3	78.0	546	486	87	243	1.9	211	1.0	2.2	0.16	18	224	4.3	1.5
	昼食	575	14.7	13.9	94.3	920	399	59	175	1.3	56	0.1	2.8	0.15	26	76	4.3	2.3
	夕食	542	17.6	18.2	74.5	725	538	167	231	2.3	30	0.1	2.1	0.16	11	25	4.9	2.0
	合計	1642	50.1	46.5	246.8	2191	1423	313	649	5.5	297	1.2	7.1	0.47	55	326	13.6	5.8
デイリーメニュー 13 ▶P56〜59	朝食	580	11.3	22.5	86.1	944	487	138	263	0.9	78	0.4	2.2	0.14	90	16	6.0	2.4
	昼食	526	14.1	13.3	81.6	555	512	43	233	1.7	59	0.1	2.8	0.17	21	76	3.0	1.4
	夕食	452	18.8	9.9	68.8	832	493	94	231	1.9	135	0.4	1.9	0.17	17	54	3.1	2.1
	合計	1558	44.4	45.7	236.6	2332	1492	275	727	4.4	271	0.9	6.9	0.48	128	146	12.0	5.9
デイリーメニュー 14 ▶P60〜63	朝食	506	17.2	8.6	87.6	466	454	69	231	3.3	81	16.0	1.5	0.15	11	33	2.9	1.2
	昼食	576	18.3	19.0	82.4	823	530	72	219	1.6	57	1.2	3.0	0.25	33	114	4.0	2.1
	夕食	521	17.2	16.8	70.7	711	430	70	223	1.5	129	0.9	1.6	0.35	11	54	2.8	2.2
	合計	1603	52.7	44.5	240.7	2000	1414	211	673	6.4	266	18.1	6.1	0.75	55	201	9.7	5.5
外食する日のメニュー1 ▶P66〜69	朝食	406	12.0	6.4	72.7	541	353	120	217	1.0	47	0.6	1.1	0.13	5	108	2.3	1.4
	昼食	709	16.3	21.8	104.6	524	260	15	175	0.4	0	0.0	0.1	0.02	1	34	1.8	2.7
	夕食	512	18.8	12.9	76.9	744	688	118	274	1.1	46	5.4	3.3	0.16	91	43	4.2	2.1
	合計	1627	47.1	41.2	254.2	1808	1301	253	666	2.5	94	6.0	4.5	0.31	97	186	8.2	6.2
外食する日のメニュー2 ▶P70〜73	朝食	593	14.9	22.3	79.5	533	374	52	213	0.8	1066	2.5	4.6	0.10	13	39	2.3	1.3
	昼食	447	17.0	16.6	54.2	1169	305	36	191	1.8	115	0.3	0.7	0.16	6	57	5.0	3.0
	夕食	539	18.6	12.6	82.7	517	683	141	235	2.6	182	0.0	3.0	0.14	31	42	4.7	1.3
	合計	1579	50.5	51.5	216.5	2220	1361	229	639	5.2	1363	2.8	8.3	0.41	50	139	12.1	5.6
中食をとる日のメニュー1 ▶P74〜77	朝食	468	11.0	7.5	89.3	684	403	215	224	2.1	215	0.1	1.3	0.15	19	14	3.3	1.7
	昼食	655	16.5	25.9	91.0	1164	364	123	305	3.3	60	0.1	3.6	0.21	4	12	8.8	3.0
	夕食	534	19.1	11.4	85.8	590	590	65	253	1.5	145	14.5	3.8	0.19	47	33	4.5	1.4
	合計	1657	46.6	44.8	266.1	2438	1357	402	782	6.9	420	14.6	8.7	0.55	71	60	16.6	6.1
1泊旅行のメニュー1日目 ▶P78,80〜81	朝食	464	1.5	6.9	101.3	302	90	63	63	0.4	65	0.0	0.6	0.02	2	0	3.4	1.0
	昼食	461	9.1	18.3	64.7	613	297	139	117	1.7	231	1.6	2.6	0.36	58	5	2.9	1.9
	夕食	607	31.8	21.1	68.6	1178	1095	157	449	2.7	221	3.6	6.3	0.28	36	123	4.8	3.1
	合計	1532	42.4	46.3	234.6	2093	1482	358	629	4.8	517	5.3	9.5	0.66	96	129	11.2	6.0
1泊旅行のメニュー2日目 ▶P79,82〜83	朝食	509	19.1	15.2	70.7	1087	534	68	273	2.2	100	2.4	1.6	0.21	25	228	2.5	2.7
	昼食	540	18.1	10.4	88.4	926	583	70	198	1.6	148	3.4	1.2	0.17	5	116	3.0	2.3
	夕食	555	5.9	5.6	122.7	395	301	43	79	1.1	51	0.0	1.0	0.05	16	0	5.2	1.0
	合計	1604	43.1	31.3	281.9	2408	1418	181	550	4.9	299	5.8	3.8	0.43	47	345	10.6	6.0
お正月のメニュー ▶P84〜89	朝食	449	13.7	5.8	25.3	704	557	57	197	0.8	112	3.5	2.0	0.22	15	35	1.8	1.8
	昼食	505	21.2	19.9	43.9	603	534	62	281	1.5	123	0.6	2.7	0.36	19	180	2.2	2.1
	夕食	585	13.2	20.7	84.6	770	435	53	191	1.3	66	0.1	4.5	0.16	38	33	4.2	1.9
	合計	1539	48.1	46.4	153.8	2077	1526	172	669	3.6	301	4.2	9.2	0.74	73	247	8.2	5.8
お祝いの日のメニュー ▶P90〜94	朝食	389	6.8	5.2	79.1	728	301	149	144	2.1	207	0.0	1.2	0.09	12	0	3.4	1.8
	昼食	534	14.9	11.8	90.9	444	421	46	174	3.4	47	0.1	2.6	0.12	55	36	4.1	1.2
	夕食	688	21.2	29.9	79.2	853	571	117	318	1.5	183	0.4	3.1	0.24	24	71	2.5	2.2
	合計	1611	42.9	47.0	249.2	2025	1293	311	636	7.1	438	0.5	7.0	0.45	91	107	10.0	5.2

●ここに掲載した数値は、文部科学省『日本食品標準成分表2015年版（七訂）』に基づき、1人分の成分値を計算したものです。特殊食品についてはメーカーの数値をもとにしています。どちらにもない食品は、それに近い食品の数値、またはメーカーの数値をもとにしています。メーカーの数値のうち算出していない栄養成分値については0として計算しました（メーカーの数値は2020年2月現在のものです）。
●合計値の多少の相違は計算上の端数処理によるものです。

おもな使用材料別 料理索引

- おもな使用材料を1つに特定しにくいものは、＊印をつけて複数に分類してあります。
- 汁物、デザートは別に分類しました。
- 作り方や盛り方などを記していない料理や食品はここには載せていません。

ロール白菜（豚ひき肉）＊……47
生揚げとなすの鶏そぼろあん
　（鶏ひき肉）＊……55
いり豆腐（鶏ひき肉）＊……75
きゅうりとハムとはるさめの酢の物＊
　……23
スパニッシュオムレツ（ハム）＊……41
ハムとチーズのホットサンド＊
　……57
卵とハムと野菜のサンドイッチ＊……62
ピザ（ハム）＊……94

■ 大豆・大豆製品
大豆とひじきの煮物……91
豆腐の野菜あんかけ……9
ぎせい豆腐＊……29
豆腐と野菜とくずきりの中国風サラダ＊
　……47
いり豆腐＊……75
冷ややっこ……91
福袋となす、オクラの煮物＊……39
生揚げとれんこんの煮物＊……17
生揚げとなすの鶏そぼろあん＊……55
納豆……25

■ 野菜
アスパラガスとエリンギのソテー……67
エビと野菜の串揚げ（アスパラガスなど）＊
　……89
貝柱とアスパラのソテー＊……94
サバのから揚げとスティック野菜
　3種ソース添え（アスパラガスなど）＊……43
かぶの柚香漬け……27
かぶの酢の物……63
かぶのナムル風……73
菊花かぶ……87
鶏肉とかぼちゃとマカロニのグラタン＊
　……38
カリフラワーとブロッコリーのサラダ
　……50
きのこのサラダ……26
キャベツと海藻の酢の物……10
キャベツときゅうりのごま酢あえ……14
キャベツとトマトのサラダ……21
キャベツとりんごのサラダ……34
鶏肉とキャベツのサラダ＊……49
キャベツのお浸し……55
きゅうりとハムとはるさめの酢の物＊
　……23
きゅうりの梅肉あえ……29

ギンダラとくずきりとわかめの煮つけ＊
　……37
ギンダラの塩焼き……71
サケのムニエルと野菜のカレーソテー
　……19
焼きザケ……61
サケの蒸し煮オーロラソース……77
サバのから揚げとスティック野菜
　3種ソース添え＊……43
サンマのかば焼き重＊……35
小ダイの塩焼き……86
ブリのなべ照り焼き……51
ムツの香味焼きとじゃが芋の
　せん切りソテー……22
ツナポテトサラダ＊……13
大根のホタテ風味サラダ（ホタテ缶）＊
　……39
五目卵焼き（カニ缶）＊……53
小松菜とかまぼこのわさびあえ……59

■ 肉・肉加工品
すき焼き＊……27
肉じゃが……29
ビーフカレーライス＊……34
牛肉と野菜のいため物＊……42
牛肉と大根とじゃが芋の煮物＊……73
鶏肉とかぼちゃとマカロニのグラタン＊
　……38
鶏肉のクリーム煮＊……11
鶏肉とキャベツのサラダ＊……49
鶏肉の照り焼き……59
鶏肉のカレームニエル……92
豚肉の野菜ロール＊……15
焼きビーフン（豚肉）＊……18
おこげのあんかけ（豚肉）＊……63
酢豚（特殊食品）……83
焼き豚……87
肉そぼろのレタス包み（豚ひき肉）＊……10
焼きギョーザ（豚ひき肉）＊……23
ひき肉となすのスパゲティ（豚ひき肉）＊……26
ミートローフ（牛豚ひき肉）……31

■ 卵・乳製品
※乳製品利用料理はデザートの項にもあります。
桜エビと卵のチャーハン＊……10
温泉卵……17
すき焼き＊……27
ぎせい豆腐＊……29
ほうれん草とミニトマトの巣ごもり卵
　……33
福袋となす、オクラの煮物＊……39
スパニッシュオムレツ＊……41
ポーチドエッグとほうれん草ソテー
　……45
五目卵焼き＊……53
卵とハムと野菜のサンドイッチ＊……62
コーン入りいり卵＊……67
中国風だて巻き……87
鶏肉のクリーム煮＊……11
鶏肉とかぼちゃとマカロニのグラタン＊
　……38
ハムとチーズのホットサンド＊
　……57
白菜のミルク煮＊……69
ピザ＊……94

■ 魚介・魚介加工品
アジのから揚げのマリネ……69
ミックスフライ（アジなど）……50
桜エビと卵のチャーハン＊……10
エビと玉ねぎのかき揚げ丼＊……14
シーフードあんかけ焼きそば
　（エビ、イカ）＊……30
お好み焼き（エビ、イカ）＊……46
天ざるうどん（エビ）＊……54
フライパンで作るパエリア
　（エビ、イカ）＊……58
エビシューマイ（市販品）……63
海鮮ピリ辛いため（エビ、イカなど）＊……87
エビと野菜の串揚げ＊……89
花ずし3種（エビ、タイなど）＊……94
貝柱とアスパラのソテー＊……94

152

卵とハムと野菜のサンドイッチ＊…62
ピザ＊……………………………94

■ でんぷん製品
なすとはるさめのみそいため＊…9
肉そぼろのレタス包み（はるさめ）＊
………………………………10
きゅうりとハムとはるさめの酢の物＊
………………………………23
すき焼き（くずきり）＊………27
はるさめ入り五色なます………35
ギンダラとくずきりとわかめの煮つけ＊
………………………………37
はるさめときゅうりのサラダ＊…45
豆腐と野菜とくずきりの中国風サラダ＊
………………………………47
野菜とはるさめの五目いため＊…61
生春巻き（はるさめ）＊………87

■ くだもの・デザート
いちご大福………………………39
キウイのせブラマンジェ………13
グレープクラッシュゼリー……26
フルーツポンチ…………………18
フルーツかんてん………………46
フルーツシロップ………………71
フルーツヨーグルト……………75
マンゴープリン風ゼリー………30
桃のシャーベット………………51
煮りんごのヨーグルトかけ
………………………………61
りんごの赤ワインゼリー………73
カルピスゼリー…………………62
タピオカ入り豆乳ブラマンジェ…94
中国風蒸しカステラ……………87
抹茶白玉のあずきかけ…………77

■ 汁物
わかめとねぎのスープ…………18
玉ねぎ入りかき玉スープ………23
マカロニスープ…………………33
しいたけのスープ………………43
にんじんとはるさめのスープ…49
しいたけとはるさめのスープ…59
しめじのすまし汁………………15
手まり麩と三つ葉のすまし汁…89
もやしのみそ汁…………………25
かぶのみそ汁……………………37
じゃが芋と玉ねぎのみそ汁……45
麩とわかめのみそ汁……………55

もやしのお浸し…………………37
もやしの中国風あえ物…………46
もやしのしょうがあえ…………53
もやしのごまマヨネーズあえ…71
もやしの梅肉あえ………………75
肉そぼろのレタス包み＊………10
生揚げとれんこんの煮物＊……17
根菜のいり煮（れんこんなど）…89
大豆とひじきの煮物＊…………91

■ 芋
さつま芋のレーズン煮…………17
大学芋……………………………42
きんとん（三種盛り）…………86
ツナポテトサラダ＊……………13
ムツの香味焼きとじゃが芋の
　せん切りソテー………………22
肉じゃが＊………………………29
フライドポテト…………………62
牛肉と大根とじゃが芋の煮物＊…73

■ ごはん・もち
桜エビと卵のチャーハン＊……10
エビと玉ねぎのかき揚げ丼＊…14
サフランライス…………………31
ビーフカレーライス＊…………34
サンマのかば焼き重……………35
おにぎり2種＊…………………42
五目ごはん………………………51
フライパンで作るパエリア＊…58
おこげのあんかけ＊……………63
低たんぱくもちの雑煮…………86
海鮮おこわ（市販品）…………87
花ずし3種＊……………………94

■ めん・パスタ・パンなど
焼きビーフン＊…………………18
マカロニサラダ…………………19
ひき肉となすのスパゲティ＊…26
シーフードあんかけ焼きそば＊…30
鶏肉とかぼちゃとマカロニのグラタン＊
………………………………38
お好み焼き（焼きそば）＊……46
スパゲティのサラダ……………53
天ざるうどん＊…………………54
ホットケーキ（ジャム）………21
ガーリックトースト……………31
フランスパンのハニートースト…41
ハムとチーズのホットサンド＊
………………………………57

はるさめときゅうりのサラダ＊…45
生春巻き（きゅうりなど）＊…87
コーン入りいり卵＊……………67
小松菜とかまぼこのわさびあえ…59
小松菜のお浸し…………………75
小松菜のからしあえ……………86
小松菜のしょうがあえ…………91
豚肉の野菜ロール（さやいんげんなど）＊
………………………………15
さやいんげんのピーナッツあえ…35
ピクルス風サラダ（セロリなど）…77
大根の梅マヨネーズあえ………22
大根とにんじんのいため煮……25
大根のホタテ風味サラダ………39
牛肉と大根とじゃが芋の煮物＊…73
なます（三種盛り）……………86
牛肉と野菜のいため物（玉ねぎなど）＊
………………………………42
野菜とはるさめの五目いため
　（玉ねぎなど）＊……………61
トマトとサニーレタスのサラダ…11
トマトのサラダ…………………83
なすとはるさめのみそいため＊…9
福袋となす、オクラの煮物＊…39
なすとズッキーニのトマト風味煮
………………………………41
生揚げとなすの鶏そぼろあん＊…55
野菜のソテーとグラッセ
　（にんじんなど）……………31
豆腐の野菜あんかけ（白菜など）＊…9
ロール白菜＊……………………47
白菜のおかかあえ………………51
白菜のミルク煮＊………………69
白菜としらたきのいため煮……80
サケのムニエルと野菜のカレーソテー
　（ピーマンなど）＊…………19
天ざるうどん（ピーマンなど）＊…54
夏野菜のみそマヨネーズ焼き
　（ピーマンなど）……………92
ブロッコリーとカリフラワーのサラダ
………………………………57
ブロッコリーのカニあんかけ…77
温野菜とミニトマトのサラダ
　（ブロッコリーなど）………38
ベビーリーフのサラダ…………94
ほうれん草とミニトマトの巣ごもり卵＊
………………………………33
ポーチドエッグとほうれん草ソテー＊
………………………………45
もやしとほうれん草のナムル…15

153

食事療法に役立つ本

『腎臓病の食品成分表』
金澤良枝監修、女子栄養大学栄養クリニック編、女子栄養大学出版部

腎臓病の食事管理に必要なエネルギー、たんぱく質、脂質、炭水化物、カリウム、リン、食物繊維、食塩相当量の8項目の栄養成分値を収載。たんぱく質を多く含む食品について、たんぱく質5gあたりの食品重量と栄養成分値を示した付表つき。

『腎臓病の食品早わかり』
牧野直子監修、女子栄養大学出版部

切り身魚なら1切れ分、卵なら1個分あたりのようにきりのよい量の食品について、写真と食事管理に必要な食塩、たんぱく質、カリウム、エネルギーなどを掲載。腎臓病の人向けの減塩食品や低たんぱく食品も多数紹介。

『毎日の食事のカロリーガイド』
香川明夫監修、女子栄養大学出版部

外食や中食、加工食品、一般的な家庭料理などのおもな栄養成分値を写真入りで紹介。家庭料理については、カリウムとリンの数値も巻末に掲載。

『腎臓病の料理のコツ早わかり』
竹内冨貴子著、女子栄養大学出版部

定番料理のどこをどう変えると腎臓を守る料理にアレンジできるかを、実際の献立例で解説し、減塩の調理テクニックも丁寧に紹介する。その他、「適量のたんぱく質食材で満足おかず」「抗酸化ビタミンがとれる野菜料理」「簡単にできてエネルギー補給」のテーマで、レシピを多数掲載。

『腎臓病食品交換表第8版』
黒川清監修・中尾俊之他編、医歯薬出版

日常的な食品をたんぱく質の含まれ方によって6群に分け、さらに1単位＝たんぱく質3gを含む食品の重量を示す。同じ群・同じ単位で食品を交換して使う。たんぱく質制限食が実践しやすいようにくふうしてある。

『塩分早わかり』
牧野直子監修、女子栄養大学出版部

日常的によく使われる加工食品や調味料のおもな栄養成分値を写真入りで紹介。ポピュラーな外食の栄養成分を材料別（ラーメンなら汁、めん、各種具ごと）に掲載したページもある。ただしカリウムとリンの数値は掲載なし。

『腎臓病 たんぱく質40gの献立集改訂版（腎臓を守る食事シリーズ③）』
宮本佳代子監修、女子栄養大学出版部

1日あたり、たんぱく質40g、エネルギー1800kcal、食塩6g、カリウム1500mgの献立を紹介。53種類の献立から、1日たんぱく質40gに合うように、朝昼夕、好みの献立を組み合わせて使うことができる。外食のとり方の実践例も紹介。

『腎臓病 たんぱく質30gの献立集改訂版（腎臓を守る食事シリーズ①）』
宮本佳代子監修、女子栄養大学出版部

腎不全保全期や糖尿症性腎症（腎不全期）の人のための献立集。1日あたり、たんぱく質30g、エネルギー1600kcal、食塩6g未満の献立を紹介。各献立にはエネルギー1800kcalにアップとカリウム1500mg以下におさえるアドバイスも併記。

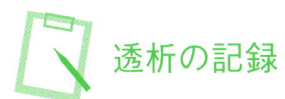

透析の記録

- 血液検査の読み方は101ページをご参照ください。目標値は、病態によって異なりますので、主治医にお尋ねください。
- 記録用紙はコピーしてご利用ください。透析施設によって検査項目も異なります。かかりつけの透析施設に専用の記録用紙がある場合は、そちらをお使いください。

透析前後の検査データを記録してチェックすることは、良質な透析ライフを維持するうえで重要なポイントです。備考欄に、旅行や外食など日常と異なる生活メモを残しておくと、体重や血液検査値に問題のあった場合に、その原因を考える参考になります。

[記入例]

項目	目標値	5/20（水）前	5/20（水）後	／（ ）前	／（ ）後	／（ ）前	／（ ）後	／（ ）前	／（ ）後
血圧　　　　　（mmHg）	130/80	130/82	116/78	／	／	／	／	／	／
脈拍　　　　　（　/分）		84	92						
体温　　　　　（℃）		36.5	36.2						
体重❶　　　　（kg）	体重増加※はドライウエイトの3～5%	51.6	50.1						
ドライウエイト❷（kg)		50							
❶−❷（ドライウエイトとの差）（kg）		1.6	0.1						
尿素窒素　　　（mg/dℓ）	60以下	64	15						
クレアチニン　（mg/dℓ）		10.8	2.8						
尿酸　　　　　（mg/dℓ）	7.0以下	7.9	3.0						
ナトリウム　　（mEq/ℓ）	137～147	136	140						
カリウム　　　（mEq/ℓ）	3.5～5.0	4.8	3.2						
カルシウム　　（mg/dℓ）	8.4～10.0	10.3	9.8						
リン　　　　　（mg/dℓ）	3.5～6.0	3.6	1.2						
ヘモグロビン　（g/dℓ）	10～12	23.9	25.2						
アルブミン　　（g/dℓ）	3.5以上	3.5	4.1						
心胸比　　　　（%）		46							
備　考		昨日の夕食は外食で天ぷら定食							

※体重増加＝前回透析後体重−今回透析前体重

食事の記録をつけてみましょう

食事記録をつけることは、食事療法の効果を上げる第一歩となります。できるところから取り組んでみませんか。

※記入用紙はコピーしてご利用ください。

step 1 およその記録をつけてみましょう。

食べた料理の食材や調味料と、わかる範囲でそれぞれの概量を記録してみましょう。カリウム節制のポイントである下ゆでをしたものには、「ゆで」と記しておきます。

[記入例]

日付　5/20（水）

朝
- ごはん　茶碗1杯
- 焼き魚　鮭　小1切れ
  　　　　しょうゆ 小さじ半分
- サラダ　小鉢1つ
  　　　　ゆでキャベツ 1/2枚
  　　　　ゆで人参 3切れ
  　　　　マヨネーズ 大さじ1

step 2 計量してみましょう。

食べた食材や調味料の重さを計量してみましょう。計量のしかたはカバーそでおよび裏表紙を、調味料の重さは149ページを参照してください。計量することで、ふだん口にする食品の重量を確認できます。

step 3 栄養計算をしてみましょう。

『食品成分表』（女子栄養大学出版部）には、食品100gあたりの栄養成分値が掲載されています。Step2で計量した重量当たりの栄養成分値を算出してみましょう。食品成分表の見方がわからない場合は、管理栄養士にお尋ねください。

朝昼夕	献立名	食品	重量(g)	エネルギー(kcal)	たんぱく質(g)	カリウム(mg)
朝	ごはん	ごはん	150	252	3.8	44
	焼き魚	鮭	50	67	11.2	175
		しょうゆ	3	2	0.2	12
	サラダ	ゆでキャベツ	50	10	0.5	46
		ゆで人参	20	8	0.1	48
		マヨネーズ	12	84	0.2	2
	小計			423	16.0	327
昼						

食事の記録 step 1

食事の記録をつけることは、食事療法の効果を上げる第一歩となります。
できるところからとり組んでみませんか。

日付	／（ ）	／（ ）	／（ ）
朝			
昼			
夕			
間食			
飲水			

食事の記録 step 3-❶

年　　月　　日

朝昼夕	献立名	食品	重量(g)	エネルギー(kcal)	たんぱく質(g)	カリウム(mg)	食塩(g)
朝							
	小 計						
昼							
	小 計						
夕							
	小 計						
間食							
	小 計						
	1日合計						

※ステップ2にもご利用ください。

食事の記録 step 3-❷

　　年　　月　　日

朝昼夕	献立名	食品	重量(g)	エネルギー(kcal)	たんぱく質(g)	カリウム(mg)	食塩(g)

※ステップ3-❶の記入用紙を参考に自由にお使いください。

● 著者プロフィール

監修

宮本佳代子（みやもとかよこ・管理栄養士）
自治医科大学附属病院栄養部栄養室長、千葉県立保健医療大学健康科学部准教授、聖徳大学教授をへて、現在、晃陽看護栄養専門学校管理栄養士学科教授
1976年 女子栄養大学大学院修士課程修了。日本病態栄養学会、日本公衆衛生学会などの評議員を務める。監修『腎臓病 たんぱく質30gの献立集』『腎臓病 たんぱく質40gの献立集』、共著『糖尿病の人の食事』（以上、女子栄養大学出版部）、『看護栄養学』（医歯薬出版）、『わかりやすい栄養学』（ヌーヴェルヒロカワ）他多数。

栄養指導・献立

佐藤敏子（さとうとしこ・管理栄養士）
自治医科大学附属病院栄養部栄養室長をへて、現在、東都大学管理栄養学部管理栄養学科講師
1979年 共立女子大学家政学部食物学科管理栄養士専攻卒業。共著『腎臓病 たんぱく質30gの献立集』『腎臓病 たんぱく質40gの献立集』（以上、女子栄養大学出版部）、監修『高血圧の食事術』（主婦と生活社）他多数。

病態解説

田部井薫（たべいかおる・医師）
自治医科大学名誉教授。現在、南魚沼市民病院院長
1975年 群馬大学医学部卒業。編著『そこが知りたい透析ケアQ&A』（総合医学社）、共著『腎臓病 たんぱく質30gの献立集』『腎臓病 たんぱく質40gの献立集』（女子栄養大学出版部）、共著『内科学』『新生理科学大系』（医学書院）他多数。

大河原晋（おおかわらすすむ・医師）
自治医科大学教授（腎臓内科）
1991年 自治医科大学医学部卒業。慢性腎臓病症例の栄養療法および栄養状態と認知機能、脳内酸素動態に関する臨床研究を指導中。共著『腎臓病 たんぱく質40gの献立集』（女子栄養大学出版部）、発表論文多数。

献立

茂木さつき（もぎさつき・管理栄養士）
自治医科大学附属病院臨床栄養部
栄養室長

荒川由起子（あらかわゆきこ・管理栄養士）
自治医科大学附属病院臨床栄養部

手塚洋子（てづかようこ・管理栄養士）
元自治医科大学附属さいたま医療センター栄養部

野城詩乃（のしろしの・管理栄養士）
元自治医科大学附属病院臨床栄養部

調理

今井久美子（いまいくみこ・栄養士）
料理研究家
1974年 女子栄養大学栄養学部卒業。元内閣府食品安全委員会専門委員。共著『腎臓病 たんぱく質30gの献立集』、『腎臓病 たんぱく質40gの献立集』、『高齢者のための食事制限メニュー』、『胃手術後の人の朝昼夕献立カレンダー』（以上、女子栄養大学出版部）他多数。

腎臓を守る食事シリーズ❷
腎臓病 透析患者さんのための献立集 改訂版
たんぱく質50g

2009年7月20日　初版第1刷発行
2016年9月20日　初版第6刷発行
2020年4月20日　改訂版第1刷発行
2024年9月20日　改訂版第2刷発行

著　者●宮本佳代子・佐藤敏子・田部井薫・大河原晋・今井久美子
　　　　茂木さつき・荒川由起子・手塚洋子・野城詩乃
発行者●香川明夫
発行所●女子栄養大学出版部
　　　　〒170-8481　東京都豊島区駒込3-24-3
電　話●03-3918-5411（営業）03-3918-5301（編集）
　　　　https://eiyo21.com/
振　替●00160-3-84647
印刷・製本●TOPPANクロレ株式会社

乱丁・落丁本はお取り替えいたします。
本書の内容の無断掲載・複写を禁じます。また、本書を代行業者等の第三者に依頼して電子複製を行うことは一切認められておりません。
© Kayoko Miyamoto, Toshiko Sato, Kaoru Tabei, Kumiko Imai, 2009, 2020
ISBN978-4-7895-1856-7

Staff

編　集●足立礼子
撮　影●川上隆二
デザイン●フレーズ
イラスト●野呂田早苗
校　正●くすのき舎